Was ist ein Anästhesienotfall?

Notfallgerechte Ausrüstung einer Anästhesieeinheit 2

Basisregime zur Anästhesie bei Risikopatienten 3

Präanästhetische Notfälle und präformierte Risikopatienten 4

Notfälle während der Anästhesie 5

Notfälle in der Aufwachphase 6

Postanästhetische Probleme im Wachzustand 7

Notfälle unter Anästhesie bei Kleinsäugern 8

Notfälle unter Anästhesie beim Vogel 9

Notfälle unter Anästhesie bei Reptilien 10

Notfälle unter Anästhesie bei Amphibien 11

Narkosenotfälle

Wolf Erhardt
Julia Henke
Christine Lendl

Unter Mitarbeit von Rüdiger Korbel

17 Abbildungen
40 Tabellen

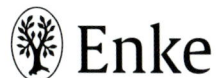 Enke

Die Deutsche Bibliothek – CIP-Einheitsaufnahme

Ein Titeldatensatz für diese Publikation ist bei Der Deutschen Bibliothek erhältlich

Anschrift der Verfasser:

Prof. Dr. med. vet.
Dr. med. habil. Wolf Erhardt
FTA für Anästhesise
FTA für Chirurgie
FTA für Kleintiere
Dipl. European College of Veterinary Anaesthesia (ECVA)
und
Dr. med. vet. Julia Henke
FTA für Anästhesie
FTA für Versuchstierkunde
Institut für Experimentelle Onkologie und Therapieforschung
der Technischen Universität München
Arbeitsgruppe Experimentelle Chirurgie
Ismaninger Straße 22, 81675 München

Dr. med. vet. Christine Lendl
FTA für Anästhesie
FTA für Zoo-, Gehege- und Wildtiere
M.R.C.V.S., Cert VA
Tierärztliche Klinik für Rinder, Pferde und Kleintiere
Grasweg 2, 86459 Gessertshausen

Univ.-Prof. Dr. med.vet. Rüdiger T. Korbel
FTA für Geflügel, einschließl. Teilgebiete Tauben, Zier- und Zoovögel
Dipl. European College of Avian Medicine and Surgery (ECAMS)
Zusatzbezeichnung Augenheilkunde
Institut für Geflügelkrankheiten
Ludwig-Maximilians-Universität München
Sonnenstraße 22, 85764 Oberschleißheim

© 2002 Enke Verlag in
MVS Medizinverlage Stuttgart GmbH & Co. KG
Unsere Homepage: www.enke.de

Printed in Germany

Umschlagfoto: E. Mitterwallner und I. Bohm, Corel Corp., PhotoDisc
Satz: Photocomposition Jung, F-67420 Plaine
Druck: Rondo Druck, D-7306 Ebersbach
ISBN 3-8304-1001-8   1 2 3 4 5 6

Wichtiger Hinweis: Wie jede Wissenschaft ist die Veterinärmedizin ständigen Entwicklungen unterworfen. Forschung und klinische Erfahrung erweitern unsere Erkenntnisse, insbesondere was Behandlung und medikamentöse Therapie anbelangt. Soweit in diesem Werk eine Dosierung oder eine Applikation erwähnt wird, darf der Leser zwar darauf vertrauen, dass Autoren, Herausgeber und Verlag große Sorgfalt darauf verwandt haben, dass diese Angabe dem Wissensstand bei Fertigstellung des Werkes entspricht. Für Angaben über Dosierungsanweisungen und Applikationsformen kann vom Verlag jedoch keine Gewähr übernommen werden. Jeder Benutzer ist angehalten, durch sorgfältige Prüfung der Beipackzettel der verwendeten Präparate und gegebenenfalls nach Konsultation eines Spezialisten festzustellen, ob die dort gegebene Empfehlung für Dosierungen oder die Beachtung von Kontraindikationen gegenüber der Angabe in diesem Buch abweicht. Eine solche Prüfung ist besonders wichtig bei selten verwendeten Präparaten oder solchen, die neu auf den Markt gebracht worden sind. Vor der Anwendung bei Tieren, die der Lebensmittelgewinnung dienen, ist auf die in den einzelnen deutschsprachigen Ländern unterschiedlichen Zulassungs- und Anwendungsbeschränkungen zu achten. Jede Dosierung oder Applikation erfolgt auf eigene Gefahr des Benutzers. Autoren und Verlag appellieren an jeden Benutzer, ihm etwa auffallende Ungenauigkeiten dem Verlag mitzuteilen.

Geschützte Warennamen (Warenzeichen) werden **nicht** besonders kenntlich gemacht. Aus dem Fehlen eines solchen Hinweises kann also nicht geschlossen werden, dass es sich um einen freien Warennamen handele.

Das Werk, einschließlich aller seiner Teile, ist urheberrechtlich geschützt. Jede Verwertung außerhalb der engen Grenzen des Urheberrechtsgesetzes ist ohne Zustimmung des Verlages unzulässig und strafbar. Das gilt insbesondere für Vervielfältigungen, Übersetzungen, Mikroverfilmungen und die Einspeicherung und Verarbeitung in elektronischen Systemen.

Vorwort

Was will dieses Buch?

Es soll in aller Kürze mehr oder weniger häufig auftretende Notsituationen im peri- und intraanästhetischen Verlauf einer Kleintiernarkose klinisch beschreiben, Differenzialdiagnosen erstellen, klinische, laborchemische und apparative Diagnostika erörtern und Behandlungsmöglichkeiten vorschlagen.

Diese Darstellungen sollen vor allem dem tierärztlichen Praktiker als Schnellinformation dienen ohne dabei auf die wissenschaftliche Basis zu verzichten.

Dieses Buch soll nicht die Ansprüche eines allumfassenden Lehrbuches erfüllen. Für Hund, Katze und Heimtiere findet sich eine Liste weiterführender Literatur am Buchende, davon abgegrenzt sind dort auch spezielle Literaturstellen für reptilien- und amphibieninteressierte Kollegen zu finden.

Die Tabellen und Abbildungen sollen auch alleine mit Hilfe der jeweiligen Legenden zur Ad-hoc-Information ausreichen, um tatsächlich als „erste Hilfe" dienen zu können.

Den Autorinnen und Autoren zahlreicher zitierter Veröffentlichungen sei gedankt für ihre Ideen, Anregungen und Informationen. Aus Gründen der Übersichtlichkeit wird im Text weitgehend auf Literaturhinweise verzichtet.

Wir danken Frau Dr. Ulrike Arnold vom Enke Verlag und Herrn Dr. Dr. Roland Itterheim vom ehemaligen Gustav Fischer Verlag für die Anregung zu diesem Buch und die Anerkennung, die sie uns damit erwiesen.

Wolf Erhardt, Julia Henke, Christine Lendl, Rüdiger Korbel
München 2002

Inhalt

Abkürzungsverzeichnis XIII

1	Was ist ein Anästhesienotfall? .... *W. Erhardt, C. Lendl*	1
2	Notfallgerechte Ausrüstung einer Anästhesieeinheit .... *J. Henke, W. Erhardt*	5
2.1	Pharmaka zur Anästhesie	6
2.2	Anästhesieapparate	9
2.2.1	Auswahlkriterien	9
2.2.2	Reinigung und Wartung	11
2.3	Monitoring – welche Überwachungsgeräte werden benötigt?	12
2.3.1	Klinisches Monitoring (ohne Elektronik)	15
2.3.2	Apparatives Monitoring	19
2.4	„Die Notfallbox" („Notfallkoffer")	26
2.5	Dokumentation (Anästhesieprotokoll)	30
3	Basisregime zur Anästhesie bei Risikopatienten .... *C. Lendl, J. Henke*	31
3.1	Präanästhetisches Vorgehen	32
3.2	Anästhetisches Vorgehen	33
3.2.1	Vorbereitung der Utensilien (Narkoseutensilien, Verbrauchsmaterial)	33
3.2.2	Vorbereitung des Patienten	35
3.2.3	Prämedikation mit Sedativa, Anticholinergika und Analgetika	37

3.2.4	Narkoseeinleitung	41
3.2.5	Aufrechterhalten der Narkose	44
3.2.6	Beenden der Narkose	54
3.3	Perianästhetische Flüssigkeitstherapie	56
3.3.1	Grunddaten des Flüssigkeitshaushaltes	57
3.3.2	Flüssigkeitstherapie für Patienten der Risikoklassen ASA I oder II	58
3.3.3	Flüssigkeitstherapie für Patienten der Risikoklassen ASA III–V	58
3.3.4	Flüssigkeitstherapie für Patienten mit intraoperativ entstehenden Notfällen	64
3.3.5	Postoperative Flüssigkeitstherapie	65
3.3.6	Überwachung der perioperativen Flüssigkeitstherapie	65
3.4	Perioperatives Monitoring im Rahmen des Basisregimes	66

4 Präanästhetische Notfälle und präformierte Risikopatienten 71
W. Erhardt, C. Lendl

4.1	Klassifizierung der Patienten nach dem Gesundheitszustand	72
4.2	Anästhesiepflichtige Notfallsituationen	74
4.2.1	Massenblutungen	74
4.2.2	Pneumothorax	75
4.2.3	Magendrehung/Magendilatation	78
4.2.4	Akutes Abdomen	79
4.2.5	Akute Verlegung der Atemwege	80
4.2.6	Schock mit oder ohne Bewusstlosigkeit, Atemstillstand, Kreislaufinsuffizienz	81
4.2.7	Schädel-Hirn-Trauma	96
4.3	Präformierte Risikopatienten	97
4.3.1	Der sehr junge Patient	98
4.3.2	Der alte Patient	102

Inhalt IX

4.3.3	Patienten mit Herz-Kreislauf-Erkrankungen, Niereninsuffizienzen, Leberdystrophien	107
4.3.4	Patienten mit neurologischen Problemen und zur Myelographie	107
4.3.5	Patienten mit Atemwegserkrankungen	108
4.3.6	Patienten mit Diabetes mellitus	109
4.3.7	Patienten mit Unterfunktion der Nebennierenrinde (Morbus Addison)	110
4.3.8	Kaiserschnitt-Patienten	111

5 Notfälle während der Anästhesie — 113
J. Henke, C. Lendl

5.1	Ursachen	114
5.2	Erkennen des Notfalls	115
5.3	Häufigste intraoperative Notfallsituationen	116
5.3.1	Ateminsuffizienz	117
5.3.2	Herz-Kreislauf-Insuffizienz	130
5.3.3	Nierenfunktionsstörung	148
5.3.4	Zentralnervöse Störungen (Anfälle/Exzitationen)	150
5.3.5	Anaphylaktoide Reaktionen	151
5.3.6	Störungen der Temperaturregulation	153
5.3.7	Iatrogene Notfälle	155

6 Notfälle in der Aufwachphase — 161
C. Lendl, W. Erhardt

6.1	Zu schnelles, unvermitteltes Aufwachen aus der Narkose	162
6.2	Krämpfe/Exzitationen in der Aufwachphase	164
6.3	Apnoe nach Extubation	166
6.4	Larynxödem bei der Katze	168
6.5	Temperaturregulationsstörungen	169
6.5.1	Hypothermie	170
6.5.2	Hyperthermie	172

7 Postanästhetische Probleme im Wachzustand 175
W. Erhardt, C. Lendl

7.1	Unmittelbare Nachwirkungen von Anästhetika ...	176
7.2	Reversible und irreversible Organschäden	178
7.2.1	Reversible Gehirnschäden	178
7.2.2	Hypoxie/Perfusionsschäden der Leber	179
7.2.3	Hyperthermie	179
7.2.4	Hypoxie/Perfusionsschäden der Nieren	180
7.2.5	Verlegung der oberen Luftwege	181
7.2.6	Kardiopulmonale Dyspnoe	182
7.2.7	Neurologische Anfälle	183
7.3	Unmittelbare Operationsfolgen	183
7.3.1	Schmerzen	184
7.3.2	Gastrointestinale Nebenwirkungen der Analgetika	185
7.3.3	Nebenwirkungen der Analgetika in Bezug auf die Blutgerinnung	189
7.3.4	Nebenwirkungen der Analgetika in Bezug auf die Nierenfunktion	189
7.4	Postoperative Ernährung des Notfallpatienten ...	190
7.4.1	Ernährung bei spezifischer Problematik	191
7.4.2	Zwangsernährung	193

8 Notfälle unter Anästhesie bei Kleinsäugern 195
J. Henke, W. Erhardt

8.1	Häufige anästhesiologische Komplikationen	197
8.2	Erkennen von Notfallsituationen	198
8.3	Notfallmaßnahmen	199
8.4	Anforderungen an einen sicheren Anästhesieplatz für die Heimtierpraxis	201
8.5	Inhalationsanästhesie bei Heimtieren	202
8.6	Speziesspezifisches zur Physiologie und Anästhesie	203

8.6.1	Kaninchen	203
8.6.2	Ratte	206
8.6.3	Maus	208
8.6.4	Gerbil (Wüstenrennmaus)	209
8.6.5	Meerschweinchen	211
8.6.6	Hamster	213
8.6.7	Chinchilla	215
8.7	Schmerzzeichen/Schmerzbekämpfung	217

9 Notfälle unter Anästhesie beim Vogel ... 219
R. Korbel

9.1	Narkosevorbereitung	221
9.2	Narkosemonitoring	222
9.3	Notfälle	223
9.3.1	Koma/Schock	223
9.3.2	Verletzungen	224
9.3.3	Hypovolämie	225
9.3.4	Anämie	226
9.3.5	Dyspnoe/Atemstillstand	227
9.3.6	Herz-Kreislauf-Versagen	229
9.3.7	Hypothermie	229
9.4	Unmittelbare Operations- bzw. Narkosefolgen	230
9.4.1	Schmerz	231
9.5	Übersicht der beim Vogel zu verwendenden Anästhetika	233

10 Notfälle unter Anästhesie bei Reptilien ... 239
C. Lendl, J. Henke

10.1	Systematik, Anatomie und Physiologie	240
10.2	Präanästhetische Phase	242
10.3	Anästhesie	244
10.3.1	Überwachung der Narkose	245
10.3.2	Lokalanästhesie	249
10.3.3	Injektionsanästhesie	249

10.3.4	Inhalationsanästhesie	252
10.4	Postanästhetische Phase	254
10.5	Analgesie	256

11 Notfälle unter Anästhesie bei Amphibien ... 257
C. Lendl, J. Henke

11.1	Systematik, Anatomie und Physiologie	258
11.2	Präanästhetische Phase	259
11.3	Anästhesie	260
11.3.1	Überwachung der Narkose	261
11.3.2	Lokalanästhesie	262
11.3.3	Injektionsanästhesie	263
11.3.4	Tauchbadnarkose	264
11.3.5	Narkose durch perkutane Resorption	265
11.3.6	Inhalationsanästhesie	265
11.4	Postanästhetische Phase	266
11.5	Analgesie	267

Anhang ... 269

Verzeichnis der Handelsnamen und Generika 269
Verzeichnis der Generika und Handelsnamen 274

Literatur ... 278

Weiterführende Literatur zu Kap. 1–9: Hund, Katze, Kleinsäuger, Vögel ... 278
Weiterführende Literatur zu Kap. 10: Reptilien 281
Weiterführende Literatur zu Kap. 11: Amphibien .. 282

Sachregister ... 285

Abkürzungsverzeichnis

AF	=	Atemfrequenz
ADH	=	Antidiuretisches Hormon
AMV	=	Atemminutenvolumen
AS	=	Aminosäure
ASA	=	American Society of Anesthesiologists
AZV	=	Atemzugvolumen
BA	=	Balanced Anaesthesia
BD	=	Blutdruck
BE	=	base excess, Basenüberschuss
BTM	=	Betäubungsmittel
BUN	=	Blut-Harnstoff-Stickstoff, blood urea nitrogen
DAD/DAP	=	Diastolischer Arterieller Blutdruck
DES	=	Desfluran
DIC	=	Disseminierte intravasale Gerinnung, disseminated intravascular coagulation
DTI	=	Dauertropfinfusion
ENFL	=	Enfluran
ES	=	Extrasystole
$ETCO_2$	=	CO_2-Partialdruck in der Ausatemluft (endexspiratorischer CO_2-Partialdruck)
GIT	=	Gastrointestinaltrakt
Glc	=	Glucose
GOT	=	Glutamat-Oxalacetat-Transaminase, Aspartataminotransferase
HAES	=	Hydroxyäthylstärke
HAL	=	Halothan
HF	=	Herzfrequenz
HKS	=	Herz-Kreislauf-System
HtK	=	Hämatokrit

HMV/HZV	=	Herzminutenvolumen
HZV/HMV	=	Herzzeitvolumen
ISO	=	Isofluran
ITD	=	Intrathorakaler Druck
KFZ	=	Kapilläre Füllungszeit
MAC/MAK	=	Minimale Alveoläre Konzentration
MAP	=	Mittlerer Arterieller Blutdruck
METHOXY	=	Methoxyfluran
N_2O	=	Stickoxydul (Lachgas)
NSAID	=	Nichtsteroidales Antiphlogistikum, non-steroidal antiinflammatory drugs
OKR	=	Okulokardialer Reflex
Pa	=	Pascal
$paCO_2$	=	Arterieller Kohlendioxidpartialdruck
paO_2	=	Arterieller Sauerstoffpartialdruck
PAP	=	Pulmonalarterieller Druck
PAWP/PCWP	=	Pulmonalkapillärer Verschlussdruck
pCO_2	=	Kohlendioxidpartialdruck
PEEP	=	positive end-expiratory pressure
PEG	=	Perkutane endoskopische Gastrostomie
pO_2	=	Sauerstoffpartialdruck
PG	=	Prostaglandin
SAD/SAP	=	Systolischer Arterieller Blutdruck
SEVO	=	Sevofluran
SpO_2	=	Arterielle Sauerstoffsättigung in der Peripherie
SV	=	Schlagvolumen
SvO_2	=	Gemischtvenöse Sauerstoffsättigung
T	=	Temperatur
TG	=	Triglyceride
TIVA	=	Total Intravenöse Anästhesie
TPR	=	Totaler peripherer Gefäßwiderstand
TV	=	Tidalvolumen (= AZV)
ZVD	=	Zentraler Venendruck
ZVK	=	Zentraler Venenkatheter
👁	=	Anästhesieempfehlung
💉	=	Therapieempfehlung

1 Was ist ein Anästhesienotfall?

W. Erhardt, C. Lendl

1 Was ist ein Anästhesienotfall?

Ein Notfall beschreibt eine Situation, in der ein Individuum mehr oder weniger rasch sein physiologisches Gleichgewicht in Bezug auf die Funktion von Herz, Kreislauf, Atmung, Neurovegetativum, Nieren und/oder Leber einbüßt. Der Zustand eines Notfalles verlangt „not"-wendige Abhilfe, da sonst zu befürchten steht, dass das Individuum Schaden leidet.

Dieses „Wenden der Not" wird zunächst eingeleitet durch das Erkennen der Gefahrensituation und das Einschätzen der potentiellen Gefährdung (z. B. Bradykardie, Tachykardie, Dyspnoe, Apnoe, Oligurie, Anurie).

Es muss umgehend nach den Ursachen der Dysfunktion gefahndet werden, gleichzeitig sollten bereits symptomatische Gegenmaßnahmen (z. B. Beatmung, Infusionstherapie) eingeleitet werden.

Notfälle können unterschiedliche Historien aufweisen:

Der **präformierte Notfall** entsteht aus physiologischen (z. B. Alter, Trächtigkeit) bzw. pathophysiologischen Zuständen (z. B. Magerkeit, Fettleibigkeit) oder aus Krankheiten (z. B. Kardiomyopathie, Pneumonie, Nephrose, Hepatopathie), die bereits vor der Anästhesie bestanden, aber
- nicht erkannt wurden, oder
- sehr wohl erkannt, aber in ihrer Tragweite unterschätzt wurden, oder
- sich in unvorhersehbarer Weise verschlechtert haben.

Der **unvorhersehbare Narkosezwischenfall** entsteht
- durch Überdosierung von Anästhetika (z. B. Inhalationsanästhetikum zu hochprozentig, Thiobarbituratnachdosierung)
- durch Verlegung der Luftwege (z. B. geknickter Tubus, geschlos-

senes Auslassventil am Narkoseapparat unter Spontanatmung, Atembehinderung durch Verlegung der Atemwege)
- durch unzureichende oder fehlende Sauerstoffsubstitution (z. B. O_2-Flasche leer, nur Lachgas aufgedreht)
- durch Unverträglichkeit von Anästhetika (z. B. Exzitation durch Benzodiazepin, Herzarrhythmien durch Inhalationsanästhetikum und/oder Xylazin)
- durch Wechselwirkungen verschiedener Medikamente und Anästhetika (z. B. Phenothiazine und Organophosphate, Insektizide, Antibiotika und Muskelrelaxanzien)
- durch Nierenversagen (z. B. durch länger dauernde Blutdrucksenkung, oder durch unbehandelte Schocksituation).

Die **vorhersehbaren Notsituationen** entstehen während Anästhesien von Tieren, deren Allgemeinzustand bedrohlich ist, bei denen aber ein Aufschub der Anästhesie die Not nicht abwenden kann:
- akute Erkrankungen (z. B. Massenblutung im Abdomen nach Unfall, Magendrehung, Sepsis) oder
- bereits bestehende, aber bei Anästhesie sicher zum Notfall werdende Situationen (z. B. Pneumothorax, Zwerchfellhernie).

Das Erkennen der Gefährlichkeit einer Notfallsituation während der Anästhesie ist abhängig
- von der Deutlichkeit der auftretenden Notfallsymptome
- von der Intensität der Anästhesieüberwachung
- von der Erfahrung des Überwachenden
- von der apparativen Ausrüstung und der tatsächlichen Nutzung der Überwachungsmöglichkeiten.

Die wichtigsten Notfallsymptome unter Anästhesie sind:
- Ateminsuffizienz (z. B. flache Atmung, angestrengte Atmung, Atemstillstand, Schnappatmung)
- Herz-Kreislauf-Insuffizienz (z. B. Bradykardie, Tachykardie und andere Arrhythmien, Hypotension, Pulslosigkeit, Herz-Kreislauf-Stillstand)
- Oligurie, Anurie
- Krämpfe.

Die wichtigsten Notfallmaßnahmen sind:
- erkennen der Situation
- bei Unklarheit Hilfe holen!
- abstellen der Ursachen
- symptomatische Behandlung (z. B. Beatmung, Flüssigkeitssubstitution)
- ursächliche Behandlung (z. B. Antagonisierung von Anästhetika, Nierenstarter).

! Eine Notfallbehandlung ist nicht beendet, wenn die Symptome getilgt sind. Es bedarf einer kontinuierlichen und erhöhten Überwachung und fortschreitender Behandlung, um die zunächst erfolgreichen Bemühungen nach einer Notfallsituation zu sichern.

2 Notfallgerechte Ausrüstung einer Anästhesieeinheit

J. Henke, W. Erhardt

2.1	Pharmaka zur Anästhesie	6
2.2	Anästhesieapparate	9
2.2.1	Auswahlkriterien	9
2.2.2	Reinigung und Wartung	11
2.3	Monitoring – welche Überwachungsgeräte werden benötigt?	12
2.3.1	Klinisches Monitoring (ohne Elektronik)	15
2.3.2	Apparatives Monitoring	19
2.4	„Die Notfallbox" („Notfallkoffer")	26
2.5	Dokumentation (Anästhesieprotokoll)	30

2 Notfallgerechte Ausrüstung einer Anästhesieeinheit

Notfälle in der Anästhesie entstehen selten durch einen Mangel an Pharmaka oder an Mess- und Überwachungsgeräten, sondern eher durch einen Überfluss an Pharmaka, Mess- und Anästhesiegeräten, die die oft kritische Situation unübersichtlich machen. Daher sollte die Ausrüstung notfallgerecht sein, d. h. die Pharmaka und die apparative Ausrüstung sollten überschaubar und nach Möglichkeit mit Anweisungen und Ratschlägen versehen sein, die auch von angelerntem Personal verstanden und angewandt werden können.

2.1 Pharmaka zur Anästhesie

Von jeder Anästhetikumgruppe (Sedativa, Hypnotika, Analgetika) sollten zwei Substanzen vorhanden sein; jeweils ein (ultra)kurz- und ein längerwirksames Mittel (▦ 2.1a, b).

Für diese Anästhetika sollten gegebenenfalls Antagonisten bereitgehalten werden (für Benzodiazepine: Flumazenil oder Sarmazenil, für Opioide: Naloxon und für α_2-Rezeptor-Agonisten: Atipamezol).

Man sollte ein Notfallset zusammenstellen (Kap. 2.4) und den einzelnen Medikamenten in Kurzform eine Notiz über Wirkungen und Nebenwirkungen sowie Dosierungen beilegen.

Zur postoperativen Analgesie müssen ein starkes Mittel (z. B. Buprenorphin), ein schwächer wirksames, zusätzlich antipyretisch und spasmolytisch agierendes (z. B. Metamizol), und eines, das v.a. entzündungshemmend wirkt (z. B. Carprofen), vorhanden sein.

2.1 Pharmaka zur Anästhesie

2.1a Wichtigste Wirkeigenschaften der Anästhetika.

	Sedation	Hypnose	Analgesie	Relaxation
Injektionsanästhetika				
Sedativa				
Neuroleptika	+++	–	–	–
Ataraktika	++	(+)	–	(+)
α_2-Agonisten	+++	+	+	++
Hypnotika				
Imidazole	+	+++	–	++
Barbiturate	+	+++	–	++
Propofol	+	+++	–	++
Steroide	++	+++	(++)	++
Analgetika				
Opioide	++	–	+++	–
Phenzyklidine	++	+	++	–
Inhalationsanästhetika				
N_2O	(+)	(+)	(+)	(+)
Äther	++	++	++	++
Methoxyfluran	+++	+++	+++	+++
Halothan	+++	+++	+	++
Isofluran	+++	+++	(+)	++
Enfluran	+++	+++	(+)	++
Sevofluran	+++	+++	(+)	++
Desfluran	+++	+++	(+)	++
Anästhesiehilfsmittel				
periph. Muskelrelaxanzien	–	–	–	+++
zentrale Muskelrelaxanzien	–	–	–	++

2.1b Herz-Kreislauf-Wirkungen der Anästhetika.

	Herzfrequenz		Art. Blutdruck		Periph. Gefäßwiderstand		Herzminutenvolumen (HZV)		Herzkontraktilität		Applikation
	initial	später	initial	später	initial	später	initial	später	initial	später	
Neuroleptika	←	=	→	→	→	→	→	=	=	=	niedrigste Dosierungen i.m.
Benzodiazepine	=	=	=	→	=	=	=	=	=	=	i.v. oder i.m.
α₂-Agonisten Xylazin	→→	→	←	→	→←	→	→←	→	→	→	besser i.v., als i.m., da weniger Erbrechen
α₂-Agonisten Medetomidin	→→	→	←←	=	←←	=	←←	←	→	→	
Barbiturate	←	=	→	=	→	=	→	=	→	=	langsam i.v.
Propofol	←	=	→	=	→	=	→	=	→	=	zügig i.v.
Alphaxolon/Alphadolon (Steroide)	←	←	→	=	→	=	→	→	=	=	zügig i.v.
Opioide	→	→	→	=	=	→	=	→	=	=	i.v., i.m.
Ketamin	←	←	←	←	←	←	←	←	=	=	i.v., i.m.
Halothan	→	←	→	→	→	→	→	→	→→	→	in Kombination mit Injektionsanästhetika
Isofluran	←	←	→	→	→	→	→	→	→	→	in Kombination mit Injektionsanästhetika
Sevofluran	←	←	→	→	→	→	→	→	→	→	in Kombination mit Injektionsanästhetika
Desfluran	←	←	→	→	→	→	→		→	→	in Kombination mit Injektionsanästhetika

↑ = Anstieg, ↓ = Abfall, = keine Veränderung

Eine Substanz zur schmerzlosen Tötung muss in erreichbarer Nähe sein (z. B. Pentobarbital; kann auch zur Anästhesie verwendet werden). Von T61® ist aus Arbeitsschutzgründen (auch gefährlich für den Anwender) und fatalen Verwechslungsmöglichkeiten abzuraten.

Es werden injizierbare Pharmaka zur Anästhesieeinleitung und -fortführung sowie ein Inhalationsanästhetikum, bevorzugt Isofluran, benötigt.

Es kann auch eine reine Injektionsnarkose (TIVA) durchgeführt werden. Gut durchdacht und mit Intubation und Sauerstoffsubstitution ist sie einer reinen Inhalationsnarkose sogar überlegen (TIVA, Kap. 3.2).

Folgende Pharmaka, die Körperfunktionen verbessern, sollten zur Verfügung stehen:

Atropin, Lidocain, positiv; inotrope Substanzen (Dopamin, Dobutamin), Atemanaleptika, Isoprenalin, Noradrenalin, Kortikoide, Emetika, Ringer-Laktat, Schmerzmittel, Furosemid, Bicarbonat.

2.2 Anästhesieapparate

2.2.1 Auswahlkriterien

Art und Invasivität der geplanten operativen Eingriffe (z. B. Abdominalchirurgie und/oder Knochenchirurgie und/oder Thoraxchirurgie):

Bei Thoraxoperationen oder auch langdauernden Knochen- oder Weichteiloperationen empfiehlt sich ein Kreissystem mit Respirator.

Bei überwiegend kleinen Patienten (Tiere unter 10 kg KGW): eher ein totraumarmes halboffenes System (wie z. B. Ayre-T-Stück, Bain-System ◉ 2.1, 2.2, Rückatemsystem/Nicht-Rückatemsystem ◉ 2.3).

10 2 Notfallgerechte Ausrüstung einer Anästhesieeinheit

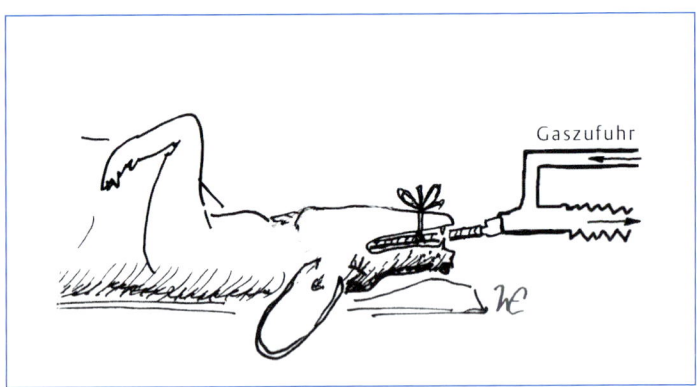

◉ 2.1 Ayre-T-Stück.

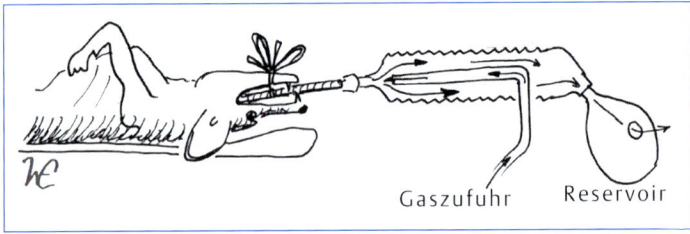

◉ 2.2 Prinzip des Bain- bzw. Norman-Elbow-Systems.

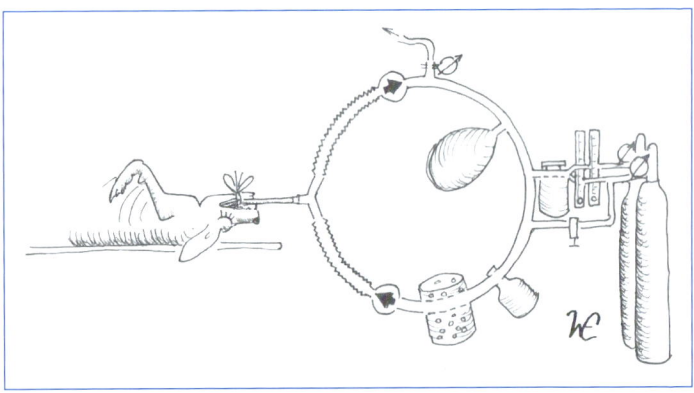

◉ 2.3 Kreissystem mit Rückatmung.

Finanzielle Möglichkeiten
Prinzipiell arbeitet ein Rückatemsystem sparsamer als ein Nicht-Rückatemsystem. Der Gasverbrauch sinkt weiter, wenn das Kreissystem als Minimal- oder Low-flow-System verwendet wird. Dabei muss der minimale O_2-Fluss mindestens 5 ml/kg/min betragen. Dieses System sollte man allerdings nur in Verbindung mit einem zuverlässigen Monitoring (insbesondere CO_2-, O_2-, N_2O- und Narkosegas-Messung) verwenden!

> **!** Den eigenen Anästhesieapparat muss man genau kennen: Die Funktion jeder Schraube, jedes Ventils und jedes Schlauches muss klar sein. Das modernste Gerät nützt nichts, wenn man in Notfallsituationen seine speziellen Einsatzmöglichkeiten nicht wahrnehmen kann oder sie gar falsch nutzt.

Bei Unklarheit über die Funktion: Es ist hilfreich, sich selbst an Patientenstelle zu setzen und ins System zu atmen. (CAVE: muss bei geschlossenem Verdampfer und mit neuen Schläuchen unter reinem O_2 geschehen!)

2.2.2 Reinigung und Wartung

Eine regelmäßige Wartung des Gerätes ist obligat!

Für die Kalibrierung des Verdampfers muss eine Spezialfirma beauftragt werden.

Schläuche und Ventile sind regelmäßig zu säubern, ab und zu (ca. einmal pro Woche bzw. nach Benutzungshäufigkeit, Verschmutzungsgrad und evtl. nach Infektionsdruck) zu autoklavieren und sauber zu lagern. Nach dem Gebrauch sollten die Schläuche nicht am Gerät belassen (Kondenswasser im Inneren, Schimmelbildung, Keimvermehrung), sondern ausgespült und gut belüftet zum Trocknen aufgehängt werden!

Die Ventile verkleben leicht, deshalb müssen sie täglich nach der letzten Anästhesie gesäubert werden.

Von allen auswechselbaren Teilen sollte man stets einen zweiten Satz bereithalten!

2.3 Monitoring – welche Überwachungsgeräte werden benötigt?

! Eine sorgfältige klinische Untersuchung und Beobachtung ist durch kein noch so teures Monitoringsystem zu ersetzen. Allerdings verlangt die Beurteilung eines Patienten allein anhand klinischer mehr oder weniger subjektiver Parameter viel Erfahrung. Mit Hilfe von Geräten ist die Überwachung zu objektivieren, wenn man sich zugleich der Fehlerquellen dieser Apparate bewusst ist.

Warum ist ein Monitoring nötig?
Das Messen bestimmter Parameter, v.a. der Herz-Kreislauf- und der Atemfunktion liefert wertvolle Daten, wodurch die klinische Einschätzung des Gesundheitszustandes des Patienten verbessert und die Überlebenschancen v.a. von ernsthaft kranken Tieren erhöht werden. Außerdem geben sie Hinweise zur Steuerung der Anästhesie und zur Verbesserung der therapeutischen Maßnahmen.

Hauptquelle der anästhesiologisch bedingten Morbidität und Mortalität ist menschlicher Irrtum!

Komplikationen entstehen durch inadäquates Training oder Erfahrung, Übermüdung, Überbelastung und Unaufmerksamkeit des Anästhesisten.

Angemessenes Monitoring erhöht deshalb die Sicherheit der Anästhesie.

Wann muss überwacht werden?
Die gefährlichsten Zeiten während der Anästhesie sind Einleitungs- und Aufwachphase – hier ist Überwachung dringend nötig!

Aber gerade während dieser Zeit wird sie in praxi am oberflächlichsten durchgeführt, da man mit Operationsvorbereitung bzw. mit dem Transport des Patienten beschäftigt ist.

2.3 Monitoring – welche Überwachungsgeräte werden benötigt?

> **!** Die Überwachungsapparate sollten handlich und transportabel sein (Akku- oder Batteriebetrieb) und die Parameter einfach abzulesen, am besten online und evtl. mit automatischer Datenspeicherung versehen sein.

Was wird gemessen?
Die meisten Messsysteme überprüfen die Effizienz des Atmungs- und des Kreislaufsystems.

Welches Monitoring soll verwendet werden und wie intensiv/invasiv muss es sein? (🗔 2.2, 2.3)

Der Mittelweg zwischen „Finger am Puls" und der „totalen apparativen Überwachung" muss gesucht werden. Die notwendige Intensität ist abhängig von Gesundheitszustand und Alter des Patienten, Art des Eingriffes usw..

Prinzipiell müssen die Vitalparameter (Herz-Kreislauf, Atmung, Niere) auf verschiedenste Art und Weise (billig/teuer, klinisch/elektronisch (apparativ), nichtinvasiv/invasiv, intermittierend/online) überwacht werden.

Die Überwachung findet – je nach finanziellen Möglichkeiten und personellen Gegebenheiten – als rein klinisches Monitoring bis hin zur hochkomplizierten elektronischen Ganzkörperüberwachung statt.

2.2 Überwachung von kleinem und großem Kreislauf.

Überwachung von	Methode	Parameter	Invasivität	Bemerkung
Kleiner Kreislauf (Herz – Lunge)	Auskultation	Herztöne, Herzfrequenz	keine	mäßig zuverlässig, erfahrungsabhängig
	Elektrokardiogramm (EKG)	elektr. Herzströme, Herzfrequenz	keine	zuverlässig
	Echokardiographie	Herzströmungsverhältnisse	keine	mäßig ergiebig, teuer
	Swan-Ganz-Einschwemmkatheter	HMV, PAP, PCWP, ZVD	hoch	zuverlässig, nur unter strenger Indikationsstellung
Großer Kreislauf	Schleimhautreaktionen (Farbe, KFZ)	periphere Durchblutung	keine	mäßig zuverlässig
	Pulspalpation	Pulsfrequenz, Pulsqualität (Blutdruckamplitude)	keine	erfahrungsabhängig
	Oszillometrie	Blutdruck (systolischer und diastolischer, evtl. mittlerer), Pulsfrequenz	keine	relativ zuverlässig
	Doppler-Ultraschall	syst. Blutdruck, evtl. Pulsfrequenz	keine	relativ zuverlässig
	blutige arterielle Druckmessung	Blutdruck, Pulsfrequenz	mäßig	zuverlässig, relativ teuer
	Pulsoximetrie	periphere Durchblutung, Pulsfrequenz	keine	ausreichend zuverlässig
	Steigrohr	ZVD	mäßig	mäßig zuverlässig

2.3 Überwachung der Atmungsfunktion.

Methode	Parameter	Invasivität	Bemerkung
Auskultation	Atemgeräusche	keine	mäßig zuverlässig, erfahrungsabhängig
Kapnometrie	$ETCO_2$	keine	zuverlässig
Pulsoximetrie	SpO_2 (periphere Sättigung)	keine	ausreichend zuverlässig
Beatmungsgerät	Beatmungsdruck, AMV, AZV	keine	zuverlässig
Blutgasmessung	pO_2, pCO_2, pH, BE	wenig invasiv	zuverlässig

2.3.1 Klinisches Monitoring (ohne Elektronik)

(Nachfolgend steht der Buchstabe *(P)* für: bevorzugt im Praxisbetrieb einsetzbar, der Buchstabe *(K)* für: im Klinikbetrieb empfehlenswert und *(–)* für: nicht sinnvoll).

Mit klinisch erfahrenen Sinnen (Auge, Ohr und Tastsinn) können eine Vielzahl wertvoller Parameter erhoben werden.

Bestimmung der Narkosetiefe (*P/K*):
Kann anhand der Reflexunterdrückung bzw. der Reflexerregbarkeit beurteilt werden. Reflexantwort ist speziesspezifisch und anästhetikaabhängig. Üblicherweise werden Stellreflex, Lidreflex, Zwischenzehenreflex und Pupillarreflex sowie die Bulbusrotation beurteilt (2.4).

Schleimhautfarbe (*P/K*) (2.4):
Erlaubt bis zu einem gewissen Grad eine Aussage über den Oxygenierungszustand: schlechte Oxygenierung, z. B. bei Atemwegobstruktion, Atemdepression oder Überdosierung von Anästhetika.

16 2 Notfallgerechte Ausrüstung einer Anästhesieeinheit

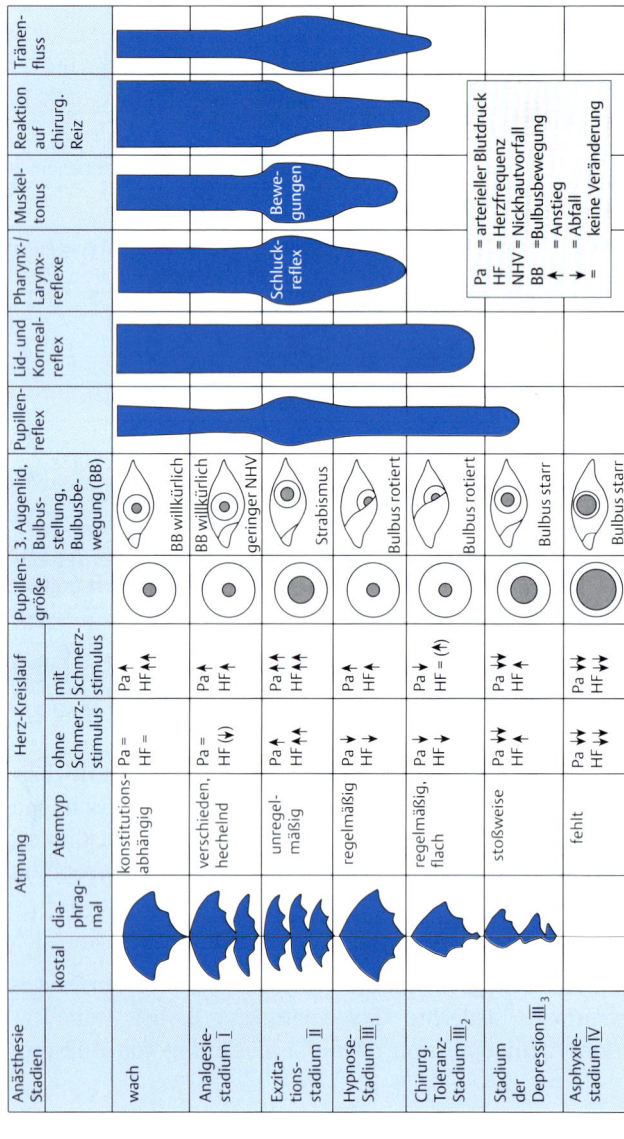

2.4 Reflexe, Herz-Kreislauf und Atmung unter Anästhesie mit Acepromazin, Propofol und Isofluran beim Hund.

Leser-Service

Beruf/Fachgebiet: _____

Tätigkeitsschwerpunkt:
○ Kleintier ○ Grosstier ○ Pferd

Bitte informieren Sie mich zukünftig regelmäßig über folgende Themen:

☐ Veterinärmedizin

☐ Ganzheitliche Veterinärmedizin

Diese Karte habe ich entnommen aus _____

Jetzt kostenlose Probehefte bestellen!

Kleintier Konkret
Zeitschrift für die Kleintierpraxis

○ **Ja,** bitte senden Sie mir ein kostenloses Probeheft von **Kleintier Konkret** zu.

Grosstierpraxis

○ **Ja,** bitte senden Sie mir ein kostenloses Probeheft der **Grosstierpraxis** zu.

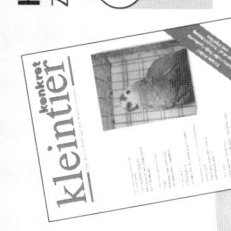

(Absender bitte umseitig eintragen)

Absender

Name, Vorname (möglichst Stempel)

Straße

PLZ / Ort

E-Mail @

Datum ✗ Unterschrift

Printed in Germany 2002

41001

Antwort

Enke Verlag in
MVS Medizinverlage Stuttgart
GmbH & Co. KG

Postfach 30 05 04

70445 Stuttgart

*Bitte
ausreichend
freimachen*
Please affix
sufficient
postage

2.4 Schleimhautfarben.

Färbung	Aussage
Rosa ⇒	adäquate Oxygenierung
Pink/Rot ⇒	Hyperkapnie
Weiß/blass/verwaschen ⇒	Anämie, periph. Vasokonstriktion, Mangel an zirkulierendem Blutvolumen
zyanotisch ⇒	Hypoxie, nur bei ausreichendem Blutfluss sichtbar, selten bei Anästhesie mit zusätzlicher O_2-Versorgung
abnormale Färbung ⇒	bei Dehydrierung, ansteigendem zentralvenösem Druck, fetalem Hämoglobin

Kapilläre Füllungszeit (*P/K*):
Aufschluss über Perfusion der peripheren Strombahn. Normalerweise unter 2 Sekunden. Bei Hypotonie, Anämie, Schock, aber auch bei medikamentös bedingter peripherer Vasokonstriktion (wie z. B. unter Medetomidinwirkung) ist sie verlangsamt.

Pulspalpation (*P/K*) (A. femoralis, A. metacarp. oder metatars., Ohrzentralarterie, Zungenarterie):
Abschätzen der Pulsqualität in Bezug auf den aktuellen Blutdruck.
- Deutliche, ruhige Sinuswellen: systolischer arterieller Blutdruck normal
- Hüpfender, harter Puls: SAP ↑
- Hüpfender, kleinschlägiger Puls: SAP ↓
- Pulslosigkeit: SAP < 70 mmHg (fehlender Femoralispuls bei einem systolischen arteriellen Blutdruck unter 70 mmHg und damit gleichzeitig sistierender glomerulärer Filtrationsrate.)

Urinproduktion (*P/K*):
Wird mit Blasenkatheter (+ Messbeutel) gemessen (1–2 ml/kg/h).

Gibt Aufschluss über die glomeruläre und damit über die allgemeine viszerale Durchblutung, da der Blutfluss der Niere vom HZV, vom zirkulierenden Blutvolumen und vom Gefäßspannungszustand abhängt.

> Norm: + 3–7,5 cmH$_2$O, unabhängig von der Lagerung
>
> ZVD ↑: Atemwegobstruktion, intrathorakaler Druck (ITD) ↑, Überinfusion. Steigt er nach Infusion + Allgemeinzustand bessert sich nicht → erhöhter Preload (Vorlast), Herz ist geschädigt, kardiogener Schock → siehe dort
>
> ZVD ↓: Flüssigkeitsdefizit; Abfall nach Infusion → Flüssigkeit in Peripherie gepoolt, verringerte Vorlast

Zentraler Venendruck (*K*):
Der ZVD gibt wichtige Hinweise auf das zirkulierende Blutvolumen des Patienten. Er entspricht dem Fülldruck des rechten Herzens und kann relativ einfach über einen Katheter in der V. jugularis, dessen Spitze in der vorderen V. cava liegt und der mit einem Steigrohrsystem verbunden wird, an einer Messlatte abgelesen werden (◉ 2.5). Er ist in der richtigen Position, wenn sich der Flüssigkeitsspiegel synchron zu Atmung leicht bewegt. Der 0-Punkt der Messlatte muss auf Höhe des rechten Vorhofs (≈ Manubrium sterni) eingestellt werden.

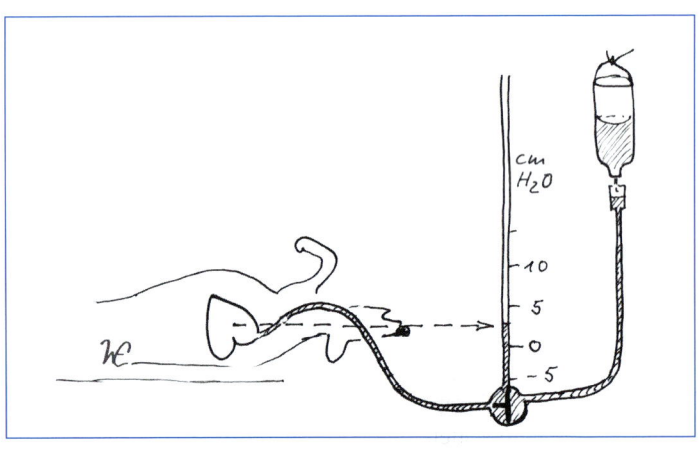

◉ 2.5 Prinzip der zentralvenösen Druckmessung.

Hauttemperatur (*P/K*):
Eine palpatorische Abschätzung der Hauttemperatur gibt Aufschluss über die periphere Durchblutung.

Stethoskop bzw. **Ösophagusstethoskop** (evtl. mit Schallverstärker) (*P/K*):
Stellt ein einfaches, billiges und effektives Überwachungsmittel dar, mit dessen Hilfe Frequenz und Qualität der Herz- und Atemgeräusche beurteilt werden können.

Effizienz der Atmung (*P/K*):
Klinisch nur schwer zu beurteilen. Anhand der Brustkorbbewegungen kann die Atemfrequenz ermittelt werden, sie erlaubt jedoch keine Aussage über das Atemzugvolumen (=Tidalvolumen, TV), da auch Atembewegungen ohne ausreichende Luftbewegungen zu sehen sein können. Dagegen geben Bewegungen eines Reservoirbeutels (Atembeutel) im Kreissystem in Verbindung mit der Schleimhautfarbe einen guten Anhaltspunkt für das TV. Eine genauere Bestimmung des TV ist über ein leider meist fehlendes, zwischengeschaltetes Volumeter (sog. Respirometer) möglich. Es kann das TV und das AMV angeben und ist eine wertvolle Einrichtung am Narkose(kreis)system.

2.3.2 Apparatives Monitoring

Es dient der Ergänzung und Erweiterung des klinischen Monitorings durch den Anästhesisten, kann und darf es aber nie ersetzen!

Kreislaufüberwachung

Herzfrequenz-Monitore (–):
- Sie arbeiten über elektrische Myokardsignale, die zum jeweiligen QRS-Komplex einen Piepton angeben. Sie erlauben keine Aussage über die Pumpfunktion des Herzens.
- Haben viele Fehlerquellen (z. B. unspezifische Bewegungsartefakte) und vermitteln im Allgemeinen ein falsches Sicherheitsgefühl!

2 Notfallgerechte Ausrüstung einer Anästhesieeinheit

Elektrokardiogramm (*P/K*):
- Es ermöglicht die Beobachtung der elektrischen Erregungsleitung des Herzens und der Herzfrequenz (HF).
- Da einiges Spezialwissen dazu gehört, ein EKG wirklich auswerten zu können, sollte auf einen EKG-Schreiber auf keinen Fall verzichtet werden.
- Die Abnahme des EKGs erfolgt über Nadelelektroden (s.c., i.m.) oder Krokodilklemmen (Kontakt mit Gel und/oder Alkohol).
- Artefakte treten durch Bewegungen, Atmung, Diathermie oder benachbarte elektrische Leitungen auf.
- Notfallsituationen sind aus Rhythmus- und Kurvenveränderungen oft frühzeitig erkennbar. Es ist eine Unterscheidung zwischen Kammerflimmern und Asystolie möglich. Im Falle einer elektromechanischen Dissoziation zeigen sich elektrische Herzaktionen (zumeist mit starker Veränderung der ST-Strecke = Myokardhypoxie), die ohne Pumpfunktion des Herzens ablaufen (Pulslosigkeit).

Pulsoximeter (*P/K*):
- Zur Beurteilung der Pulsfrequenz und der arteriellen Sauerstoffsättigung in der Peripherie.
- Verschiedenste Sensorkonstriktionen (Clips, Klebe- oder Stiftsensoren) ermöglichen die Abnahme an Zunge, Lippen, Nasenseptum, Zitze, Ohr, Präputium, Vulva, Schwanzfalte oder Zwischenzehenhaut.
- Bei starker peripherer Vasokonstriktion (Pharmaka, z. B. nach Medetomidingabe, Schock, Kälte), bei Zittern, bei Bilirubinämie und starkem Umgebungslicht nur bedingt einsetzbar.
- Wegen eines zu hohen Andrucks des Sensors am Gewebe, muss dieser bisweilen umgesetzt werden, um funktionstüchtig zu bleiben. Dies kann vermieden werden, indem um das Clipende ein Gummiband befestigt wird, das den Andruck selektiv vermindert.
- Achtung: Alle konventionellen Pulsoximeter zeigen nur eine maximale Pulsfrequenz von 250/min, neuere Modelle (z. B.

NONIN high speed Veterinär 8600V, Medical Innovation, Jena) messen jedoch bis 500 Pulsschläge/min.

Blutdruckmessgerät (*P/K*):
- Nichtinvasiv über Manschettensysteme (Sphygmomanometrie) oder invasiv über Kanülierung einer Arterie (beim Hund Metatarsal- oder Ohrzentralarterie) und Anschluss an ein Manometer oder einen elektronischen Druckwandler.
- Für die Praxis relevant sind meist nur nichtinvasive Systeme.
- Die derzeit auf dem Markt erhältlichen Geräte messen zwar in physiologischen Bereichen recht zuverlässig, unter- oder überschätzen jedoch die wahren Werte bei notfallmäßig bedeutender Hypo- oder Hypertension. Dies hängt mit den speziell für die unterschiedlichen Tierspezies und -größen anzupassenden Manschettensystemen und der erst in Entwicklung befindlichen Messtechnik zusammen.
- Heutige Messgeräte arbeiten entweder oszillometrisch (z.B. Memoprint® der Fa. S+BmedVET (Deutschland), SDI VET/BP 6000 der Fa. SDI (Ausland), Dinamap Modell 8300 der Fa. Critikon, (Ausland)) oder über Ultraschall-Doppler-Flussmessung (z.B. Ultrasonic Doppler Flow Detector Model 811-B der Fa. Parks Medical Electronics, Deutschland).
- Die Doppler-Flussmessung wird manuell durchgeführt und kann den systolischen Blutdruck zuverlässig detektieren. Über die automatische oszillometrische Messung wird der systolische, diastolische und evtl. mittlere arterielle Blutdruck und zusätzlich die Pulsfrequenz angegeben.

Sonstiges (*K*):
Der rechte Vorhofdruck, der pulmonalarterielle Verschlussdruck und das Herzzeitvolumen (HZV) können mit einem Ballonkatheter (Swan-Ganz-Katheter) gemessen werden, der über die Jugularvene in die Pulmonalarterie vorgeschoben bzw. eingeschwemmt wird. Dieses Verfahren spielt in der täglichen Praxis keine Rolle und bleibt Spezialeinrichtungen vorbehalten.

Atemüberwachung

Atemfrequenz-Monitore, Apnoealarme (–):
Atemmonitore bzw. Atemchecks (mit oder ohne Piepser) arbeiten über ein Gummiband, das um den Thorax befestigt wird. Sie können die Information liefern, ob und wie oft ein Patient atmet.

Sie liefern jedoch keine Aussage über das Atemzugvolumen, haben viele Fehlerquellen und sind durch eine klinische Beobachtung zu ersetzen.

Arterielle Blutgasmessung (inkl. Säure-Basen-Status) (*K*):
Bisher an ein relativ aufwendiges, störanfälliges Messsystem geknüpft, das aber heutzutage durch bedienungsfreundliche, tragbare Geräte ersetzt werden kann.

Bei Thoraxoperationen und Hochrisikopatienten (Sepsis, Polytrauma, Niereninsuffizienz) sind Blutgasanalysen ein wertvolles Hilfsmittel.

Übliche Messparameter: paO_2, $paCO_2$, pH, BE, evtl. Bicarbonat.

Kapnographie/Kapnometrie (*P/K*):
Wertvolle Aussagen über den Gasaustausch des Patienten: Gibt den CO_2-Partialdruck in der Ausatemluft ($ETCO_2$) und – abhängig von der technischen Auslegung des Gerätes – evtl. zusätzliche Parameter wie Sauerstoff- und Narkosegaskonzentrationen, Atemwegsdrücke, Atemzugvolumen durch eine Konnektion an den Endotrachealtubus an.

Normalwert CO_2-Partialdruck in der Ausatemluft: 35–45 mmHg (unter physiologischen Bedingungen stimmen $ETCO_2$ und $paCO_2$ weitgehend überein).

$ETCO_2\downarrow$: Erniedrigter $ETCO_2$ gilt z. B. als Anzeichen für eine Hyperventilation, eine Lungenembolie, oder ein drohendes Kreislaufversagen.

$ETCO_2\uparrow$: Erhöhter $ETCO_2$ findet sich z. B. bei einer Hypoventilation, einer Azidose oder einer ansteigenden Körperkerntemperatur (wie z. B. im Falle einer malignen Hyperthermie).

Sonstiges

Monitoring von metabolischen Veränderungen und Elektrolyten (*K*) (⊞ 2.5, 2.6):
Bestimmte arterielle Blutgaswerte (z. B. BE, HCO_3^-) geben auch Aufschluss über den metabolischen Status des Patienten, wodurch ein gezielter Flüssigkeits- und Elektrolytausgleich erfolgen kann.

Möglichkeiten zur Elektrolytbestimmung sind in vielen Blutanalysegeräten, die mit Trockenchemie arbeiten und in Kombination mit den neueren Blutgasanalysesystemen gegeben.

Monitoring der Körpertemperatur (*P/K*):
Bestimmung am besten im unteren Ösophagus, aber auch die rektale oder die pharyngeale Temperatur gibt Hinweise auf eine Hypo- oder Hyperthermie.

Die Messung dieses einfachen Parameters sollte Routine sein und wird am günstigsten über sog. Raumthermometer mit flexiblen Sonden im online-Verfahren durchgeführt.

Monitoring des Anästhesieequipments (*P/K*):
Die Funktionstüchtigkeit der Anästhesieeinheit wird routinemäßig vor jeder Anästhesie überprüft!

Fehlerhafte O_2-Versorgung (z. B. leere O_2-Flasche, Leck in den Schläuchen oder im Reservoir-Beutel) oder ungenügende CO_2-Absorption (verbrauchter Absorberkalk) kann während der Anästhesie vorkommen und muss rechtzeitig erkannt werden.

2.5 Normwerte narkoserelevanter Laborparameter für Hund und Katze (nach Kraft und Dürr 1981, Feldmann 1986, Muir et al. 1989).

Parameter	Abkürzung	Einheit	Normwerte	
			Hund	**Katze**
Biochemische Blutwerte				
Natrium	Na^+	mmol/l	145–155	150–170
Glucose	Glc	mg/dl	50–120	70–150
Kalium	K^+	mmol/l	4,0–5,4	3,7–6,0
Calcium	Ca^{++}	mg/dl	9,8–12,8	10,1–12,3
Magnesium	Mg^{++}	mg/dl	1,8–2,4	1,9–2,3
Anorg. Phosphat	HPO_4^{2-}	mmol/l	2,5–7,3	2,8–8,7
Chlorid	Cl^-	mmol/l	104–107	111–128
Bicarbonat	HCO_3^-	mmol/l	18–25	18–22
Glutamat-Oxalacetat-Transaminase	GOT	U/l	8–75	11–55
Glutamat-Pyruvat-transaminase	GPT	U/l	7–70	14–70
Alkalische Phosphatase	AP	U/l	< 190	?
Kreatinin	Krea	mg/dl	< 1,5	< 1,6
Harnstoff	BUN	mg/dl	15–50	40–75
Blutgasanalyse				
Blut-pH	pH	$-\log^+$	7,4 ± 0,05	7,4 ± 0,2
Art. Kohlendioxid-Partialdruck	$PaCO_2$	mmHg	40 ± 3	40 ± 3
Ven. Kohlendioxid-Partialdruck	$PvCO_2$	mmHg	29–42	
Art. Sauerstoff-Partialdruck	PaO_2	mmHg	94 ± 3	94 ± 3
Ven. Sauerstoff-Partialdruck	PvO_2	mmHg	40–60	
Basenabweichung	BE		± 2,5	± 2,5

2.5 (Fortsetzung)

Parameter	Abkürzung	Einheit	Normwerte	
			Hund	Katze
Gerinnungsstatus				
Gesamteiweiß	TP	g/dl	5,5–7,5	5,5–7,8
Quick		sec	7–12	7–12
Partielle Thromboplastinzeit	PTT	sec	12–45	12–22
Thrombinzeit		sec	7–12	7–12
Thrombozytenzahl		n/µl	200000–460000	180000–430000
Blutbild				
Hämatokrit	Hk	%	44–52	27–47
Erythrozytenzahl	Erys	$10^6/\mu l$	5,5–8,5	5,0–10,0
Hämoglobinkonzentration	Hb	g/dl	12–19	8–17
Leukozytenzahl	Leucos	n/l	6000–17000	5000–19000
Mean corpuscular volume	MCV	μm^3	66–77	40–55
Mean corpuscular hemoglobin	MCH	pg	19,9–24,5	13,0–17,0
Mean corpuscular hemoglobin concentration	MCHC	g/dl	32–36	30–36

Normwerte für die sonstigen Spezies, soweit bekannt in den speziesspezifischen Kapiteln.

2.6 Normalwerte des Urins bei Hund und Katze.

Parameter (Einheit)	Hund	Katze
Spez. Gewicht	1,018–1,050	1,018–1,050
Volumen (ml/kg/Tag)	24–48	22–30
Osmolalität (mmol/kg H_2O)	500–1200–2400	

2.4 „Die Notfallbox" („Notfallkoffer")

Um jederzeit für alle eventuellen Notfälle gerüstet zu sein, empfiehlt es sich, ein Notfallset immer griffbereit zu haben.

Es sollte nur das Notwendigste beinhalten. Deshalb erscheint eine Aufteilung in zwei Kategorien sinnvoll:
- Essentielle Medikamente der Reanimation
- sinnvolle Zusatzausrüstung in erreichbarer Nähe.

Die folgende Auflistung ist nur als Vorschlag zu sehen und sollte ganz spezifisch an die jeweilige Praxis angepasst werden. Die Dosierungen sind der 2.7 zu entnehmen.

Medikamente

Kreislaufmittel:	■ Katecholamine (Adrenalin, Noradrenalin)
	□ Dopamin, Dobutamin
Atemstimulanzien:	□ Doxapram (**CAVE:** bei Überdosierung Konvulsionen!)
Antidota:	■ Opiatantagonist (Naloxon)
	■ α_2-Adrenozeptorantagonist (Atipamezol)
	□ Benzodiazepinantagonist (Flumazenil oder Sarmazenil)
Anticholinergikum:	■ Atropin
Kortikoid:	□ Prednisolon
Antiarrhythmikum:	■ Lidocain
Antihistaminikum:	□ Dimetindenmaleat
Diuretikum:	□ Furosemid
Analgetika:	□ Metamizol, Carprofen, Buprenorphin
Sedativa:	□ Diazepam oder Midazolam

Hypnotikum	☐ Propofol
Infusion:	☐ Ringer-Laktat (500 ml)
	☐ Bicarbonat (250 ml), phys. NaCl (100 ml)
Emetikum:	☐ Apomorphin
Euthanasiemittel:	☐ Thiobarbiturat (zur Umgehung der BTM-Pflichtigkeit!)

Geräte (Verbrauchsmaterialien)

■ Spritzen, Kanülen und Verweilkanülen unterschiedlicher Größe.

■ Intubationsset: 3 Tuben unterschiedlicher Größe (evtl. Woodbridge-Tubus) inkl. Befestigung und Konnektor, beleuchtetes Laryngoskop (inkl. Ersatzbatterien), Blockerspritze, Absaugkatheter, Ambu-Beutel oder Kuhn-Besteck, fahr- oder tragbare O_2-Flasche (Inhalt 3 l).

■ Infusionsset: Venenverweilkanülen, Butterfly, Tape, Schere, Infusionsbesteck, Dreiwegehähne, Desinfektionsmittel, Stauschlauch.

☐ Chirurgisches Set: Desinfektionslösung, Skalpell, Schere, Pinzette, 2 Klemmen, Nadelhalter, Nahtmaterial (resorbierbar + nicht resorbierbar), evtl. Tracheotomietubus, Thoraxdrainage, Heimlich-Ventil.

☐ Blasenkatheter, Thermometer, Magensonde.

☐ Wärme-/Kälte-Packs.

☐ (tragbares Pulsoximeter, tragbares Kapnometer).

2.7 Wichtigste Notfallmedikamente und deren Indikation und Dosierung.

Pharmakon	Dosierung (mg/kg)	Indikation
Acetylcholin + Kaliumchlorid	6,0 + 1,0 i.v.	chemische Defibrillierung
Adrenalin (Epinephrin)	0,0005–0,001 bis gesamt 0,1 als Infusion i.v. oder intratracheal	Herzstillstand, Anaphylaxie
Apomorphin	0,08 s.c.	provoziertes Erbrechen
Atipamezol	0,05–0,2 i.v., s.c.	α_2-Antagonist
Atropin	0,02 i.v.	Bradykardie, AV-Block, Herzstillstand
Buprenorphin	0,01–0,02 Hund s.c., i.m. 0,005–0,01 Katze s.c., i.m.	Opioid-Analgetikum
Carprofen	4,0 i.v., s.c.	Schmerzen, Entzündung
Dexamethason	2,0–4,0–5,0 i.v., s.c.	Schockbehandlung, Allergietherapie
Diazepam, Midazolam	0,2–0,5 i.v.	schonende Sedation, epileptoide Krämpfe
Dimetindenmaleat	0,2–2,0 i.v.	Allergietherapie
Dobutamin	0,002–0,005 (–0,01) pro min als Infusion i.v.	niedriger Blutdruck, Herzinsuffizienz, Bradykardie
Dopamin	0,002–0,005 (–0,01) pro min als Infusion i.v. (50 mg in 500 ml Ringer-Laktat)	niedriger Blutdruck, Herzinsuffizienz, Oligurie, Herzstillstand, AV-Block, Bradykardie
Doxapram	1,0 i.v., bei Welpen sublingual	Atemdepression
Furosemid	2,0–5,0 i.v., anfangs alle 10 min	Lungenödem, Oligurie
Glykopyrrolat	0,01–0,02 i.m., i.v.	Anticholinergikum
Isoproterenol = Isoprenalin	0,0001–0,0003 pro min als Infusion nach Wirkung i.v. (1 mg in 500 ml Ringer-Laktat)	Bradykardie, Überleitungsstörungen, (AV-Blöcke)

Tab. 2.7 (Fortsetzung)

Pharmakon	Dosierung (mg/kg)	Indikation
Kalziumchlorid	5,0–10,0 i.v.	niedriger Blutdruck, Hypokalzämie, Hyperkaliämie
Lidocain initial	1,0–4,0 i.v.	Extrasystolen, ventrikuläre Tachykardie
Lidocain Dauertherapie	dann 0,05 pro min, bzw. 0,5–2,0 alle 20–60 min	ventrikuläre Extrasystolen, Tachyarrhythmie, Kammerflimmern, Herzglykosidintoxikation
Meloxicam	0,1 p.o., i.m., i.v.	Schmerzen, Entzündung
Metamizol	50,0 i.v., i.m.	Spasmoanalgetikum
Methyl-Prednisolon	10,0–20,0–30,0 i.v.	Schockbehandlung
Naloxon	0,003–0,02 i.v., i.m., s.c.	Opiatantagonist
Natriumbicarbonat	1,0–1,5 mmol/kg i.v., nach 10 min wiederholen	metabolische Azidose, länger dauernder Blutdruckabfall, Herzstillstand
Neostigmin	0,04 i.v.	Antagonist für Muskelrelaxanzien
Pentobarbital	3,0 i.v. (verdünnt in NaCl)	Anfalltherapie, Euthanasie
Procainamid	Erst 8,0 i.v. als Bolus, dann 0,01–0,04 i.v. pro min	supraventrikuläre und ventrikuläre Tachyarrhythmien
Propanolol	In 10-facher Verdünnung in 0,5–1,0 ml Schritten i.v.	ventrikuläre Tachykardie (Katze) nach Kreislaufauffüllung und bei gutem Blutdruck
Sarmazenil oder Flumazenil	0,03 i.v., i.m., s.c.	Benzodiazepinantagonist
Theophyllin	5,0–6,0 i.v.	Bronchodilatation

! Prinzipiell ist in Notfallsituationen der i.v.-Applikationsweg (am besten zentralvenös, d. h. über die V. jugularis) zu wählen und die Dosierung ist immer dem Zustand des Patienten anzupassen! Ist dies nicht möglich, kann auch intrabronchial appliziert werden.

2.5 Dokumentation (Anästhesieprotokoll)

Die regelmäßige Dokumentation (Ausfüllen eines kleinen Anästhesieprotokolls) ist aus vielerlei Gründen zu empfehlen:
- Man lernt selbst am meisten daraus.
- System- oder Apparatefehler können besser erkannt werden.
- Es erleichtert die Narkoseführung, wenn wechselnde Personen die Anästhesie betreuen.
- Es hilft bei Problemfällen (auch bei evtl. Rechtsstreitigkeiten) einen bestimmten Vorgang nachzuvollziehen.
- Informationen, die nach Rücksprache mit dem Operator gewonnen werden (Gab es Blutungen? Wie stark? Farbe des Blutes?…) können so ebenfalls dokumentiert und Ursachen eines Zwischenfalls viel leichter erkannt werden.

! **Vorschlag für ein Anästhesie-Protokoll ⇒ siehe Umschlaginnenseite**
Dieses Protokoll kann nur als Anregung verstanden werden. Es muss natürlich auf die jeweiligen Bedürfnisse und Möglichkeiten der Praxis zugeschnitten werden.

3 Basisregime zur Anästhesie bei Risikopatienten

C. Lendl, J. Henke

3.1	Präanästhetisches Vorgehen	32
3.2	Anästhetisches Vorgehen	33
3.2.1	Vorbereitung der Utensilien (Narkoseutensilien, Verbrauchsmaterial)	33
3.2.2	Vorbereitung des Patienten	35
3.2.3	Prämedikation mit Sedativa, Anticholinergika und Analgetika	37
3.2.4	Narkoseeinleitung	41
3.2.5	Aufrechterhalten der Narkose	44
3.2.6	Beenden der Narkose	54
3.3	Perianästhetische Flüssigkeitstherapie	56
3.3.1	Grunddaten des Flüssigkeitshaushaltes	57
3.3.2	Flüssigkeitstherapie für Patienten der Risikoklassen ASA I oder II	58
3.3.3	Flüssigkeitstherapie für Patienten der Risikoklassen ASA III–V	58
3.3.4	Flüssigkeitstherapie für Patienten mit intraoperativ entstehenden Notfällen	64
3.3.5	Postoperative Flüssigkeitstherapie	65
3.3.6	Überwachung der perioperativen Flüssigkeitstherapie	65
3.4	Perioperatives Monitoring im Rahmen des Basisregimes	66

3 Basisregime zur Anästhesie bei Risikopatienten

Um bei Risikopatienten oder Tieren mit pathologischen Zuständen perianästhetischen Notfällen vorzubeugen oder um entstandene Notfallsituationen schnell und gezielt therapieren zu können, empfiehlt sich unabhängig von den verwendeten Anästhetika ein Basisregime. Dieses sollte bei jeder Narkose eingesetzt und je nach Bedarfsfall intensiviert werden.

> **!** Es ist nicht sinnvoll, gerade bei Risiko- oder Notfallpatienten zum ersten Mal ein neues Anästhesieregime anzuwenden: „Die sicherste Narkose ist die, die man kann."
> Nur wer routinemäßig venöse Zugänge legt und endotracheal intubiert, beherrscht dies auch im Notfall sicher!

Von großem Vorteil ist die Applikation mehrerer, sich sinnvoll ergänzender und potenzierender Anästhetika nach dem Prinzip der **„Balanced Anaesthesia"**. Dadurch können potentielle Nebenwirkungen und die Metabolisierungsarbeit minimiert werden. Jede Narkose führt zu Veränderungen des physiologischen Gleichgewichts des Patienten, die für ihn gefährlicher sein können, als die Operation an sich.

3.1 Präanästhetisches Vorgehen

- Gründliche **Allgemeinuntersuchung**.
- Bestimmung des **Körpergewichtes** (von besonderer Bedeutung bei der Dosierung von Notfallmedikamenten!).
- Sinnvolle **Labordiagnostik** entsprechend der Risikoeinstufung des Patienten (4.1: Präanästhetische Klassifizierung der Patienten nach ASA).

! Bei perakuten Blutungen sind initial keine Veränderungen im Blutbild zu erwarten, der Hämatokrit ist bei dieser Gruppe von Risikopatienten nur begrenzt informativ.

Stabilisierung des Patienten soweit erforderlich bzw. möglich:
- angenehme und warme Lagerung des Patienten
- Flüssigkeitstherapie, gegebenenfalls Bluttransfusionen (Kap. 3.3.3)
- ausreichende Analgesie (Opiate und/oder nichtsteroidale Antiphlogistika und Antipyretika)
- gegebenenfalls Einleitung gezielter Pharmakotherapie
- gegebenenfalls Anreicherung der Atemluft mit Sauerstoff.

Dies sollte unter dem Aspekt ablaufen, das Wohlbefinden des Patienten soweit als möglich zu gewährleisten, entsprechend dem englischen Prinzip: „tender, loving care".

! Die Bedeutung einer präanästhetischen Stabilisierung ist nicht zu unterschätzen! Aus einer überstürzten Narkoseeinleitung können zahllose Probleme resultieren.

- Auswahl und Bereitstellung der **Anästhetika** und Anästhesiehilfsmittel (Anticholinergika, Muskelrelaxanzien).
- Vorbereitung und Check des **Narkosegerätes**: dies sollte auch geschehen, wenn eine Injektionsanästhesie geplant ist, um im Notfall sofort Sauerstoff substituieren und beatmen zu können.

3.2 Anästhetisches Vorgehen

3.2.1 Vorbereitung der Utensilien (Narkoseutensilien, Verbrauchsmaterial)

Es sollten vorhanden sein:
- Schere, Schermaschine
- Hautdesinfiziens
- Venenkatheter verschiedener Größe (Butterfly, Venenverweilkanülen, ZVK)

- Klebeband
- heparinisierte Spüllösung (0,9% NaCl oder Aqua ad injectione mit 4 I.E. Heparin/ml)
- Infusions- und Transfusionsbestecke
- Infusionslösungen
- Lokalanästhetikum (Injektionslösung, Spray und Gel)
- Laryngoskop mit unterschiedlichen Spatelaufsätzen (für Heimtierintubation ist ein Otoskop von Vorteil)
- verschiedene Maulspreizer, Beißrohr
- endotracheale Tuben mit und ohne (vor allem für Heimtiere und Katzen) Cuff und entsprechende Konnektoren
- 10-ml- oder 20-ml-Spritze zum Blocken des Cuffs
- Arterienklemme ohne Zähne zur Sicherung der geblockten Manschette
- Mullbinde (zum Fixieren des Tubus am Tier)
- Ambubeutel.

Diese Hilfsmittel sollten nicht bei jeder Narkose zusammengesucht werden müssen, sondern sind je nach persönlicher Präferenz in Schalen, Kisten oder Koffern übersichtlich, sauber und immer komplett bereitzuhalten (Kap. 2.4). Die Aufbewahrung in Schränken oder Schubläden ist weniger günstig, da sie keinen raschen und flexiblen Einsatz, z.B. in anderen Räumen der Praxis, erlaubt.

An geeigneter Stelle sind seltener benötigte Hilfsmittel (Absauger mit entsprechenden Aufsätzen, Harnkatheter, Harnauffangbeutel, Notfallbesteck etc. (Kap. 2.4) und Gasersatzflaschen inklusive Schraubenschlüssel aufzubewahren.

Der eigentliche Operationsplatz sollte vorbereitet sein:
- Wärmekissen
- Lagerungshilfsmittel (Bänder, Kissen)
- Platz bzw. Anschluss für Narkosegerät und Infusionen
- Operationsbesteck inkl. Nahtmaterial

und bei entsprechenden Notfällen: der/die Operateur/in!

3.2.2 Vorbereitung des Patienten

Unabhängig von der Anästhetikaauswahl sind im Rahmen des Narkosebasisregimes ein venöser Zugang zu legen, die endotracheale Intubation und eine begleitende Flüssigkeitstherapie durchzuführen.

Venöser Zugang:
- V. cephalica antebrachii
- V. saphena lateralis (Hund) oder V. saphena medialis (Katze)
- V. jugularis
- Vv. digitales dorsales (bei großen Hunden) oder
- Ohrrandvenen (stellen sich bei moribunden Patienten oder im Schock häufig besser als andere periphere Venen dar!).

Katheter, die nach dem Legen des Zugangs in der Vene belassen werden (Venenverweilkanüle), sind Butterfly-Kathetern vorzuziehen, da die Venenwand weniger irritiert wird.

Vorgehen:
- Scheren und Desinfizieren der Haut.
- Stauen am schonendsten von Hand oder mit Stauschlauch.
- Katheter in die Vene einführen, wenn Blut kommt noch etwas weiter vorschieben, um zu vermeiden, dass nur die Spitze des scharfen Mandrins in der Vene liegt, dann den Mandrin festhalten und den Verweilkatheter in die Vene vorschieben. Mandrin entfernen, Verweilkatheter verschließen und mit Klebeband fixieren.
- Spülen mit (heparinisierter) physiologischer NaCl-Lösung: verhindert eine Verlegung des venösen Zuganges und dient zugleich als Kontrolle über den richtigen Sitz vor der Injektion eventuell reizender Medikamente.
- Niemals zur Prüfung Blut in eine Spritze ansaugen, da kleine Venen unter Sog kollabieren und die verunreinigte Spritze entsorgt werden muss.
- Prüfung der richtigen Lage: Bei leichtem Stau muss langsam Blut fließen, die Infusion läuft ohne Überdruck und es kann ohne übermäßigen Druck mit Spüllösung gespült werden.

- Ist geplant, den zentralvenösen Druck zu messen, so ist ein entsprechendes Besteck unter aseptischen Kautelen in die V. jugularis einzuführen.

> **!** Gerade bei Notfallpatienten ist der Anschluss eines Dreiwegehahnes oder die Verwendung von Venenverweilkathetern mit einer zweiten Einlassöffnung zu empfehlen. Ohne Unterbrechen der Infusion können zusätzlich Medikamente (Antibiotika, Analgetika, Anticholinergika etc.) appliziert werden.

Ist der Patient nicht kooperativ und lässt sich nicht durch sicheres, vertrauenerweckendes Handling beruhigen, erfordert das Legen eines venösen Katheters massive Zwangsmaßnahmen. In solchen Fällen überwiegen durch den Stress entstehende Nachteile den Vorteil eines venösen Zugangs. Diese Patienten sind sinnvollerweise zunächst zu sedieren (bevorzugt intramuskulär, eventuell subkutan oder bei sehr aggressiven Tieren oral, z. B. fauchenden Katzen ca. 10,0 mg/kg Ketamin ins Maul spritzen, ◉ 3.1) und analgetisch abzudecken, da besonders Tiere mit Schmerzen (z. B. Katze mit Beckenfraktur) unkooperativ reagieren.

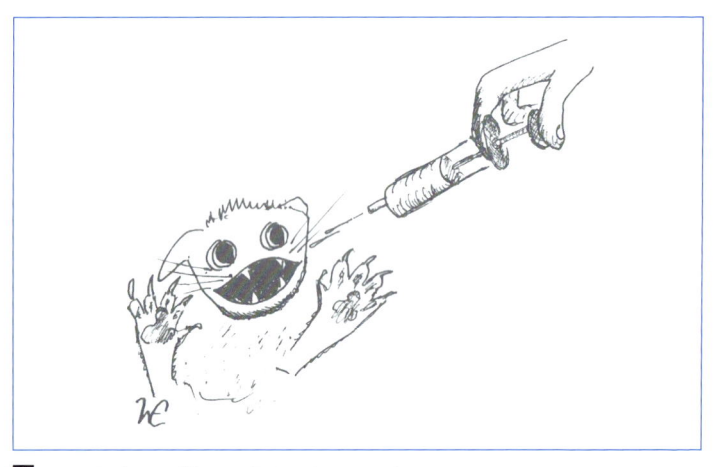

◉ 3.1 Orale Applikation bei widerspenstigen Katzen.

Präoxygenierung

Eine Hypoxämie besteht bei Notfallpatienten sehr häufig aufgrund respiratorischer Insuffizienzen: Pneumo-, Hämo-, Hydrothorax, reduzierte Atemexkursion, Verlegung der Atemwege, Lungenkontusion etc. oder kardiovaskulärer Probleme: Schock, Hypovolämie, Anämie, erhöhte arteriovenöse Shuntfraktion in der Lunge.

Da durch die Anästhetika eine weitere Beeinträchtigung zu erwarten ist, sollte der Patient durch Präoxygenierung weiter stabilisiert werden: Im Sauerstoffzelt (bleibt Kliniken vorbehalten, sehr kostenintensiv!) oder in der Box oder dem Narkosekasten, in die 100% Sauerstoff eingeleitet werden, ist nachteilig, dass das Tier weiteren Manipulationen dabei nicht zugänglich ist.

Eine Anreicherung der Einatemluft mit Sauerstoff per Maske ist nur sinnvoll, wenn der Patient das Vorhalten der Maske gut toleriert. Eine Präoxygenierung „um jeden Preis" ist nicht ratsam, da es durch entsprechende Abwehr nur zu einer weiteren Erhöhung des Sauerstoffbedarfes kommt und eine Stressreaktion (u.a. mit Adrenalinausschüttung) provoziert wird!

3.2.3 Prämedikation mit Sedativa, Anticholinergika und Analgetika

I. Sedativa: Neuroleptika, α_2-adrenerge Agonisten, Benzodiazepine
a: Neuroleptika
1: Phenothiazine (Propionylpromazin, Acepromazin = ACP)
- Gute sedative Eigenschaften.
- In niedriger Dosierung (0,01–0,02 mg/kg i.m.) beim vorgeschädigten Patienten einsetzbar, leichter Blutdruckabfall.
- Viele Risikopatienten können unter kontinuierlicher Überwachung (Temperatur, Blutdruck) von einer niedrig dosierten Prämedikation mit ACP profitieren, nicht zuletzt wegen der antiemetischen und antiarrhythmischen Eigenschaften.
- Phenothiazine wirken antihistaminerg.

Dosierung: Acepromazin 0,01–0,02 mg/kg i.m. (handelsübliche Lösung 1:10 verdünnen! dann entspricht ml = mg), bevorzugt in Kombination mit Opiaten als Neuroleptanalgesie. 10–15 Minuten warten bis zum Wirkungseintritt.

Kontraindikation: Neurologische Probleme (Commotio cerebri, geplante Myelographie), da sie die Krampf- und Exzitationsbereitschaft erhöhen; Hypotension, z. B. nach Blut- bzw. Flüssigkeitsverlust.

2: Butyrophenonderivate
(Haloperidol, Droperidol, Azaperon, Fluanison)
- Aufgrund der lang anhaltenden Wirkung im Rahmen einer steuerbaren „Balanced Anaesthesia" beim Risiko- oder Notfallpatienten nicht als Mittel der Wahl anzusehen.
- Aus dieser Gruppe wird Droperidol in der Kombination mit Fentanyl (THALAMONAL® = 2,5 mg Droperidol + 0,05 mg Fentanyl pro ml) zur Neuroleptanalgesie beim Hund eingesetzt.

Dosierung: THALAMONAL® 0,1–0,2 ml/kg i.m. oder i.v. (entspricht 0,25–0,5 mg/kg Droperidol und 5–10 µg/kg Fentanyl).

b: α_2-adrenerge Agonisten (Xylazin, Medetomidin)
- Bei Patienten mit präformierten Notfällen nicht als Mittel der Wahl anzusehen: dem initialen Blutdruckanstieg kann eine länger dauernde Hypotension mit Bradykardie und AV-Block 2. Grades folgen.
- Medetomidin ist auf alle Fälle dem Xylazin vorzuziehen.
- **Katze**: alternativ einzusetzende Medikamente sind nicht sehr zahlreich, sodass häufig trotzdem auf α_2-Agonisten zurückgegriffen wird; es sollte dann auf jeden Fall mit einer reduzierten Dosierung gearbeitet werden.
- **Hund**: besseren Alternativen den Vorzug geben!
- Antagonisierung mit rezeptorspezifischem Atipamezol.

- Wurde ein bestehender pathologischer Zustand unterschätzt bzw. kam es nach der Sedation mit einem α_2-Agonisten zu einer gravierenden Verschlechterung, so kann zunächst durch eine intravenöse „Teilantagonisierung" mit Atipamezol in reduzierter Dosierung (initial 1/4–1/3) versucht werden, die unerwünschten Nebenwirkungen aufzuheben; dies erfordert eine gewisse Erfahrung im Umgang mit diesen Substanzen und muss ein kontinuierliches Monitoring des Patienten nach sich ziehen.

Dosierung Katze: Medetomidin 0,02–0,04 mg/kg i.m., i.v.
Atipamezol 2- bis 4-fache Medetomidin-Dosierung in mg, d. h. 0,04 (–0,16) mg/kg i.m.

c: Benzodiazepine (Diazepam, Midazolam)
So genannte „minor tranquillizer" oder Ataraktika.
- Nur geringer Einfluss auf die Vitalfunktionen, damit bei allen Risikopatienten außerordentlich sinnvoll.
- Aufgrund ihrer antikonvulsiven Eigenschaften sind Diazepam und Midazolam insbesondere bei Patienten mit neurologischen Problemen indiziert.
- Wirkung mehr anxiolytisch als sedierend, was zum Teil paradoxe Reaktionen hervorrufen kann: Nach intramuskulärer Applikation sind häufig keine Anzeichen von Sedation zu erkennen, auch wenn es zu einer deutlichen Senkung der Angst und damit Verminderung von Stress und Stressreaktionen des Körpers kommt.
- Bei Auftreten exzitationsähnlicher Erscheinungen sofort Propofol nach Wirkung i.v.
- Sehr günstig ist die intravenöse Gabe unmittelbar vor intravenöser Narkoseeinleitung, da dies zu einer erheblichen Dosisreduzierung der Einleitungsanästhetika führt und somit den Prinzipien der „Balanced Anaesthesia" nachkommt.
- Ataranalgesie = Kombination mit Opiaten, führt häufig zum intubationsfähigen Zustand.

Dosierung Katze, Hund: Diazepam, Midazolam 0,2–0,5 mg/kg i.v. (Midazolam auch i.m., s.c.).

II. Anticholinergika (Atropin, Glycopyrrolat)
- Zur Prämedikation 20 Minuten vor Applikation von Sedativa.
- Bei Auftreten von Bradykardien und/oder Arrhythmien während der Anästhesie ist der Einsatz von Dopamin im Dauertropf nach Wirkung günstiger.
- Routinemäßige Anwendung bei Notfallpatienten nicht zu empfehlen.
- Indikation: Bradykardie, Bradyarrhythmie, Blutdruckabfall; Eingriffe am Auge, im Larynxbereich, am Thorax bei brachycephalen Rassen.
- Routinemäßig 20 Minuten vor Sedation unter gründlicher Überwachung applizieren.

Dosierung: Atropin 0,02 mg/kg i.v., 0,04 mg/kg i.m.
Glycopyrrolat 0,01 mg/kg i.v., 0,02 mg/kg i.m.

III. Analgetika (nichtsteroidale Antiphlogistika bzw. Antipyretika, Opiate)

An die Schmerzausschaltung sollte gerade auch bei Notfallpatienten gedacht werden. Schmerz zieht eine Reihe pathophysiologischer Mechanismen nach sich, die eine Vielzahl von physiologischen Vorgängen aus dem Gleichgewicht bringen können. Eine Stabilisierung des Patienten wird somit erschwert.

Am besten erweist sich eine Kombination verschiedener Methoden zur Schmerzbekämpfung:
- Opiate in die sedative Prämedikation einschließen.
- Intraoperative Verwendung von Lokalanästhetika: Epiduralanästhesie, Instillation bzw. Infiltration bei Thorakotomien etc.
- Prä-, intra- oder postoperative Applikation von NSAIDs (z. B. Flunixin-Meglumin, Carprofen) oder Antipyretika (z. B. Metamizol).

> ❗ Länger anhaltende und hochgradige Schmerzzustände sollten als Notfälle betrachtet werden!

3.2.4 Narkoseeinleitung

! Die Narkoseeinleitung beim Notfall- bzw. Risikopatienten sollte auf der einen Seite sanft und sicher erfolgen, aber auch zügig vonstatten gehen, um das Exzitationsstadium zu vermeiden und schnell einen intubationsfähigen Zustand zu erreichen.

Zu unterscheiden ist zwischen Einleitung mit Hilfe injizierbarer Anästhetika, wobei hier – wenn immer möglich – intravenös appliziert werden sollte (bessere Steuerbarkeit, Applikation nach Wirkung), oder der Narkoseeinleitung mit volatilen Anästhetika über die Einatemluft (mit Maske oder im Narkosekasten).

Narkoseeinleitung mit Injektionsanästhetika

Von den **injizierbaren Anästhetika** kommen primär ultrakurzwirksame Hypnotika wie Alphaxolon, Alphadolon, Barbiturate oder Propofol in Frage.

Alphaxolon/Alphadolon (Steroidanästhetika)
- Es ist wegen der starken Histaminfreisetzung für den Hund ungeeignet und kontraindiziert.
- Es kann bei der Katze gut eingesetzt werden, verursacht aber häufig im Laufe von 60 Minuten ungefährliche Unterhautödeme an Lefzen, Augenlidern, Ohrmuscheln und Pfoten, die sich spontan wieder zurückbilden.

Dosierung: Alphaxolon/Alphadolon 3,0–10,0 mg/kg i.v.; 18 mg/kg i.m.
Nachdosierung nach Wirkung jederzeit möglich.

Ultrakurzwirksame Barbiturate, Thiobarbiturate
- Bei richtiger Anwendung auch bei Risikopatienten – wenn auch nicht bei allen – sicher anzuwenden.
- Rasche Anflutung: vorteilhaft bei Tieren, die schnell intubiert werden müssen (brachyzephale Rassen, bestehende Atemdepression).
- Applikation streng intravenös.

- Konzentration: nicht höher als 4%ig, besser: 2,5%ig; um bei kleinen Tieren nicht überzudosieren, auf 1,25% verdünnen!
- Initial zügig einen niedrig dosierten Bolus injizieren. Wird die gewünschte Anästhesietiefe nicht erreicht, in kleinen Schritten nachdosieren; langsames Injizieren nach Wirkung führt zu einem höheren Barbituratverbrauch infolge des Umverteilungsmusters.

> **!** Da diese Substanzen kumulieren, ist von einem wiederholten Nachdosieren abzuraten!

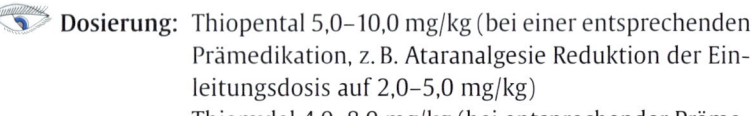

Dosierung: Thiopental 5,0–10,0 mg/kg (bei einer entsprechenden Prämedikation, z. B. Ataranalgesie Reduktion der Einleitungsdosis auf 2,0–5,0 mg/kg)
Thiamylal 4,0–8,0 mg/kg (bei entsprechender Prämedikation siehe oben).

Kontraindikationen infolge Umverteilungsmuster und erforderlicher Metabolisierungsarbeit: adipöse oder sehr magere Tiere (Windhundrassen), Patienten mit Hepatopathien.

Propofol
- Gut geeignet für Risikopatienten: Beeinflussung von Herz- und Kreislauffunktion begrenzt, mäßiger Blutdruckabfall.
- Atemdepression bis hin zu einer Apnoe von maximal 60 Sekunden häufig nach Narkoseeinleitung. Bei Notfall- und Risikopatienten sollte dieser Atemdepression nach sofortiger Intubation mit assistierter oder kontrollierter Beatmung begegnet werden.
- Nichtkumulativ beim Hund; die Metabolisierung findet nicht nur in der Leber statt. Bei der Katze scheint jedoch eine Kumulation einzutreten.
- Die 1%ige milchig-weiße Emulsion auf Sojaölbasis zur intravenösen Verabreichung nach dem Öffnen innerhalb von 24 Stunden verbrauchen (ggf. portionieren und in steriler, mit Stopfen verschlossener Spritze kühl lagern).
- Wirkung: stark hypnotisch, nicht analgetisch.

- Narkoseeinleitung: zügig intravenös nach Wirkung.
- Aufrechterhaltung der Narkose: Beim Hund gut geeignet für wiederholte Bolusapplikation oder Dauertropfinfusion nach Wirkung, da nicht kumulativ. CAVE: Katze!
- Kombination von Propofol mit einem Opiat = Hypnoanalgesie, dabei – wie auch nach i.v.-Prämedikation mit Benzodiazepinen – reduziert sich die Einleitungsdosis erheblich.

Dosierung Katze: Propofol ohne Prämedikation 6,0–8,0 mg/kg i.v.
Propofol mit Prämedikation 2,0–6,0 mg/kg i.v.
Hund: Propofol ohne Prämedikation 4,0–6,0 mg/kg i.v.
Propofol mit Prämedikation 2,0–5,0 mg/kg i.v.

Narkoseeinleitung mit Inhalationsanästhetika

Vielfach wird gerade für Notfallpatienten die Narkoseeinleitung mit volatilen Anästhetika (Halothan, Isofluran, Sevofluran) empfohlen. Diese werden dem Patienten im Narkosekasten oder über eine Maske als Inspirationsluft angeboten, meist mit reinem Sauerstoff als Trägergas. Die Anwendung im Narkosekasten oder per Maske hat den Nachteil, dass viele Tiere auf den Geruch des volatilen Anästhetikums mit panischen Fluchtversuchen reagieren.

Tolerieren entsprechend stark geschwächte Patienten eine Präoxygenysierung mit der Maske, so kann schrittweise Isofluran dem Sauerstoff beigemischt werden, bis der Patient intubationsfähig ist. Kommt es zu Abwehrreaktionen, ist es für den Patienten schonender, ein injizierbares Anästhetika in Minimaldosierung zu verwenden, um intubieren zu können.

Isofluran = Mittel der Wahl
- Metabolisierungsrate liegt bei 0,2% (Halothan bei 20–50%).
- Schnellere Anflutung entsprechend seines Löslichkeitskoeffizienten; in diesem Punkt wird es noch von Sevo- und Desfluran übertroffen (3.1, S. 51).

- Da die Einleitungsphase im Rahmen einer Narkose immer eine Phase ist, in der sich viele physiologische Parameter verändern und große Anforderungen an das kardiovaskuläre und respiratorische System gestellt werden, ist die Verwendung von Lachgas als zweitem Trägergas neben Sauerstoff in dieser Phase umstritten. Es senkt zwar die erforderliche Konzentration von volatilem Agens, jedoch kann es leichter zu Hypoxien kommen. Je nach bestehendem pathologischem Zustand ist seine Anwendung eventuell sogar schädlich (Pneumothorax, Ileus, Magendrehung).

> [!] Nach eigenen Erfahrungen sollte Lachgas, wenn überhaupt, besser erst nach Intubation unter entsprechendem Monitoring (Gasmonitoring) eingesetzt werden.

3.2.5 Aufrechterhalten der Narkose

Total intravenöse Anästhesie (TIVA)

Ideal wäre hier ein Anästhetikum, das analgetisch, hypnotisch und relaxierend sowie nicht kumulativ ist. Da ein entsprechendes Monoanästhetikum nicht vorliegt, müssen verschiedene Substanzen kombiniert werden.

Die Narkoseaufrechterhaltung mit einer TIVA bedeutet nicht, dass ohne Intubation gearbeitet wird!

> [!] Bei einer TIVA sind die Patienten auf jeden Fall zu intubieren! Damit sind die Atemwege gesichert, so kann man im Notfall sofort assistiert oder kontrolliert beatmen. Bei Notfall- und Risikopatienten ist die Atemluft mit Sauerstoff anzureichern, bevorzugt 100%!

Außerdem sollte die Lunge, die wegen der Atemdepression minder ventiliert wird, alle 15 Minuten gebläht werden, um einer Atelektasenbildung vorzubeugen.

Die Patienten sind also wie bei der Inhalationsanästhesie über eine Patienteneinheit mit dem Narkosegerät verbunden, nur wird kein volatiles Anästhetikum eingesetzt.

3.2 Anästhetisches Vorgehen

TIVA beim Hund:
- Gut geeignet für operative Eingriffe bei Risikopatienten: Kombination von Fentanyl und Propofol.
- Für nicht schmerzhafte Eingriffe (z. B. Bronchoskopie) oder kurze Eingriffe nach entsprechender analgetischer Prämedikation (Atar- oder Neuroleptanalgesie): Propofol allein.
- Aufrechterhaltung durch wiederholte Applikation von kleinen Boli nach Wirkung erfordert viel Erfahrung, sodass die Dauertropfinfusion (DTI) günstiger ist:
  Propofol: ≈ 0,15–0,3 mg/kg/min bzw. nach Wirkung.
- Bei schmerzhaften Eingriffen muss ein Analgetikum, vorzugsweise Fentanyl, verabreicht werden.
- Das kann beim Auftreten von Schmerzsymptomen, wie Abwehrbewegungen oder Pulsfrequenzerhöhung in Form von Boli nach Wirkung gegeben werden.
- Besser bewährt hat sich die Applikation von Fentanyl per Dauertropf.
- Der Fentanyl-Dauertropf kann reduziert oder abgestellt werden, wenn die Pulsfrequenz absinkt.
  Fentanyl ≈ 0,0003 mg/kg/min.

Am einfachsten sind Perfusoren zur DTI zu verwenden, da nur die entsprechende Infusionsgeschwindigkeit einzustellen ist. Bei Infusionsbestecken berücksichtigen, wie viele Tropfen einen Milliliter ergeben!

Beispiel: Hund mit 10 kg KGW, Infusionsbesteck mit 20 Tropfen pro ml
Propofol: 50 ml (= 500 mg) in 200 ml 5% Glucose
1,5 mg/min = 0,75 ml/min = 15 Tropfen /min
d. h. alle 4 sec 1 Tropfen
Fentanyl: 50 ml (= 2,5 mg) in 500 ml Ringer-Lösung
≈ 0,005 mg/ml
0,003 mg/min = 0,6 ml/min = 12 Tropfen /min
d. h. alle 5 sec 1 Tropfen.
streng nach Wirkung

Die Angaben sind als Richtlinien zu verstehen. Häufig müssen initial höhere Tropfgeschwindigkeiten eingestellt werden, um diese dann langsam nach Wirkung zu reduzieren (Wirkung = Absinken der Pulsfrequenz, die Hand in Hand mit einer suffizienten Analgesie geht).

TIVA bei der Katze:
- Bevorzugt mit Propofol:
  Dosierung: ≈ 0,1–0,5 mg/kg/min.
- Fentanyl: intraoperatives Analgetikum
  Dosierung: ≈ 0,0003 mg/kg/min.
  Frühzeitig vor Ende der Operation absetzen, um keine fentanylinduzierten Erregungszustände in der Aufwachphase zu provozieren.
- Bevorzugt werden bei der Katze Fentanyl-Boli vor besonders schmerzhaften Manipulationen (0,005–0,01 mg = 0,1–0,2 ml pro erwachsene Katze) i.v. appliziert.
- Das ebenfalls sehr potente ultrakurzwirkende Opioid Alfentanil ist für Risikopatienten im Rahmen der TIVA nicht geeignet, da es bei der Katze klinisch zu einer länger anhaltenden kardiorespiratorischen Depression und zur Narkosevertiefung kommt.

Inhalationsanästhesie

Das Aufrechterhalten der Narkose mit volatilen Anästhetika ist sehr gut steuerbar und für Risiko- und Notfallpatienten ausgezeichnet einsetzbar. Im Rahmen der „Balanced Anaesthesia" ist es überaus sinnvoll, je nach Fall, die Inhalationsanästhesie mit anderen Verfahren (operationsbegleitend Fentanyl-Dauertropf, Epiduralanästhesie, Lokalanästhesie etc.) zu kombinieren.

Die „**Balanced Anaesthesia**" (**BA**) soll für Risikopatienten eine schonendere Anästhesieform schaffen (◨ 3.2). Dazu werden mehrere, in anästhetischer Wirkung sich ergänzende und gegenseitig potenzierende Anästhetika und (gegebenenfalls) Muskelrelaxantien kombiniert. Durch eine sinnvolle, synergistisch wirkende Zusammenstellung können Pharmakaeinzeldosen gesenkt

Maßnahmen (in chronologischer Abfolge)	Eventuell Fortführung der Maßnahme
Anamnese Allgemeinuntersuchung	
Ausgleich der Hydrationszustände (normal 10 ml/kg/h)	•————————┐
Ausgleich des Säure-Basen-Haushalts bei Kreislaufflabilität Atropin-Prämedikation	•———┐ │
(Voroxygenierung) Injektionsanästhesie Prämedikation: Diazepam oder Midazolam 0,5 mg/kg i.v.	•———┤ │ │
Allgemeinanästhesie Hypotikum + Opioid (z.B. Propofol, Fentanyl)	•———┤ │ │
Opioid-Dauertropf (z.B. Fentanyl 0,02 mg/kg/h)	•———┐ │ │
Inhalationsanästhesie N_2O/O_2 2:1 oder O_2 Isofluran 0,6-0,8%	•———┐ │ │ │
Muskelrelaxation/ (wenn nötig) Atracurium, Vecuronium	•———┐ │ │ │ │
Operation: Hautschnitt Operationsende des schmerzhaften Eingriffs	▼ │ │ │ │
Beginn der postop. Analgesie Beginn der Hautnaht	▼ │ │ │
Ende der Hautnaht	▼ │ │ │
Sauerstoffdusche 100% O_2 danach Raumluftbeatmung bis zur Spontanatmung	•———┐ ▼ │ │
Eventuell Antagonisierung Benzodiazepin und/oder Opioid und/oder Muskelrelaxans	▼ ▼ •———┤
Operationsnachsorge	

◉ 3.2 Schema zur „Balanced Anaesthesia" (nach Erhardt et al., 1988).

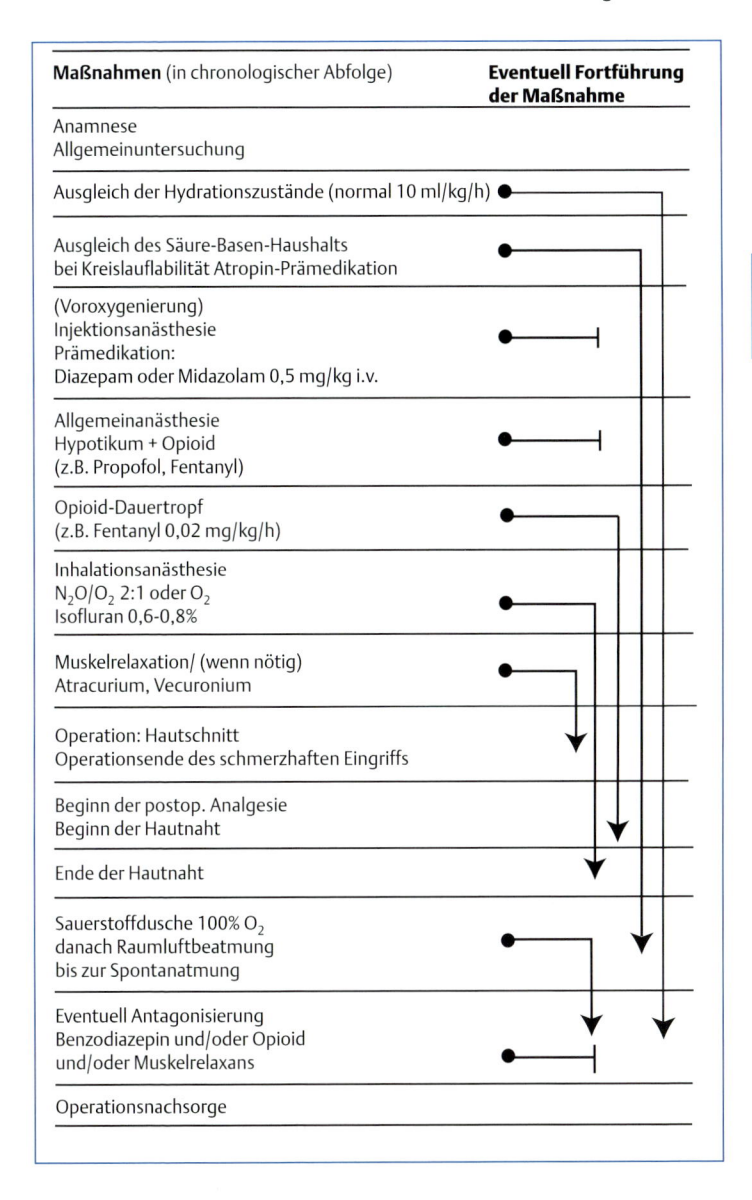

und damit die Nebenwirkungen auf die Vitalfunktionen verringert und die Metabolisierungsarbeit erleichtert werden.

Für die hier besprochene Risikopatientengruppe ist eine **Intubation** zu fordern. Hierfür stehen verschiedene Tubusarten zur Verfügung (◉ 3.3):

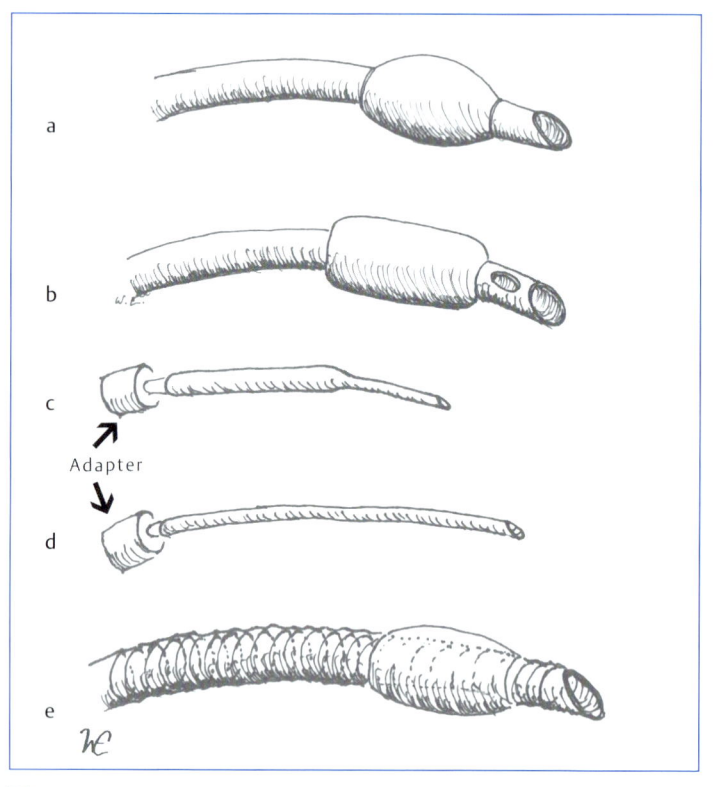

◉ 3.3 **a** Tubus mit rundem Cuff, **b** Tubus mit walzenförmigem Cuff und „Auge", **c** Cole-Tubus, **d** Tubus ohne Cuff, **e** Woodbridge-Tubus (mit Stahlspirale).

- Endotrachealtuben ohne Cuff bzw. Manschette: hervorragend zur Intubation von Katzen, Hunden der Zwergrassen und kleinen Heimtieren (siehe dort) geeignet.
- Cole-Tuben: Tuben mit einer sich verjüngenden Spitze, die in die Stimmritze geschoben wird; besonders bei sehr kleinen Patienten sinnvoll, müssen aber dementsprechend sicher fixiert werden.
- Endotrachealtuben mit aufblasbarer Manschette: für größere Katzen und Hunde.
  Um Drucknekrosen der Trachealschleimhaut zu vermeiden, ist die Manschette gerade so weit zu insufflieren, dass bei einer Beatmung des Patienten kein Gas zwischen Tubus und Luftröhre entweicht.
  Zu bevorzugen sind durchsichtige Tuben mit einer großlumigen Manschette, die breit auf der Luftröhre aufliegt (so genannter „high volume low pressure cuff").
- Spiral- oder Woodbridge-Tuben: bei Operationen im Hals- und Mundbereich und extremen Lagerungen, da das Lumen immer offen gehalten wird.

Die Intubation sollte in verschiedenen Lagerungen des Patienten beherrscht werden: Nach Einsetzen eines Maulspreizers (der nach der Intubation wieder entfernt wird) unter Benutzung eines Spatels mit Lichtquelle den Zungengrund herabdrücken, den Kehlkopf nicht berühren und die Tubusspitze sanft in die Stimmritze einführen.

Narkoseapparaturen

Im Rahmen dieses Buches können nicht alle **Narkosesysteme und Patienteneinheiten** diskutiert werden. Pauschal gilt, dass präzise arbeitende Systeme empfehlenswerter sind (Präzisionsverdampfer, der Patienteneinheit vorgeschaltet).

Entsprechende Patienteneinheiten sind je nach Körpergewicht auszuwählen:

Tiere unter 8–10 kg KGW:	Ayres T-Stück (⦿ 2.1), oder Kreissystem mit Pädiatrie-Set („Ulmer Kinderbesteck")
Tiere über 10 kg KGW:	Bain-, Lack-, Magill-System (Systeme ohne Rückatmung) (⦿ 2.2) oder Kreissystem (mit Rückatmung) (⦿ 2.3).

Bei Kreissystemen sollte der Atembeutel ein Volumen von mindestens dem Dreifachen des Atemzugvolumens haben, also von mindestens 45 ml/kg besitzen.

Zusammensetzung des Frischgases

- **Sauerstoff = Trägergas: mindestens 33% des Frischgases**
  Jede Narkose kann mit 100% Sauerstoff als Trägergas durchgeführt werden!
  In bestimmten Fällen (Torsio ventriculi, Ileus, Pneumothorax) ist dies zwingend!
  Die Flowrate [l/min] ist abhängig von der verwendeten Patienteneinheit.
  Sauerstoff wird bis in die Aufwachphase in der Inspirationsluft substituiert.

- **Lachgas, Stickoxydul N_2O: maximal 66% des Frischgases**
  Nicht unbedingt notwendig; in bestimmten Fällen aufgrund seiner Anreicherung und damit Expansion in gas- bzw. luftgefüllten Räumen kontraindiziert (Torsio ventriculi, Ileus mit prästenotischer Aufgasung, Pneumothorax).
  Senkt die minimale alveoläre Konzentration (MAC) der volatilen Anästhetika, trägt damit zu einer Reduzierung ihrer potentiellen Nebenwirkungen bei und vermindert die vor allem bei Halothan erforderliche Metabolisierungsarbeit.
  Im Vergleich zum Menschen ist N_2O beim Tier nur schwach hypnotisch und nicht analgetisch wirksam.

- **Inhalationsanästhetikum (volatiles Anästhetikum)** (▦ 3.1)
  Gut steuerbar und damit für die Anwendung bei Risiko- und

3.2 Anästhetisches Vorgehen 51

3.1 Vergleich der volatilen Anästhetika.

	Halothan (HAL)	Enfluran (ENFL)	Isofluran (ISO)	Sevofluran (SEVO)	Desfluran (DES)	Methoxyfluran (METHOXY)
An- und Abflutung	3–5 bzw. 5–20 min	kürzer als bei HAL	jeweils circa 5 Minuten	deutlich rascher als bei HAL und ISO	extrem schnell	10–15 bzw. 30 min bis 1 h
MAC Vol% Hund	0,87	2,2	1,28	2,2	7,2	0,23
MAC Vol% Katze	0,82	2,2	1,68	2,6	9,8	0,27
Metabolisierung	bis 50%	5–8 %	0,2%	3–5%	0,02%	bis zu 70%!
Vorteile	gute Steuerbarkeit, ausreichende Relaxierung, günstig	siehe HAL	gut steuerbar, geringerer kardiodepressiver Einfluss	sehr gut steuerbar, nicht Schleimhautirritierend und damit gut geeignet für Kammer-/Maskeneinleitung	am besten steuerbar, da extrem rasch an- und abflutend	gute Muskelentspannung, analgetisch in der Aufwachphase
Nachteile	konz.-abh. Kardiodepression, myokardsens. f. katecholambed. Arrythmien; hepatotox. f. Anwender	wie Halothan, aber keine Katecholaminsensibilisierung, stark atemdepressiv, z.T Muskelzucken	atemdepressiv, Vasodilatation	atemdepressiv wie HAL, kardiodepressiv wie ISO	extra Verdampfertyp notwendig (da bei Raumtemperatur gasförmig!), stechender Geruch	kardiodepressiv; nephrotoxische Spaltprodukte
Empfehlungen	nicht bei Hepatopathien, Kardiopathien, Prädispositionen für Arrhythmien (z. B. Torsio ventriculi)	Enfluran-Verdampfer verwenden!	für alle Risikopatienten geeignet, aber Kardiodepression nicht zu unterschätzen!	klinische Relevanz der raschen Einleitungs- und Aufwachphase bei Hund und Katze fraglich!	Umrüstung für DES sehr aufwendig und kostenintensiv	sollte wegen seiner Nephrotoxizität nicht mehr eingesetzt werden (Personal!)

Notfallpatienten geeignet (exkl. Methoxyfluran und Halothan). Physikalische Eigenschaften: mehr oder weniger unterschiedlich (daher unterschiedliche Präzisionsverdampfer).
Unterschiede in Metabolisierungsraten sowie Ausmaß ihrer Atem- und Kreislaufdepression.
Alle Inhalationsanästhetika wirken hypnotisch und relaxierend. Bei Kombination mit geringen Mengen von Opioiden und/oder von Ketamin werden Reaktionen auf Schmerzreize meist ganz unterdrückt.

> ❗ Bei Notfall- und Risikopatienten ist immer damit zu rechnen, dass es zu einer behandlungspflichtigen Atemdepression kommt.

Oft sind die Atemexkursionen schmerzbedingt schon präoperativ eingeschränkt und durch die Narkoseeinleitung kommt es zu einer weiteren Verschlechterung der Sauerstoffversorgung des Organismus. Eine suffiziente Atmung hat somit, neben der Aufrechterhaltung einer ausreichenden Perfusion, oberste Priorität. Dazu ist das Freihalten der Atemwege sicherzustellen, d. h. zu intubieren!

Im Weiteren ist ein ausreichendes Atemzug- und Atemminutenvolumen zu gewährleisten. Befindet sich kein Volumeter im Kreissystem, so ist die Atemtiefe anhand der Thoraxexkursionen und der Bewegung des Atembeutels zu verifizieren.

> ❗ Beim Kleintier gilt:
> Atemzugvolumen: 10–20 ml/kg
> Atemfrequenz: 8–15/min
> Atemminutenvolumen: 150–250 ml/kg
> Werden diese Werte unter Spontanatmung nicht erreicht, so ist zu beatmen.

Die **Kapnometrie** ist ein sehr gutes Monitoring (Kap. 2.3), um zu entscheiden, ob und wann assistiert bzw. kontrolliert zu beatmen ist und ob diese manuelle oder maschinelle Beatmung zu einer Normopnoe sowie Normokapnie führt.

Da eine assistierte oder kontrollierte Beatmung suffizienter als die Spontanatmung ist, sollte die Narkosetiefe des Patienten überwacht und die inspiratorische Konzentration des volatilen Anästhetikums gegebenenfalls vermindert werden.

„Seufzer-Beatmung": Verbesserung der respiratorischen Situation durch Vertiefung von 2–3 Atemzügen pro Minute („Seufzer"), manuell am Atembeutel oder mit entsprechendem Respirator.

Assistierte Beatmung: ausreichend bei geringeren Abweichungen. Vertiefung des vom Patienten initiierten Atemzuges durch Drücken des Atembeutels oder durch einen entsprechend eingestellten Respirator.

Kontrollierte Beatmung: bei Apnoe, flacher und unregelmäßiger Atmung oder entsprechendem operativem Vorgehen (Thorakotomie, Zwerchfellhernie).
Dem Patienten wird die Atemarbeit vollständig abgenommen.

> Beatmung an den oben vorgegebenen Eckdaten orientieren!
> Inspiratorischer positiver Druck: 10–20 cm H_2O.
> Höhere inspiratorische Drücke sind vorsichtig und nur unter langsamer Steigerung des Druckes vorzunehmen.
> Mit diesen Beatmungswerten sollten endexspiratorische CO_2-Partialdrücke von 35–45 mmHg erreicht werden.

Intraoperative Analgesie

> Während der Operation sind Schmerzreaktionen des Patienten bei ausreichender Hypnose an Herzfrequenz- und Blutdruckanstieg zu erkennen.

Auch wenn es nicht zu Spontanbewegungen kommt, ist zu bedenken, dass die nicht ausreichende Analgesie zu einer Stressreaktion des Organismus, verbunden mit Katecholaminausschüttung führt. Damit kann es bei entsprechender Sensibilisierung (z. B. durch Halothan) des Myokards zu Arrhythmien kommen.

Präemptive Analgesie

Um solchen schmerzinduzierten Arrhythmien entgegenzuwirken, ist die analgetische Prämedikation wichtig.

- Methadon, Morphin, Buprenorphin als „Hintergrundanalgesie".
- Diese kann noch unterstützt werden durch die Applikation von nichtsteroidalen Antiphlogistika (z. B. Carprofen 2,0–4,0 mg/kg i.v.) bei der Narkoseeinleitung, sofern der Zustand des Patienten dies erlaubt
  (CAVE: bei Hypoproteinämie, Hypotonie, Hypovolämie!).

Intraoperative Analgesie

- Intraoperativ Fentanyl-Bolus-Applikation oder Fentanyl-Dauertropf (Dosierung Kap. 3.2).
- Lokalanästhesien zur Unterstützung bei entsprechenden Operationen:

  Epiduralanästhesie: Lidocain 2%ig, 1 ml pro 5 kg oder 0,5 ml pro 10 cm Scheitel-Steiß-Länge in den Lumbosakralspalt.
  CAVE: Blutdruckabfall wegen Verlust des Gefäßtonus!
  Blockade der Interkostalnerven bei Thorakotomien:
  0,5 ml Bupivacain 0,5% pro Nerv (infiltriert werden sollten jeweils zwei Interkostalräume kranial und kaudal der Inzision).
  Instillation des Lokalanästhetikums in die Pleurahöhle bei Thorakotomien (ca. 2–3 ml Bupivacain 0,5% für einen 10-kg-Hund) und postoperative Lagerung des Patienten auf der Seite mit der Schnittlinie.

3.2.6 Beenden der Narkose

Ziel: Möglichst sanftes Überleiten in die Aufwachphase!
So schnell und sicher wie möglich, um den Organismus dabei nicht übermäßig zu belasten.

Bei Narkoseaufrechterhaltung mit einer TIVA:
- Parenterale Zufuhr von Anästhetika abstellen.
- Opiatüberhang führt vor allem bei Katzen zu Exzitationen in der Aufwachphase, sodass diese Komponente mindestens 10 Minuten vor dem Hypnotikum abzusetzen ist.

- Die letzte Ketaminapplikation sollte mindestens 30 Minuten zurückliegen.
- Über Endotrachealtubus weiter Sauerstoff anbieten und erst bei Einsetzen des Schluckreflexes Tubusmanschette entblocken und extubieren.

Bei Aufrechterhalten der Narkose mit Inhalationsanästhesie:
- Lachgas – falls es verwendet wurde – 15 Minuten vor Operationsende abdrehen.
- Volatile Anästhetika (Isofluran etc.) erst nach Beendigung der Operation abstellen, da die Hautnaht noch einen deutlichen Schmerzreiz darstellt und ein frühzeitiges Aufwachen vermieden werden soll.
- Bei Kreissystemen – aufgrund der Trägheit dieser Patienteneinheit – wiederholt mit Sauerstoff spülen, um abgeatmetes Lachgas und Inhalationsanästhetikum aus dem System zu entfernen.
- Über Endotrachealtubus weiter Sauerstoff anbieten und erst bei Einsetzen des Schluckreflexes Tubusmanschette entblocken und extubieren.
- Nach kontrollierter Beatmung kann vor Abschalten des Respirators die Atemfrequenz abgesenkt und assistiert beatmet werden. Falls keine assistierte Beatmung möglich ist, Beatmung abschalten und unter Pulsoximeterkontrolle auf ersten Atemzug warten (Pulsoximeter nicht unter einen SpO_2 von 85% fallen lassen – andernfalls erneut beatmen).

Antagonisierung:
- Nach der Applikation kompetitiver Antagonisten kann es in den ersten Minuten zu erheblichen Veränderungen im Herz-Kreislauf-System kommen, die gerade bei Risikopatienten nicht erwünscht sind.
  Eine Antagonisierung ist somit immer eine Einzelfallentscheidung, sollte sorgfältig abgewogen und nicht zur Routine werden!
- Bei der Antagonisierung von Opiaten (z. B. mit Naloxon) wird nicht nur deren relaxierend-hypnotische Komponente, sondern auch ihre analgetische Wirkung aufgehoben! Daher sollte nie-

mals nach fester Dosis appliziert, sondern bis zum Aufheben der Atemdepression das Naloxon titrierend verabreicht werden.

Patientenmanagement:
- Der Patient sollte in einen zum Aufwachen geeigneten Raum gebracht werden, der gut zu überwachen, warm, trocken, gut belüftet und ruhig ist!!
- Der Patient sollte angenehm gelagert und eventuell zugedeckt werden.
- Die noch bis weit in die Aufwachphase hinein gestörte Thermoregulation sollte durch Wärmekissen, Wärmflaschen, warmwassergefüllte Handschuhe unterstützt werden, um nicht unbemerkt in eine Hypothermie zu rutschen. Die Körpertemperatur muss kontrolliert werden.

3.3 Perianästhetische Flüssigkeitstherapie

Das Flüssigkeits-, Elektrolyt- und Säure-Basen-Gleichgewicht wird durch zahllose physiologische und pathologische Mechanismen bestimmt und beeinflusst, deren Diskussion den Rahmen dieses Buches bei weitem sprengt. Es sollen hier in aller Kürze praxisrelevante Eckdaten und Faustregeln der Flüssigkeitstherapie aufgezeigt werden, die helfen, Notfälle zu vermeiden bzw. schnell zu therapieren.

Die Bedeutung perioperativer Infusionstherapie wird oft unterschätzt. Es sollten routinemäßig alle anästhesierten Tiere infundiert werden, da das Gefäßvolumen durch Anästhetika, zusätzlich verabreichte Medikamente, Hypothermie, chirurgisches Vorgehen und/oder Lagerung des Patienten meist vergrößert wird. Zudem wird damit ein intravenöser Zugang aufrecht erhalten, der im Notfall entscheidende Bedeutung haben kann.

Umso mehr ist es für die hier besprochene Patientengruppe zwingend, dass ein venöser Zugang besteht und perioperativ infundiert wird.

Präanästhetische Infusionstherapie
- Größte Bedeutung!
- Herz-Kreislauf-System stabilisieren.
- Bestehende Defizite oder Hypotonie soweit als irgend möglich ausgleichen.
- Akute Verschiebungen, z. B. im Schock, schnell intravenös therapieren.
- Chronische Veränderungen langsam verbessern! Der Körper hat sich mit der Situation „arrangiert" und würde ein akutes Korrigieren schlechter vertragen.
- Verschieben der Narkose kann lebensrettend sein!

Intra- und postoperative Infusionstherapie
- Fortsetzung der präanästhetisch zum Ausgleich von Flüssigkeitsdefiziten begonnenen Infusionstherapie.
- Ausgleich neu entstehender Verluste (Blutung, Verdunstung über seröse Oberflächen und als Elektrolytausgleich).
- Erhaltungsbedarf zuführen.

3.3.1 Grunddaten des Flüssigkeitshaushaltes

3.2 Verteilung der Körperflüssigkeiten.

Körperflüssigkeit	Anteil am Körpergewicht in %	Merkzahl %
Gesamtwasser	55–75	60
intrazellulär	35–45 reich an K^+	35
extrazellulär Plasma + interstitielle Flüssigkeit	23–33 reich an Na^+, Cl^-	25
Plasma	5	5%
interstitiell	15–25	20

Blutvolumen
    Katzen 60 ml/kg
    Hunde 80 ml/kg
		6
		8

3 Basisregime zur Anästhesie bei Risikopatienten

3.3 Natrium-, Kalium-, Chlorid- und Laktatgehalt des Hundeplasmas im Vergleich zu einigen häufig verwendeten Infusionslösungen in mval/l.

Flüssigkeit	Na+	Cl-	K$^+$	Laktat
Plasma (Hund)	142	105	4,5	24
Glucoselösung 5%	0	0	0	0
Kochsalzlösung 0,9%	154	154	0	0
Ringer-Lösung	147	157	4	0
Ringer-Laktat-Lösung	130	109	4	28
bilanzierte Vollelektrolytlösung	142	110	5	44

3.3.2 Flüssigkeitstherapie für Patienten der Risikoklassen ASA I oder II

(4.1 Präanästhetische Klassifizierung nach ASA)

- Infusion intraoperativ: Ausgleich von Volumenänderungen des Gefäßsystems und Aufrechterhaltung der glomerulären Filtrationsrate.
  Bilanzierte Vollelektrolytlösungen oder Ringer-Laktat-Lösung: 10 ml/kg/h.

3.3.3 Flüssigkeitstherapie für Patienten der Risikoklassen ASA III–V

- Infusion perioperativ
- Präanästhetische Infusion von entscheidender Bedeutung für den Verlauf der Anästhesie
- Verwendete Infusionslösungen und -geschwindigkeiten vom Krankheitsbild abhängig
- Meist isotone, kristalloide Infusionslösungen mit einer Infusionsrate von 10–20 ml/kg.

Pädiatrischer Patient
- Überinfusion mit Volumen oder Natrium-Ionen vermeiden.

3.3 Perianästhetische Flüssigkeitstherapie

- Blutzuckerspiegel kontrollieren und ggf. durch zusätzliche Glucosegaben aufrechterhalten.
- Infusionslösung unbedingt auf Körpertemperatur erwärmen.

CAVE: Da langsame Tropfgeschwindigkeiten, kühlt die erwärmte Lösung auf dem Weg durch den Infusionsschlauch meist wieder auf Raumtemperatur ab; besser ist es den Infusionsschlauch kurz vor Erreichen des Patienten durch heißes Wasser zu leiten!

- Ringer-Laktat-Lösung 1:1 mit 5%iger Glucoselösung als Infusionslösung: 5 ml/kg/h, bei Eröffnung einer Körperhöhle 10 ml/kg/h.

Patient mit kardialen Problemen
- Überinfusion mit Volumen oder Natrium-Ionen vermeiden: Gefahr eines Lungenödems.
- Kontinuierliches Monitoring, falls möglich präoperativ K^+ kontrollieren.
- Ringer-Laktat-Lösung 1:1 mit 5%iger Glucoselösung als Infusionslösung: 2,5–5 ml/kg/h.

Patient mit Niereninsuffizienz
- Veränderungen in Laborwerten oft erst, wenn über 2/3 der Nierenfunktion ausgefallen sind.
- Häufig bei alten Katzen (immer infundieren!).
- Urinproduktion überprüfen: normal 1–2 ml/kg/h bei Hund und Katze.
- Glomeruläre Filtrationsrate kann präoperativ durch Gabe von Mannitol verbessert werden (0,5–1,0 g/kg KG, Verdünnung in
- Ringer-Laktat möglich, maximale Tagesdosis 2,0 g/kg).
Anregung der Diurese mit Furosemid (2,0 mg/kg i.v.).
- Ringer-Laktat- oder Vollelektrolytlösung > 10 ml/kg/h.

Dehydrierte Patienten
- Zu Flüssigkeitsverlusten kommt es bei nahezu allen gastrointestinalen Störungen, bei gestörter tubulärer Rückresorption, bei Brandwunden, bei endokrinen Störungen wie Diabetes insipidus und Morbus Addison (Hypoadrenokortizismus).

- Der Grad der Dehydrierung lässt sich nur schätzen:
  - **5% dehydriert**: Hautturgor herabgesetzt, aufgezogene Hautfalte verstreicht nur langsam, Auge glänzt, nicht eingesunken, Maulschleimhaut feucht.
  - **8% dehydriert**: aufgezogene Hautfalte bleibt vor Verstreichen etwas stehen, Auge matt, etwas eingesunken, Maulschleimhaut klebrig bis trocken.
  - **12% dehydriert**: aufgezogene Hautfalte bleibt stehen, Hornhaut trocken, Auge eingesunken, trockene, evtl. kalte Maulschleimhaut.

  ❗ Zur Rehydrierung notwendiges Flüssigkeitsvolumen in Litern = Körpergewicht (in kg) x Dehydrierung %/100.

  Ringer-Laktat oder bilanzierte Vollelektrolytlösung mit einem Puffer führen zu einer Auffüllung des extrazellulären Raumes. Anfänglich hohe Infusionsgeschwindigkeit von bis zu 40 ml/kg/h, dann 20 ml/kg/h bis schließlich nach Rehydrierung nur noch 10 ml/kg/h gegeben werden.
- Überprüfung der Effektivität durch Verbesserung der Pulsqualität.

Patienten im Schock
- Schock bedeutet immer, dass es zu einem Missverhältnis zwischen zirkulierendem Blutvolumen und zur Verfügung stehendem Gefäßvolumen gekommen ist; eine rasche Auffüllung der Gefäßräume hat oberste Priorität!
- Isotone kristalloide Lösungen werden sehr rasch infundiert. Beim Hund anfangs bis zu 90 ml/kg/h über einen Zeitraum von ca. 10–20 Minuten, je nach Zustand des Patienten.
  Bei der Katze nach Kreislaufwirkung = Pulsqualität
  (CAVE: Lungenödem!).
- Um einen besseren initialen Effekt zu erzielen, kann zusätzlich hypertone Kochsalzlösung verwendet werden (erfordert aber entsprechendes Elektrolyt- und ZVD-Monitoring) (Kap. 4).

Patienten mit metabolischer Azidose
- Infusionstherapie immer restriktiv, nicht zu schnell, nicht überkorrigieren!
- Erforderlich, wenn
  pH < 7,2 und/oder Basenexzess < – 10 mmol/l.

  Bedarf an Natriumbicarbonat (**NaHCO$_3$**) **schätzen**:
  1–5 mmol/kg bei leichter bis mittlerer Azidose
  Bedarf an Natriumbicarbonat (**NaHCO$_3$**) **berechnen**:
  NaHCO$_3$ mmol = Basendefizit x 0,25 x kg KGW
- Über mindestens 30 Minuten infundieren, Säure-Basen-Haushalt kontrollieren.

Patienten mit erniedrigtem Gesamteiweiß
- Aufrechterhalten des onkotischen Druckes notwendig: Infusion von Plasma, kolloidalen Lösungen (Plasmaersatzmittel wie Dextran, Hydroxyäthylstärke, Gelatinelösung) oder Albumin.
- Haben über das effektiv infundierte Volumen hinausgehenden Volumeneffekt, da die Lösungen hyperton bzw. hyperonkotisch sind und somit zusätzlich Wasser in den intravasalen Raum gezogen wird.
- Infusion in Kombination mit Elektrolyt- oder Ringer-Laktat-Lösungen, damit die für die Wasserbindungskapazität notwendige Flüssigkeit nicht aus dem Interstitium abgezogen werden muss.
- Hypoproteinämischen Patienten mit portosystemischem Shunt, Hepato-, Entero- oder Nephropathien am besten Plasma infundieren.
- Plasma ist am günstigsten, da es eine längere Halbwertszeit ($t_{1/2}$) als die synthetischen Plasmaexpander hat:
  - **Dextran 40**: $t_{1/2}$ = 3 Stunden, mittelfristige Verbesserung der Mikrozirkulation, 5–10 ml/kg/h
  - **Dextran 70**: $t_{1/2}$ = 24 Stunden, 2–5 ml/kg/h, maximal 20–24 ml/kg/24h am ersten Tag, maximal 10–12 ml/kg/24h an den folgenden Tagen
  - **Hydroxyäthylstärke (HAES)**: $t_{1/2}$ = 24–36 Stunden, maximal 10–20 ml/kg/24h

Patienten mit Blutgerinnungsstörungen oder disseminierter intravasaler Koagulopathie
- brauchen Gerinnungsfaktoren
- frisches oder frisch-tiefgefrorenes Plasma, auch Vollblut ist möglich.
Zunächst langsam infundieren, um zu sehen, ob es zu Nebenwirkungen beim Empfänger kommt:
5 ml/kg/h.

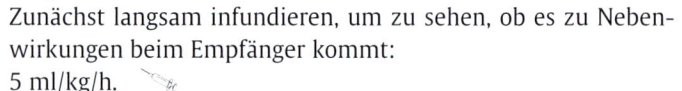

Anämische Patienten
- Patienten mit einem Hämatokrit unter 20% und/oder Hämoglobin unter 5 g/dl sollten für chirurgische Eingriffe nicht anästhesiert werden.
- Chronisch anämische Patienten, die nicht operativ behandelt werden müssen, können mit einem Hämatokrit bis 15% anästhesiert werden.
- Blutungen von bis zu einem Drittel des gesamten Blutvolumens des Patienten, werden mit der 3-fachen Volumenmenge an kristalloiden Lösungen therapiert.
- Blutverluste von über einem Drittel des gesamten Blutvolumens des Patienten erfordern die Transfusion von Vollblut.

Patienten, bei denen intraoperativ Blutungen zu erwarten sind
- Präoperatives Cross-matching (Kreuzprobe wegen Fremdblutverträglichkeit) mit dem Spender.
- Blut vorrätig halten, nicht „prophylaktisch" transfundieren.

Bluttransfusion

Blutgruppen Hund:
- Es sind 8 unterschiedliche Erythrozyten-Antigene (DEA) bekannt.
- Spender sollten DEA1, DEA2 und DEA7 negativ sein, da diese Antigene am ehesten die Produktion hämolytischer Antikörper beim Empfänger auslösen können. Transfusionsreaktionen auf andere Antigene sind klinisch irrelevant.

Blutgruppen Katze:
- Es sind 3 unterschiedliche Erythrozyten-Antigene bekannt.

Blutgewinnung:
- aus V. jugularis des (evtl. sedierten) Spenders.

Antikoagulans:
- Heparin
- Falls das Blut gelagert werden soll: Acid-Citrat-Dextrose oder Citrat-Phosphat-Dextrose.

Kreuzreaktion:
Sollte bei Hund und Katze durchgeführt werden, da ca. 15% der Ersttransfusionen inkompatibel sind.
Test auf dem Objektträger oder biologischer Test, d.h. langsamer Transfusionsbeginn mit 0,2 ml/kg über 30 Minuten unter sorgfältiger Beobachtung.

Transfusion:
- Bevorzugt intravenös
- intraossär: gut geeignet bei neonatalen und sehr kleinen Patienten, da sehr schnelle Resorption stattfindet
- warm transfundieren, da bessere Viskosität
- Verwendung von Transfusionsbestecken mit Filter.

Transfusionsbestecke mit 0,9%iger NaCl spülen, bevor sie in die Blutkonserve gesteckt werden!
Benötigte Transfusionsmenge vorher abschätzen oder besser, berechnen:
In praxi: Hund 10–40 ml/kg, Katze 5–20 ml/kg, danach Kontrolle von Hämatokrit und Hämoglobin.

Berechnung der Transfusionsmenge anhand des Hämoglobingehaltes:

$$\text{Transfusionsmenge (in dl)} = \frac{(\text{angestrebter Hb-Spiegel}(g/dl) - \text{aktueller Hb-Spiegel}(g/dl)) \times \text{Blutvolumen Empfänger (in dl)}}{\text{Hb Spender}(g/dl)}$$

Berechnung der Transfusionsmenge anhand des Hämatokrits:

$$\text{Benötigtes Spenderblut (in ml)} = \text{Blutvolumen des Empfängers} \times \left[\frac{(\text{gewünschter Htk} - \text{tatsächlicher Htk})}{\text{Htk des Spenderblutes}}\right]$$

- **Transfusionsgeschwindigkeit**: in den ersten 30 Minuten 0,2 ml/kg; wenn keine Nebenwirkungen auftreten anschließend 10 ml/kg/h.
- **Nebenwirkungen**:
  Sofort auftretend = immunologisch bedingt, z. B. Muskelzittern, Fieber, Hypothermie, Tachykardie, Urtikaria, Hämolyse, Hypotension, Vomitus, Konvulsionen.
  Nach Stunden oder Tagen auftretend = nicht immunologisch bedingt, z. B. Sepsis, Übertragung von parasitären, bakteriellen oder viralen Erkrankungen.
  Treten Nebenwirkungen auf, Transfusion abbrechen, auf kristalloide Lösung umstellen (Vorsicht: nicht überinfundieren, da sonst übermäßige Verdünnung des sowieso bereits dilutierten Blutes), symptomatisch behandeln (Antihistaminika, Kortikosteroide, Antipyretika etc.).

3.3.4 Flüssigkeitstherapie für Patienten mit intraoperativ entstehenden Notfällen

Intraoperative Blutung:
- Kompensationsmöglichkeiten (Anstieg von Herzfrequenz und Blutdruck, Vasokonstriktion, Milzkontraktion) werden durch Anästhetika herabgesetzt.
- Umverteilung in lebenswichtige Organe funktioniert noch, d. h. aber auch, dass mehr Anästhetika in Herz und Gehirn gelangen.
- Kleine Verluste können zu starker kardiovaskulärer Depression führen.
- Blutverlust durch 3-faches Volumen an kristalloiden Lösungen ersetzen.

- Das Gefäßvolumen bleibt länger aufgefüllt mit Plasmaexpandern (Dextran, HAES).
- Wenn der Hämatokrit unter 20% sinkt: Bluttransfusion (siehe oben).

Blutdruckabfall, Hypovolämie:
- Erhöhung der Infusionsgeschwindigkeit auf bis zu 40 ml/kg/h.

Hypothermie:
- Erwärmung der Infusionsflüssigkeit kurz bevor sie den Patienten erreicht (Infusionsschlauch durch ein Heißwasserbad legen oder durch ein Heizkissen führen).

3.3.5 Postoperative Flüssigkeitstherapie

Postoperativ soll
- die begonnene Infusionstherapie fortgesetzt werden (z. B. HAES, Bluttransfusion etc.).
- der Erhaltungsbedarf (beim erwachsenen Tier 40–60 ml/kg/24 h, Jungtier 60–90 ml/kg/24h) infundiert werden.

3.3.6 Überwachung der perioperativen Flüssigkeitstherapie

Ist ein entsprechendes Monitoring vorhanden (Labor, zentralvenöse Druckmessung), kann „nach Wirkung" infundiert werden, sodass Hämatokrit, Gesamteiweiß, Elektrolytkonzentrationen, onkotischer Druck, Osmolarität und zentralvenöser Druck im Normbereich liegen.

Da dies in praxi in der Regel nicht durchführbar ist (Kosten!), sollte man sich an die oben gegebenen Faustregeln halten und unter guter Beobachtung des Patienten die zu infundierenden Flüssigkeiten und Volumina entsprechend anpassen.

Die Urinproduktion ist ein einfach zu bestimmender Parameter von großer Aussagekraft!

Und auch die Messung des Hämatokrits ist nicht zu aufwendig, sodass zumindest diese zwei Kontrolluntersuchungen wiederholt zur Verfügung stehen sollten.

3.4 Perioperatives Monitoring im Rahmen des Basisregimes

Die verschiedenen Formen des Monitorings sind im Kapitel 2.3 schon vorgestellt worden. Hier soll eine problemorientierte Zusammenfassung gegeben werden, die die Entscheidung über die Intensität des Monitorings und die Auswahl der einzusetzenden Apparate erleichtert.

Ziel des Monitorings
- Überwachung der Vitalparameter des Patienten
- Sicherstellung einer adäquaten Narkosetiefe
- Kontrolle der Funktion eingesetzter Geräte (Narkosegerät, Infusion bzw. Perfusor, Monitoren).

Dauer der Narkoseüberwachung
- perioperativ: Gerade die in praxi vernachlässigten Einleitungs- und Aufwachphasen sind besonders kritisch!
- Wird ein Tier als Risikopatient eingestuft, muss kontinuierlich eine Person diesen Patienten überwachen.
- Wird ein Tier im perioperativen Zeitraum zu einem Notfall- oder Risikopatienten, ist es von diesem Zeitpunkt an ebenfalls kontinuierlich durch eine Person zu überwachen.
- Das Führen eines Narkoseprotokolls ist zu empfehlen, in das in bestimmten Zeitabständen die wichtigsten Parameter des Herz-Kreislauf- und Atmungsapparates eingetragen werden, sowie die durch das apparative Monitoring gewonnenen Werte und die Einstellungen des Narkosegerätes.

> ❗ Das rechtzeitige Erkennen und Therapieren von potentiellen Notfallsituationen ist besser als jede geglückte Reanimation!

Die Anästhesistin/der Anästhesist
überwacht mit sämtlichen Sinnen Patient und Apparatur und ist durch keinen Apparat zu ersetzen, sie/er sucht apparatives Monitoring so aus, dass

- Organsysteme überwacht werden, die bekanntermaßen während der Anästhesie und Chirurgie, infolge Erkrankung oder Prädisposition Veränderungen unterworfen sind
- mehr als ein Organsystem und mehr als ein Parameter pro Organsystem überwacht wird
- Vor- und Nachteil von nichtinvasivem und invasivem Monitoring abgewogen werden und
- sinnvolle, zuverlässige und genaue Daten erhoben werden.

Ösophagusstethoskop
- Auskultation von Herzfrequenz und -rhythmus sowie Atemgeräuschen
- Ballon an der Schlauchspitze sollte auf Höhe der Herzbasis liegen
- Über die Ohrolive abzuhören oder Übertragung durch Lautsprecher möglich
- Einfach anzuwenden, weder auf Strom noch auf Batterie angewiesen (bei Einsatz ohne Lautsprecher)
- Kann im Tier bleiben bei Transport zu/vom OP-Tisch, zum Röntgen etc.
- Sehr preiswert
- Hat sich leider im deutschsprachigen Raum noch nicht durchgesetzt.

Messung der Urinproduktion
- Bei Risiko- und Notfallpatienten sehr wichtig
- Normalwert: 1–2 ml/kg/h Urinproduktion
- Blasenkatheter dürfte in jeder Praxis/Klinik vorhanden sein! Urinauffangbeutel sind erschwinglich!
- Preiswertes, leider meist komplett vernachlässigtes Monitoring.

Messung des zentralvenösen Druckes
- Bei Risiko- und Notfallpatienten, die viel oder lange zu infundieren sind, sehr wichtig
- Sehr gut geeignet zur Kontrolle der Flüssigkeitstherapie (Kap. 2.3.1)
- Preiswertes, leider meist vernachlässigtes Monitoring.

Pulsoximeter
- Basismonitoring der Wahl
- Kontinuierliche, nichtinvasive Messung von arterieller Sauerstoffsättigung in der Peripherie (SpO_2) und Pulsfrequenz
- Durch Anzeige des Pulssignals indirekte Aussage über periphere Perfusion
- Lässt Arrhythmien erkennen, aber nicht genau identifizieren
- Hypothermie, Hypotonie, reduzierte periphere Durchblutung, Vasokonstriktion erschweren bzw. verhindern Messung, damit ist eine indirekte Aussage über die periphere Perfusion möglich
- Sehr gutes Preis-Leistungs-Verhältnis, sehr empfehlenswert.

Elektrokardiographie
- Kontinuierliche Ableitung der elektrischen Herzaktivität
- Für Monitoringzwecke Elektroden an beiden Ellbogenfalten und an rechter Kniefalte platzieren
- Anzeige von Herzfrequenz und Herzrhythmus
- Erlaubt Interpretation von Arrhythmien
- Von besonderer Bedeutung bei Patienten mit kardiologischen Problemen, Herzinsuffizienz, Elektrolytimbalanzen (vor allem Hypo- oder Hyperkaliämie), nach Unfällen (traumatische Myokarditis!), bei Eingriffen im Kopf-Halsbereich (okulokardialer Reflex, Vagusstimulierung), bei Thorakotomien, bei Zwerchfellhernien
- Keine Aussage über Kontraktilität des Herzens, Herzklappenfunktion und Herzauswurfleistung!
- Gerät mit Schreiber verwenden, um EKG auswerten zu können
- Empfehlenswert, kostenintensiver.

Blutdruckmessung
- Praxisrelevant: nichtinvasiv mit Manschettenmethode
- Oszillometrische Messmethode (z.B. Memoprint®) oder Messung mit Doppler-Ultraschall (z.B. von Fa. Parks)
  Hund: Mittelwert mehrerer Messungen korreliert relativ gut mit direkter Blutdruckmessung
  Katze: Systolischer Blutdruck wird unterschätzt

3.4 Perioperatives Monitoring im Rahmen des Basisregimes

- Manschettenbreite ca. 40% des Gliedmaßenumfanges am Messort
- Ungenauigkeiten:
  - Manschette zu breit ⇒ Blutdruck wird unterschätzt
  - Manschette zu schmal ⇒ Blutdruck wird überschätzt
  - bei kleinen Gefäßen, konischen Gliedmaßen, Hypotonie, Vasokonstriktion
- Einsatz bei dehydrierten Tieren, renalen Problemen, Gefahr des intraoperativen Blutverlustes, Eingriffen, die zu starken Blutdruckschwankungen führen können (Ballondilatierung bei Pulmonalisstenosen)
- Gut um Trends zu beobachten; Einzelmessung nicht so bedeutungsvoll
  Speziell für den Gebrauch in der Tiermedizin konzipierte Geräte benützen (z.B. Memoprint®)

Körpertemperatur
- Sehr wertvoller Parameter
- Messung am besten kontinuierlich mittels Sonde im Ösophagus
- Besonders wichtig bei kleinen Tieren oder Eingriffen mit länger eröffneten Körperhöhlen
- Preisgünstig (Verwendung von Außentemperaturmessfühlern gut möglich).

Kapnographie/Atemgasmonitoring
- Analyse der tubusnah entnommenen Atemgase
- Intubation ist unbedingt notwendig
- Endexspiratorisches CO_2 ist Resultat der respiratorischen und kardiovaskulären sowie metabolischen Funktion des Organismus
- Bei allen Risiko- und Notfallpatienten sinnvoll einzusetzen
- Besondere Bedeutung bei der Kontrolle der Atmung bzw. Beatmung
- Normalwert endexspiratorisches CO_2: 35–45 mmHg
- Erhöhung:
  Atemdepression, Hypoventilation, Opioide, bicarbonathaltige Infusion, abdominale Insufflation mit CO_2

- Erniedrigung:
  Hyperventilation, reduzierte CO_2-Produktion, verminderter CO_2-Transport zur Lunge (Embolie, herabgesetzte Herzauswurfleistung), Zumischung von Raumluft (bei einem Leck im System oder beim Anbringen des Sensors als proximales Ende des Tubus)
- Bestimmung der Anästhesiegase kann in der Beurteilung der Narkosetiefe helfen, die Kontrolle von Lidreflexen, Kieferspannung etc. aber nicht ersetzen
- Bei fachgerechter Interpretation sehr wertvolles, aber kostenintensives Monitoring, das aber bei entsprechendem Patientenaufkommen erforderlich ist.

4 Präanästhetische Notfälle und präformierte Risikopatienten

W. Erhardt, C. Lendl

4.1	Klassifizierung der Patienten nach dem Gesundheitszustand	72
4.2	Anästhesiepflichtige Notfallsituationen	74
4.2.1	Massenblutungen	74
4.2.2	Pneumothorax	75
4.2.3	Magendrehung/Magendilatation	78
4.2.4	Akutes Abdomen	79
4.2.5	Akute Verlegung der Atemwege	80
4.2.6	Schock mit oder ohne Bewusstlosigkeit, Atemstillstand, Kreislaufinsuffizienz	81
4.2.7	Schädel-Hirn-Trauma	96
4.3	Präformierte Risikopatienten	97
4.3.1	Der sehr junge Patient	98
4.3.2	Der alte Patient	102
4.3.3	Patienten mit Herz-Kreislauf-Erkrankungen, Nireninsuffizienzen, Leberdystrophien	107
4.3.4	Patienten mit neurologischen Problemen und zur Myelographie	107
4.3.5	Patienten mit Atemwegserkrankungen	108
4.3.6	Patienten mit Diabetes mellitus	109
4.3.7	Patienten mit Unterfunktion der Nebennierenrinde (Morbus Addison)	110
4.3.8	Kaiserschnitt-Patienten	111

4 Präanästhetische Notfälle und präformierte Risikopatienten

4.1 Klassifizierung der Patienten nach dem Gesundheitszustand

Die zu anästhesierenden Patienten sollten gemäß ihres Allgemeinzustandes und ihres Alters nach Vorschlägen der American Society of Anesthesiologists (ASA), die von verschiedenen Autoren für die Kleintiermedizin modifiziert wurden (Sawyer 1983, Erhardt et al. 1988, Erhardt et al. 2002), in entsprechende Risikoklassen (ASA I bis ASA V) eingestuft werden (⊞ 4.1).

Diese Klassifizierung soll helfen, den Gesundheitszustand des Patienten nach äußerlich sichtbaren Schäden und anhand gezielter diagnostischer und therapeutischer Maßnahmen einzuschätzen.

Patienten der ASA-Klassen IV und V sollten nach Möglichkeit gar nicht in Narkose gelegt werden, da ihr erheblich eingeschränkter Allgemeinzustand durch die Anästhesie vermutlich weiter verschlechtert wird.

Allerdings gibt es eine Anzahl akuter Notfälle, die mandatorisch ein sofortiges Eingreifen verlangen (Notoperation), das aber ohne anästhetische Maßnahmen nicht möglich ist (Kap. 4.2).

4.1 Klassifizierung der Patienten nach dem Gesundheitszustand

4.1 Präanästhetische Klassifizierung nach ASA.

Allgemeinzustand	Patienten im Alter von	Klinischer Status	Laborstatus
ASA I sehr gut	6 Wochen bis 5 Jahre	klinisch unauffällig, organisch gesund	Hämatokrit
ASA II gut	< 6 Wochen > 5 Jahre	geringgradige klinische oder organische Veränderungen, oder z. B. leichte Verletzungen + Herzkreislauf (HK), Atmung (At)	wie oben
ASA III mäßig	< 3 Wochen > 8 Jahre	erhebliche klinische und organische Veränderungen, z. B. Herzfehler, Anämie, gelegentliches Erbrechen, leichter Pneumothorax, offene Traumen	wie oben + großer Blutstatus (GB), Harnstoff, Kreatinin, Harnstatus
ASA IV schlecht	< 3 Tage > 10 Jahre	schwere Schäden mit potentieller Lebensgefahr, z. B. Blasenruptur, Zwerchfellruptur, ständiges Erbrechen, mittelschwerer Pneumothorax	wie oben + Glucose, Leberenzyme, Elektrolyte, Blutgase, alle verfügbaren Überwachungssysteme
ASA V moribund		schwere organische und systemische Schäden mit akuter Lebensgefahr, z. B. fortgeschrittene Hyperthermie, dekompensierter Schock (hämorrhagisch, kardiogen, anaphylaktisch etc.)	wie oben
Notoperation zunehmend schlecht		akzidentiell aufgetretene akute Lebensgefahr, chirurgischer Notfall z. B. Magendrehung, protrahierter Schock, innere Blutungen, beginnende Hyperthermie schwerer Pneumothorax	diagnostische Maßnahmen zunächst nur klinisch (1-Minuten-Diagnose) dann wie ASA IV

4.2 Anästhesiepflichtige Notfallsituationen

Aufgrund der unbedingt und sofort durchzuführenden chirurgischen Maßnahmen sind folgende Notfälle anästhesiepflichtig:
- unfallbedingte Massenblutungen
- Thoraxtraumata mit Pneumothorax
- Magendrehung
- akutes Abdomen (z. B. Ileus, inkarzerierte Hernie, Perforation von Magen- und/oder Darmwand)
- Verlegung der Atemwege (z. B. Atemhindernis im Rachen-Kehlkopfbereich) und
- offene Herzmassage.

4.2.1 Massenblutungen

Akuter Blutverlust wird wesentlich schlechter vertragen als eine chronische Anämie.

Symptome:
- Blutdrucksenkung, Schock und Anämie
- hochfrequenter, hüpfender Puls oder Pulslosigkeit
- Schleimhäute blass bis verwaschen grau.

Ursachen:
Starker Blutverlust, nach innen oder außen, durch Verletzungen größerer Arterien oder parenchymatöser Organe wie Leber, Milz, Lunge.

Diagnose:
- Röntgenaufnahme Thorax/Abdomen ⇒ diffuse Verschattung
- HK↓, Hb↓, Ery↓ (bei akutem Blutverlust häufig nicht deutlich zu sehen)
- lackfarbenes, wässriges Blut
- evtl. Gerinnungsstörungen.

Therapie:
- Äußere Blutungen zunächst durch Druckverband stoppen
- innere Blutungen evtl. nach Thorakotomie oder Laparotomie chirurgisch versorgen
- Infusionstherapie mit Plasmaexpandern (z. B. Dextran 40 oder 70)
- Bluttransfusion (Kap. 3.3.3)
- Dopamindauertropfinfusion (ca. 0,005 mg/kg/min i.v.)

Anästhesie:
Anästhesie möglichst erst nach Verbesserung der Kreislaufsituation!
- Alle Anästhetika streng nach Wirkung!
- Sauerstoffzelt (-box)
- nur geringe Mengen an Injektionsanästhetika verwenden, da wegen Bluteiweißverlust die Plasmabindung der Anästhetika geringer ist und sie dadurch stärker wirken.
- Midazolam 0,3 mg/kg i.v., Propofol 2,0–5,0 mg/kg i.v.
- Intubation und 100% O_2
- Inhalationsanästhetika in niedrigster Dosierung:
  - Halothan maximal 0,6%
  - Isofluran maximal 1,0%
    + Dauertropf Fentanyl (ca. 0,0003 mg/kg/min) und/oder Propofol 0,15 mg/kg/min.

4.2.2 Pneumothorax

Pathophysiologie:
Der Pneumothorax (PT) stellt eine Situation dar, bei der sich Luft im Pleuraspalt ansammelt. Der negative Druck im Pleuraspalt wird aufgehoben, die Lunge kollabiert.

Beim Spannungspneumothorax (Ventilpneu) kann die Luft bei der Inspiration in den Pleuraspalt eindringen, bei der Exspiration aber nicht entweichen. Dadurch kommt es zur raschen und fortschreitenden Einengung der Lunge.

Symptome:
- große Unruhe
- plötzlich auftretende, permanente Atemnot (offener PT)
- Atemnot zunehmend (geschlossener PT, Spannungs-PT)
- Gesteigerte abdominale Atmung
- paradoxe Atembewegungen: während der Inspiration Einziehen der Thoraxwand bei Vorwölben der Bauchwand
- subkutanes Emphysem
- Schock, Schleimhautblässe.

Ursachen:
- Trauma, meist mit Rippenfrakturen; Bissverletzungen
- Pleuraeinrisse, Lungeneinrisse, Rupturen der Tracheobronchen
- Thoraxkompression bei Wiederbelebungsversuch
- Beatmung mit zu hohem Druck.

Diagnose:
- Anamnese: Unfall, Beißerei
- Auskultation ⇒ dorsal verminderte Atemgeräusche
- Perkussion ⇒ Hyperresonanz (dorsal)
- Dämpfung der Atem- und Herzgeräusche
- Röntgenuntersuchung ⇒ abgehobene Lunge, abgehobener Herzschatten, nur undeutliche oder keine Lungengefäßzeichnung.

Therapie:
Sofortige Thorakozentese unter Lokalanästhesie im dorsalen Drittel des 7., 8. oder 9. Interkostalraumes unter Verwendung einer stumpf angeschliffenen, großlumigen Venenverweilkanüle (nach der Punktion Nadel ziehen) mit Absaugvorrichtung (Dreiwegehahn mit leerer Spritze), die im 45°-Winkel 2–3 cm nach kranial eingestochen wird.

Anästhesie:
Narkose erst wenn das Tier ruhiger ist!
Voroxygenierung im Sauerstoffzelt
- Diazepam 0,5 mg/kg i.v.
- Propofol 3,0–5,0 mg/kg i.v.

- Intubation
- Spontanatmung, wenn noch möglich, sonst vorsichtig mit der Hand beatmen
- bei Rezidiv: Legen einer Thoraxdrainage (mit Heimlich- oder Leo-Ventil).

Legen einer Thoraxdrainage

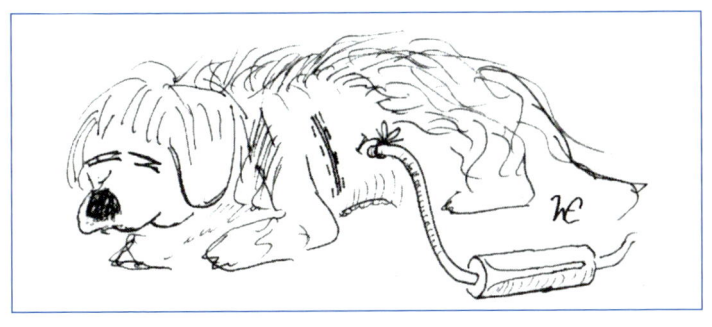

4.1 Nach Thorakotomie mit Heimlich-Ventil-Drainage.

- Sterile Kautelen (Fell rasiert, Haut desinfiziert!, sterile Handschuhe)
- Thoraxhaut nach kranial ziehen
- Aufsuchen des 7. Zwischenrippenraumes (ZRR) (abzählen von der 13. Rippe aus)
- dort 2 cm langer Hautschnitt im Bereich des größten Thoraxdurchmessers
  (CAVE: Arterien und Venen am kaudalen Rippenrand!).
- mit einer Metzenbaum-Schere stumpf durch die Interkostalmuskulatur präparieren und anschließend Pleura eröffnen
- oder mit einem entsprechenden Trokar Muskulatur und Pleura durchstoßen
- Thoraxdrainage (Silikonschlauch, Innendurchmesser 3–5 mm) evtl. mit aufgesetztem Heimlich-Ventil neben der Schere in die frische Pleuraöffnung einführen und in kranialer Richtung in den Thorax vorschieben

- Haut in die ursprüngliche Position bringen
- Drain an der Haut festnähen, absaugen der Luft mit Spritze oder über Heimlich- oder Leo-Ventil
- nach dem Legen des Drain kein Blähen (Gefahr des erneuten Platzens von Alveolen!)
- Drain ca. 2–3 Tage liegen lassen, evtl. Halskragen aufsetzen
- intensive postoperative Analgesie.

4.2.3 Magendrehung/Magendilatation

Der Komplex der akuten Magenerweiterung und Magendrehung ist ein dramatischer Notfall mit hoher Morbidität und Mortalität. Er kommt hauptsächlich bei großen Hunderassen vor.

Symptome:
- Aufgasen des Magens
- kein Vomitus sowie keine Entleerung über den Pylorus
- Entstehen eines hypovolämischen Schockes durch reduzierten venösen Rückfluss
- Hypotension (schwacher, schneller Puls)
- metabolische Azidose
- exzessive Salivation
- Dyspnoe, Zyanose, Apathie, Arrhythmien.

Diagnose:
Magendrehung besteht, wenn bei aufgegastem Magen die Magensonde nicht einführbar ist.
Im Zweifelsfall röntgenologische Kontrolle.

Therapie:
- Sofortige Druckentlastung des Magens: mit großlumigen Magensonden über den Ösophagus
- Legen eines venösen Zuganges
- schnelle Infusion mit Ringer-Lösung 40–50 ml/kg, $NaHCO_3$ 1–5 mmol/kg KG
- wenn die Magensonde nicht einzuführen ist: erst Trokar (Magenpunktionstrokar/Fa. Rüsch), dann Operation

- Magenentleerung und Magenspülung mit 3–6 l warmer phys. NaCl-Lösung
- Antropexie.

Anästhesie:
- Sedation mit Diazepam oder Midazolam 0,5 mg/kg i.v.
- Anästhesieeinleitung mit Propofol ca. 3–5 mg/kg i.v.
- Intubation
- kontrollierte Beatmung unter strenger EKG-Kontrolle mit reinem O_2, ohne Lachgas
- keine Inhalationsanästhetika
- Analgesie mit Tentamyl nach Bedarf
- Dopamin- oder Dobutamin-Dauertropf ca. 0,005 mg/kg/min (⊞ 2.7).

4.2.4 Akutes Abdomen

Das akute Abdomen ist ein Sammelbegriff für akut auftretende, meist hoch schmerzhafte Prozesse des Magen-Darm-Traktes, wie Ileus, inkarzerierte Hernie, Magen-Darmwand- oder Uterusperforation, Pankreatitis oder Peritonitis. Auch die Magendrehung (siehe oben) stellt letztendlich eine spezielle Form des akuten Abdomens dar.

Symptome:
- Schockzustand
- gespanntes Abdomen.

Diagnose:
- Palpation des Fremdkörpers oder der Invagination
- Röntgen (Kontrastmittelpassage): Passagestopp oder Austritt von Passagebrei in das Abdomen (CAVE: Bariumsulfat!)
- Ultraschall.

Therapie:
- rasche Vorbereitung einer Laparotomie
- Schockbehandlung (Kap. 3.3.3)
- chirurgische Behandlung des akuten Abdomens unter gezielter Antibiotikaprophylaxe.

Anästhesie:
- Sedation: Diazepam oder Midazolam 0,5 mg/kg i.v.
- Einleitung: Propofol 3,0–5,0 mg/kg i.v.
- Fortführung: Inhalationsanästhesie mit Sauerstoff/Raumluft oder reinem Sauerstoff
- Halothan 0,6% oder Isofluran 0,8–1,0%
- zusätzlich Fentanyl-Dauertropf (ca. 0,02 mg/kg/h)
- Herz-Kreislauf-Unterstützung durch Dopamin- oder Dobutamininfusion (2.7).

4.2.5 Akute Verlegung der Atemwege

Die akute Verlegung der Atemwege kommt vornehmlich durch Aspiration von Fremdkörpern in den Tracheobronchialraum oder durch Schwellungen im Larynx-Pharynx-Bereich zustande.

Pathophysiologie:
Durch die Verlegung der Atemwege entsteht zunächst ein Atemwiderstand, der zum Sauerstoffmangel führen kann. Gleichzeitig kommt es durch den meist vorhandenen lokalen Reiz zu erheblichen Hustenanfällen, evtl. zum Bronchospasmus und zur Beeinträchtigung des Herz-Kreislauf-Systems.

Symptome:
- Husten
- Würgen
- Stridorgeräusche.

Ursachen:
- Aspiration von Fremdkörpern
- Insektenstich im Larynx-Pharynx-Bereich
- Bissverletzung im oberen Respirationstrakt
- Glottisödem (z. B. anaphylaktoide Reaktionen, Allergie).

Diagnose:
- Lokalisation der Luftwegverlegung! Auskultation!
- Fehlender Luftstrom bzw. Stridor beim Einatmen deuten auf eine Verlegung im Bereich der Stimmritzen hin.

- Ein inspiratorischer und ein exspiratorischer Stridor spricht für eine Verlegung tiefer im Respirationstrakt.
- Ein Bronchospasmus wird durch Keuchen angezeigt (Auskultation).

Therapie:
- Voroxygenieren: 100% O_2 über 5 Minuten oder Sauerstoffzelt, um bei länger dauernden Intubationsversuchen eine Hypoxie zu verhindern.
- Anästhesieeinleitung mit kurzwirkendem Anästhetikum (Diazepam/Propofol oder Fentanyl/Etomidat).
- Intubationsversuch mit einem englumigen Tubus oder über einen Mandrin.
- Wenn Intubation nicht möglich ⇒ Anlegen eines Tracheostomas.

4.2.6 Schock mit oder ohne Bewusstlosigkeit, Atemstillstand, Kreislaufinsuffizienz

! Der Schock stellt hämodynamisch eine Störung von Makro- und Mikrozirkulation dar, was den Blutdruck initial erhöhen kann, dann aber deutlich senkt.
Durch diese Störungen kommt es zu einer Gewebshypoxie infolge des Missverhältnisses zwischen Sauerstoffangebot und Sauerstoffverbrauch.

Schock bedeutet immer, dass es zu einem Missverhältnis zwischen zirkulierendem Blutvolumen und zur Verfügung stehendem Gefäßvolumen gekommen ist. Dies führt dazu, dass die O_2-Menge im Gewebe nicht ausreicht um eine normale Zellatmung zu sichern. Dieser Zustand ist vergesellschaftet mit:
- zellulärer Hypoxie
- reduzierter GIT-Funktion
- Bakteriämie mit Endotoxämie.

Aus klinischer Sicht sind verschiedene **Formen des Schockes** bekannt. Die wichtigsten sind:

4 Präanästhetische Notfälle und präformierte Risikopatienten

- Hypovolämischer Schock
- Kardiogener Schock
- Septischer Schock
- Anaphylaktoider Schock.

Mischformen der oben genannten stellen folgende Schockarten dar:
- Neurogener Schock
- Traumatischer Schock
- Verbrennungsschock
- Endotoxinschock (ähnlich wie Anaphylaktoider Schock).

Schockphasen

Der Verlauf des Schockes ist grundsätzlich in drei Phasen einzuteilen:

Schockphase 1: Primäres Schockgeschehen = Spontanreaktion mit Blutdruckanstieg (Kompensation und Zentralisation des Kreislaufes)
Schockphase 2: Protrahierter Schock = Hypotensive Phase mit Blutdruckabfall (Dekompensation)
Schockphase 3: Irreversibler Schock, bis hin zu nicht mehr messbarem Blutdruck (paralytische Schockphase).

Dazu muss beachtet werden, dass die Diagnose „Schock" meist in praxi klinisch erst erhoben wird, wenn die Phase 2, die protrahierte, hypotensive Phase bereits eingetreten ist.

Der **Schockindex** ist ein wichtiger Parameter in der Beurteilung der aktuellen Situation. Er kennzeichnet das Verhältnis von Herzfrequenz (HF) und systolischem Blutdruck (BD):

! Bei Werten
 unter und um 0,5 besteht kein Schock,
 um 1,0 ein mäßiger Schock
 und Werte über 1,5 deuten auf einen hochgradigen Schock hin.

Schockphase 1

Das **primäre Schockgeschehen** ist geprägt durch die rasche spontane Reaktion des Körpers auf plötzlich eintretende exogene oder endogene Insulte wie z. B. Schmerz, Schreck, Angst, Blutung, mechanische oder elektrische Energie oder Toxine.

Symptomatik:
Die pathophysiologischen Reaktionen des Körpers laufen nach Einwirken des Insultes kaskadenförmig ab.

Schlagartig werden über das Nebennierenmark (NNM) Katecholamine ausgeschüttet, die sehr rasch sympathomimetisch zunächst zu Kreislaufreaktionen führen.

Die **initiale systemische Blutdrucksteigerung** (Hypertonie) ist das Resultat aus mehreren Einzelreaktionen des Herz-Kreislauf-Systems:
- Die Pressorezeptoren werden angeregt
- die Herzfrequenz und der Blutdruck nehmen zu (Tachykardie) $\Rightarrow$ HMV $\uparrow$ $\Rightarrow$ BD $\uparrow$
- die Herzmuskelkontraktilität steigt an $\Rightarrow$ HMV $\uparrow$ $\Rightarrow$ BD $\uparrow$
- die venösen Blutspeicher (Milz, periphere Kapazitätsgefäße) werden aktiviert $\Rightarrow$ Volumenerhöhung = Vorlasterhöhung $\Rightarrow$ BD $\uparrow$
- die periphere Vasokonstriktion lässt den systemischen Gefäßwiderstand ansteigen $\Rightarrow$ TPR $\uparrow$ $\Rightarrow$ BD $\uparrow$.

Außer der Anregung des Kreislaufs wird auch der **Stoffwechsel gesteigert**, indem
- die Adenonsintriphosphat (ATP)-Synthese stimuliert und
- die Gluconeogenese in Gang gesetzt werden.

Monitoring:
Es ist von entscheidender Bedeutung, das Schockgeschehen schnell und frühzeitig zu erkennen und die Situation richtig einzuschätzen. Ein Monitoring ist gerade beim Schock wegen der Gefahr des letalen Ausgangs unverzichtbar. Vor allem die Symptome, die vom Herz-Kreislauf-System ausgehen, sind klinisch verhältnismä-

ßig einfach visuell, palpatorisch, auskultatorisch und auch apparativ erfassbar:
- Die Blutdruckmessung zeigt initial eine Hypertonie (SAD 140–180 mmHg, DAD 100–130 mmHg).
- Der Puls an großen Arterien ist anfangs meist kräftig und die Pulsfrequenz (PF) steigt (beim Hund) auf 120–180 Schläge/min.
- Der Schockindex, die Verhältniszahl von Pulsfrequenz zu systolischem Blutdruck liegt etwa bei 1,0 (Norm = 0,5).
- Die Schleimhäute sind blassrosa.
- Die kapilläre Füllungszeit (KFZ) ist meist leicht verzögert.
- Das Pulsoximeter kann in diesem Stadium häufig nicht messen, da wegen der Vasokonstriktion in der peripheren Strombahn der Arteriolenpuls zu gering ist.

Dieses primäre Schockgeschehen ist, wenn die Noxe nicht länger anhält, grundsätzlich auch ohne medikamentöses Eingreifen reversibel! Kontinuierliches Monitoring ist jedoch wichtig, um den Verlauf des Schockgeschehens ständig richtig beurteilen zu können.

Schockphase 2

Der **verlängerte** (**protrahierte**) **Schock** ist vor allem durch eine partielle Dekompensation des Herz-Kreislauf-Systems geprägt, indem sich die periphere Vasokonstriktion in eine Vasodilatation umkehrt. Die Folge ist ein Versacken des Blutes in der Peripherie und ein kompensatorisches Bemühen des Herzens, durch Tachykardie den systolischen Blutdruck aufrecht zu erhalten. Dieser sinkt jedoch trotzdem auf Werte unter 80 mmHg. Je nach Schockursache kann die Phase 2 schon nach wenigen Minuten (akute Blutung), oder auch erst nach Stunden, oder sogar Tagen erreicht werden.

Symptome:
- Blutdruck sinkt, Tachykardie, ausgeprägte Vasodilatation
- Puls fadenförmig und hüpfend
- Minderdurchblutung der Niere mit Beeinträchtigung des physiologischen Flüssigkeitshaushaltes

- Vorlast ↓ ⇒ SV ↓ ⇒ HMV ↓, schlechter Gastransport, Sauerstoffmangel in der Peripherie
- metabolische Azidose
- beginnende Verbrauchskoagulopathie, disseminierte intravasale Gerinnung (DIC)
- periphere Permeabilitätsstörungen.

Diagnose:
- Der Blutdruck fällt und ist bei einem systolischen Wert unter ca. 80 mmHg palpatorisch nicht mehr beurteilbar.
- Unter 80 mmHg systolisch sistiert die exkretorische Funktion der Nieren.
- Fadenförmiger Puls schlecht oder gar nicht mehr palpierbar, hohe Herzfrequenz.
- Schockindex bei 1,5 und höher.
- Schleimhäute violett-grau und verwaschen, KFZ über 2 Sekunden.
- Absinken des pH-Wertes und des Base-Excess.
- Pufferkapazitäten in Form des Standardbicarbonatwertes nehmen ab.
- Stark erhöhte exspiratorische CO_2-Werte.

Therapie:

! **Dieses protrahierte Schockgeschehen bedarf sofortiger intensiver Therapie!**
- Gezielte und ausgewogene Versorgung mit Flüssigkeit (CAVE: außer im Falle des kardiogenen Schocks!): Rasche Auffüllung der Gefäßräume am besten mit isotonen kristalloiden Lösungen. Anfangs bis zu 90 ml/kg/h über einen Zeitraum von ca. 10–20 Minuten, je nach Zustand des Patienten, bis zum Erreichen eines gut fühlbaren Femoralispulses. Um einen besseren initialen Effekt zu erzielen, kann zusätzlich hypertone Kochsalzlösung verwendet werden (erfordert aber entsprechendes Elektrolyt- und ZVD-Monitoring).
- Zur Stabilisierung des Blutdrucks sollte ein Dauertropf mit Dopamin oder Dobutamin (Dosierung jeweils 0,002–0,01 mg/kg/min (⊞ 2.7) angelegt werden.

- Die Schocktherapie so lange weiterführen, bis sich Pulsfrequenz und -qualität normalisiert haben und die Hypotonie behoben ist.
- Nach Beendigung der akuten Schockbehandlung ist über ca. 12 Stunden eine kombinierte Herz-Kreislauf-Flüssigkeitstherapie mit Ringer-Lösung oder HAES unter Zumischung vasoaktiver Pharmaka, wie z. B. Theophyllin-Theodrenalin (3 Ampullen auf 500 ml Ringer) durchzuführen.

Schockphase 3

Der **irreversible Schock** entsteht, wenn das protrahierte Schockgeschehen nicht oder nicht in adäquater Weise therapiert wird.

Symptome:
- Ausgeprägtes Kreislaufversagen, wobei vor allem zu der nicht therapierbaren peripheren Vasodilatation nun auch die Myokarderschöpfung kommt.
- Blutdruck kaum messbar.
- Puls ist nicht mehr fühlbar, Herzfrequenz nur noch durch Auskultation oder Palpation des Herzspitzenstoßes beurteilbar.
- Irreversible Vasodilatation führt zu einem Entspannungskollaps.
- Energieverarmung durch Hypoxämie.
- Bradykardie.
- Zellödem durch Versagen der Na-K-Pumpe.
- Massive intravasale Gerinnung (DIC), multiple Petechien und unstillbare Hämorrhagien.
- Tod durch Multiorganversagen, v.a. infolge der hochgradigen Hypotonie.

Monitoring:
- Herzspitzenstoß gerade noch palpierbar oder auskultierbar.
- Tachykardie kann sich in eine Bradykardie umwandeln.
- Schockindex liegt bei Tachykardie immer noch über 1,5, kann aber bei Einsetzen einer Bradykardie Werte von 1,0 annehmen.
- Schleimhäute livide und zyanotisch.

- KFZ stark verlängert.
- Häufig Venenpuls an der V. jugularis.

Therapie:
Eine symptomatische Schocktherapie wird meist noch durchgeführt, da man weiß, dass auch in diesem Stadium des Schocks noch nicht in allen Regionen des Körpers ein absolutes Organversagen besteht (häufig ist aber ein Therapieversuch nur eine Beruhigung des Gewissens).

Schockformen

Hypovolämischer Schock

Der hypovolämische Schock entsteht aus absolutem oder relativem Volumenmangel.

Der **absolute Volumenmangel** entsteht aus dem effektiven Flüssigkeitsverlust durch Gefäßverletzung, Erbrechen, Durchfall, Diabetes insipidus oder nach dem Eröffnen längere Zeit nicht durchbluteter Geweberegionen (Tourniquet-Schock).

Flüssigkeitsverlust von 10% verursacht noch keine Schocksymptome, Puls und Blutdruck sind unverändert.

Ausgeprägte akute Schockerscheinungen bei Verlust von ca. 20% der intravasalen Flüssigkeit; ein leichtes Absinken des Blutdruckes mit Erhöhung der Pulsfrequenz ist zu sehen.

Kommt es zum akuten Austritt von mehr als 30% der intravasalen Flüssigkeit, so entsteht ein schwerer Schock mit akuter Lebensgefahr, der Blutdruck ist so stark abgesunken, dass auch der Puls kaum noch fühlbar ist.

Der **relative Volumenmangel** entsteht durch Abnahme des peripheren Gefäßwiderstandes und Zunahme der Gefäßkapazität.

Durch Ausfall des Vasomotorenzentrums im ZNS ist die zentrale Blutdruckregulation gestört ($\Rightarrow$ Blutdruck$\downarrow$).

Durch medikamentöse Vasodilatation ist die periphere Blutdruckregulation gestört (z. B. Phenothiazine) ⇒ TPR ↓ ⇒ Blutdruck ↓).

Durch Reduktion des venösen Rückstroms sinkt die Auswurfleistung des Herzens ⇒ HMV ↓ ⇒ Blutdruck ↓).

Symptome und Diagnose:
- Palpatorisch fällt die Fadenförmigkeit des Pulses auf.
- Bei Fortschreiten des hypovolämischen Schockes kann der Blutdruck auch durch eine Steigerung der Herzfrequenz nicht mehr kompensiert werden, sodass er mit bestehender und fortschreitender Hypovolämie in eine deutlich messbare Hypotonie übergeht.
- Der zentralvenöse Druck (ZVD) wird über einen Katheter gemessen, der mit seiner Spitze im Bereich der kranialen Hohlvene vor dem rechten Vorhof des Herzens liegt. Er ist erniedrigt und beträgt etwa 0–3 cmH$_2$O (Norm 3–10 cmH$_2$O).

Therapie:
- Intravenöse Flüssigkeitssubstitution bis zur Normalisierung des Blutdruckes, der Pulsqualität und der Pulsfrequenz: Ringer-Laktat-Lösung nach Wirkung (20–40 ml/kg rasch i.v.), bei Blutverlust und einem Hämatokrit unter 20% Hydroxyäthylstärke oder Bluttransfusion (möglichst Frischblut).
- Bei fortgeschrittenem Schockzustand zur Unterstützung der Herzfunktion und zur Blutdrucksteigerung Dauertropf mit Dopamin oder Dobutamin (Dopamin oder Dobutamin 0,002–0,005 mg/kg/min).
- Akute Schocktherapie so lange, bis sich sowohl Blutdruck als auch Pulsfrequenz und -qualität normalisiert haben.
- Nach Beendigung der akuten Schockbehandlung: Über ca. 12 Stunden kombinierte Herz-Kreislauf-Flüssigkeitstherapie mit Ringer-Lösung oder niedermolekularem Dextran (10–15 ml/kg KG/h) unter Zumischung vasoaktiver Pharmaka wie dem Theophyllin-Theodrenalin (z. B. AKRINOR® 3 Ampullen auf 500 ml Ringer-Lösung) unter regelmäßigem Monitoring.

Septischer Schock

Beinhaltet Komponenten des hypovolämischen und des Endotoxinschocks, im Spätstadium auch des kardiogenen Schocks.

> **!** Jeder Patient mit einem vermuteten Infektionsherd ist als potentiell schockgefährdet einzustufen und gilt daher als hochgradiger Risikopatient.

Übergang in die erste Phase eines septischen Schockes (sog. hyperdynamer septischer Schock, warme Hypotension) ist jederzeit möglich und klinisch schlecht erkennbar.

25–40% der Patienten mit Bakteriämie entwickeln einen septischen Schock, 50% der Patienten mit septischem Schock haben auch eine Bakteriämie.

Pathomechanismus und Symptome:
Hyperdyname Phase = Frühphase („warme Hypotension"):
HZV ↑, HF ↑, TPR ↓, BD ↓, ZVD =, durch AV-Shunts: O_2 ↓, Kapillarlecks.
Klinik: warme Peripherie, Fieber oder subfebril, Vasodilatation, evtl. Zyanose, Puls gespannt, Herz o.B.

Hypodyname Phase:
HZV ↓, TPR ↑, BD ↓, DIC, O_2-Verbrauch ↓ = präterminal.
Klinik: entspricht Terminalstadium Schock.

- Veränderungen des peripheren Gefäßwiderstandes
- Veränderungen der venösen Gefäßkapazität
- Periphere AV-Shunts werden eröffnet
- TPR ↓ durch AV-Shunts oder Mediatoren (Histamin, Prostaglandin, Endorphin).
- O_2-Verbrauch ↓ durch primär zellulären Defekt, der die respiratorische Funktion der Mitochondrien beeinträchtigt.
- Der Energiebedarf steigt durch die verstärkte Herzreaktion, die Vorgänge im septischen Herd, das Fieber und durch die Metabolisierung des Laktats in Glucose an. Da Fett als Energiequelle nicht genügend genutzt werden kann, kommt es zur Proteolyse des Muskeleiweißes und damit zu einer Anhäufung von Pyruvat

und Laktat, deren Metabolisierung wiederum einen hohen Kalorienbedarf aufweist.

> ❗ CAVE: Der Schock setzt ein, bevor der Blutdruck kritisch abfällt! Der septische Schock wird oft nicht diagnostiziert, da er in der Frühphase schlecht zu erkennen ist!

Ursachen:
- Durch Einschwemmung von Endotoxinen (durch g⁻-Keime) während einer Allgemeininfektion.
- Septische Herde können z. B. im GIT oder Urogenitaltrakt sitzen, durch infizierte Wunden oder nosokomiale Infektionen (Katheter, chirurgischer Eingriff) verursacht sein.
- Beim Hund im Rahmen von Bakteriämie, Trauma, Schock, Peritonitis, Mastitis, Abszessen, Metritis, intestinaler Ischämie, Enteritis, Lebererkrankungen oder auch einer Magendrehung.

Diagnose:
- Blutdruckkontrolle
- Messung des ZVD
- Pulsoximeter (SpO_2, Pulsfrequenz) und Kapnometer ($ETCO_2$)
- Blutgasanalyse (pO_2, pCO_2, pH, BE)
- Urinausscheidung
- (Pulmonalis-Katheter: PAP, PCWP, ZVD, SvO_2)

Diagnosestellung im Frühstadium schwierig!
- BD↑↓, HF↑, AF↑, T↑
- Leukozyten↑ oder↓, Thrombozyten↓
- Blutkultur + septischer Herd
- Oligurie.

Therapie:
- Auslöser bzw. Ursache behandeln (Herdsanierung)! Kein Zögern!
- Seitenlage, evtl. Kopftieflage, nicht unnötig bewegen.
- Keine Routinemedikation, alle Pharmaka streng nach Wirkung.

- 1–2 weitlumige venöse Zugänge zur aggressiven Flüssigkeitstherapie (rasch und kontrolliert nach BD, ZVD, KFZ, Puls, Urin, HZV): Ringer-Laktat 10–20 ml/kg/h, HAES 10–15 ml/kg/24h.
  CAVE: Lungenödem (AF ↑), Geräusch, paO_2 ↓, Rö!.
- BD-Anhebung v.a. durch Anhebung des HMV (Blutdruckkontrolle!).
- Bei schwerem BD ↓: Noradrenalin (ARTERENOL®), Perfusor oder Infusion, 1:1000 Injektionslösung 0,0001–0,001 mg/kg/min i.v. oder Dopamin (DOPAMIN®), Perfusor oder Infusion, 0,003–0,005–0,01 mg/kg/min i.v.
- Evtl. $NaHCO_3$ 0,5–1 ml/kg i.v., möglichst nach Blutgasanalyse: 0,3 x -BE x kg KGW = ml $NaHCO_3$ 8,4%.
- Antibakterielle Therapie: immer i.v.!
  Nach Blutkultur und Antibiogramm (bzw. Breitspektrum), z. B. Ampicillin + Gentamicin, Gentamicin + Cephalosporin, bei Darmperforationen z. B. Clindamycin oder Metronidazol.
  (z. B. Ampicillin 20,0 mg/kg + Gentamicin 4,0 mg/kg 2x/d i.v., Cephotaxin 25,0 mg/kg + Metronidazol 5,0 mg/kg 2x/d i.v.).
- Sicherung O_2-Austausch und CO_2-Elimination: Intubation, O_2-Zufuhr, Beatmung evtl. PEEP.
- Azidosetherapie (über Beatmung, evtl. $NaHCO_3$).
- Corticosteroide z. B. Hydrocortison (MEDRATE® solubile) 250,0 mg/20 kg Tier. Wirkung unsicher.
- NSAIDs (evtl. Flunixin-Meglumin in doppelter Dosis).
- Naloxon (Mechanismus unbekannt).
- Heparin: evtl. prophylaktisch, 10 IU/kg wegen DIC.

Kardiogener Schock

Der kardiogene Schock kommt durch ein Versagen der Pumpleistung des Herzens zustande.
Die Ursachen für ein Versagen der kardialen Pumpleistung können unter anderem dekompensierte chronische Herzinsuffizienz, Kardiomyopathie, Herzrhythmusstörungen, Abriss der Chordae tendinae, Lungenembolie oder Stauungslunge sein.

Symptome und Diagnose:
Die Hauptsymptome eines kardiogenen Schockes sind vor allem:
- Frühzeitiger Abfall des arteriellen Blutdruckes (SAD) unter 80 mmHg
- starker Anstieg des zentralvenösen Druckes über 10 cm H_2O
- Anstieg des peripheren Gefäßwiderstandes, vor allem des Gefäßwiderstandes in und vor der Lunge (Preload)
- Herzminutenvolumen nimmt stark ab.

Durch den niedrigen Blutdruck kommt es zu einer Minderdurchblutung der Vitalorgane Gehirn, Herz, Lunge, Leber und Niere.

Therapie:
- Verbesserung des arteriellen Blutdruckes durch positiv inotrope Substanzen.
  Dazu setzt man im akuten Fall Dopamin oder Dobutamin in Dosierungen von 0,005–0,01 mg/kg/min im Dauertropf (50 mg auf 500 ml Ringer-Laktatlösung) oder Epinephrin (Adrenalin, SUPRARENIN®) 0,1–0,5 mg/kg ein.
- Zur Senkung des peripheren Gefäßwiderstandes (Afterload) beim akuten Myokardversagen sollten Vasodilatatoren wie Nitroprussit oder Nitroglyzerin nach Wirkung verwendet werden.
- Zufuhr von Flüssigkeit, um den linksventrikulären Füllungsdruck zu erhalten. Allerdings sollte zunächst die akute Dekompensation des Herzens durch die oben genannten Maßnahmen therapiert worden sein (Flüssigkeitssubstitution erst nach Senken des ZVD durch Verbesserung des Pumpleistung.)
- Erhalten des normalen Blutdruckes über eine Myokardstärkung durch k-Strophantin 0,025 mg/kg alle 8 h (2/3 i.m., 1/3 i.v.) oder Digoxin 0,045 mg/kg alle 8 h (2/3 i.m., 1/3 i.v.).

Anaphylaktoider Schock

Symptome und Diagnose:
- Interaktion von Antigen und zirkulierenden Antikörpern. Mediatorsubstanzen wie Serotonin, Histamin oder sog. Slow-reacting-substance of anaphylaxis (SRSA) werden freigesetzt.

- Permeabilitätssteigerung der Kapillarmembranen und dadurch Austritt erheblicher Mengen intravasaler Flüssigkeit in den Extravasalraum ⇒ in allen Bereichen des Körpers Ödeme.
- Aufgrund der erheblichen Plasmaverluste fällt im anaphylaktoiden Schock der arterielle Blutdruck gemeinsam mit dem Herzminutenvolumen ab.
- Der anaphylaktoide Schock kann wegen der entstehenden Hypovolämie als eine Sonderform des hypovolämischen Schocks angesehen werden.

Therapie:
- Zunächst sollten zur Gefäßabdichtung Antihistaminika, besser Glucocorticoide eingesetzt werden: Glucocorticosteroid 2,0–20,0 mg/kg i.v. alle 8 Stunden (MEDRATE® solubile).
- Zur allgemeinen Blutdrucksteigerung sollte eine kardiale Therapie und eine Flüssigkeitssubstitution wie beim hypovolämischen Schock durchgeführt werden (siehe oben).

Traumatischer Schock

Akut nach einem Unfall. Es besteht ein lebensbedrohlicher Zustand!

Symptome:
- Bewusstlosigkeit
- Ateminsuffizienz
- Kreislaufinsuffizienz.

Diagnose:
1-Minuten-Diagnose: Einfache klinische Prüfung der Vitalfunktion in Minutenschnelle.
Zeitaufwändige Diagnostik auf später verschieben.
- Sensorium überprüfen:
  - Bewusstlosigkeit, Apathie, Übererregung
  - Bewegungsvermögen
  - Reflexerregbarkeit (Anisokorie, Miosis, Mydriasis)
  - Augenbewegungen

- Atmung:
  - Dyspnoe
  - Apnoe
  - Husten
- Kreislauf:
  - Pulspalpation: Tachykardie/Bradykardie, schwacher Puls, hüpfender Puls, Pulslosigkeit?
  - Venenpuls (V. jugularis) sichtbar?
  - Herzspitzenstoß fühlbar, sichtbar?
  - Bei Pulslosigkeit ⇒ Herzauskultation.

Therapie bei Bewusstlosigkeit mit oder ohne Atemstillstand:
- Sofortige Intubation und Beatmung oder Atemverstärkung mit Ambu-Beutel und O_2-Substitution.
- Legen eines venösen Zuganges.
- Infusion von Ringer-Laktat in einer Dosis, die den Puls an der A. femoralis wieder gut palpierbar macht (10–90 ml/kg i.v. rasch).
- Evtl. Anlegen eines Dopamin-Dauertropfes ca. 0,003–0,005 mg/kg/min i.v.
- Bei fortdauernder Ateminsuffizienz, bei der der Tubus liegen bleiben muss, aber gleichzeitigem Erwachen aus der Bewusstlosigkeit, Einleiten einer flachen Narkose:
  - Diazepam 0,5 mg/kg, Propofol 3,0–5,0 mg/kg
  - Propofol-Dauertropf ca. 0,15 mg/kg/min (Propofol 50 ml in 200 ml 5%iger Glucoselösung).
- Wenn die Atmung wieder suffizient erscheint, Tier aufwachen lassen, Tubus bei einsetzendem Schluckreflex ziehen.
- Tier ins Sauerstoffzelt verbringen.

! Behandlung bei Bewusstlosigkeit und Herz-Kreislauf-Stillstand (Asystolie):
Um Hilfe rufen!
Sofortige Intubation und Beatmung mit O_2-Substitution.
Venösen Zugang schaffen ⇒ Infusion.

- **Externe Herzmassage** (◉ 4.2):
  - Beim großen Hund: Seitenlage des Tieres, Rücken stabilisieren, mit 2 Händen bilateral mit ca. 60 Kompressionen pro Minute. Alle 10–15 Kompressionen zwei Beatmungshübe.
  - Bei Katzen und kleinen Hunden: Mit einer Hand durch Umgreifen des Sternums, Daumen auf der rechten, Finger auf der linken Seite des Thorax.

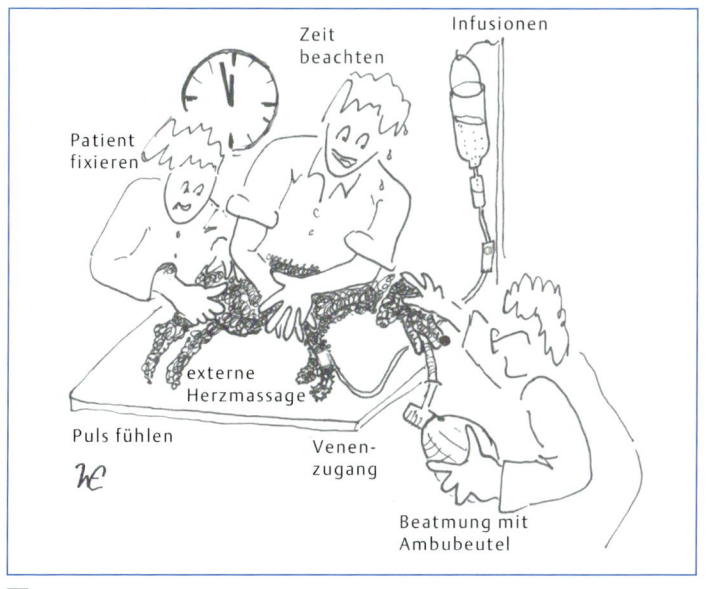

◉ 4.2 Notfallmanagement (Herzmassage).

- **Interne Herzmassage:**
  Wenn die externe Herzmassage nicht zum Erfolg führt:
  - Eröffnung des Thorax auf der linken Seite zwischen der 4. und 5. Rippe.
    Mit der rechten Hand Druck mit den Palmarflächen von Finger und Handballen, sodass der linke Ventrikel vom Apex zur Basis hin massiert wird.

- Bei Laparotomie Eröffnung des Zwerchfells, Umfassen des Herzens. Druck vom Daumen auf den linken Ventrikel.
  Evtl. Aorta thoracalis während der Massagen komprimieren, um Koronar- und Carotisdruck zu erhöhen. Anatomische Lage des Herzens dabei nicht verändern (Abknicken von V. cava und Pulmonalarterien!).
- Thoraxverschluss: Umgreifende Nähte um 4. und 5. Rippe. Einlegen einer Drainage mit Heimlich- oder Leo-Ventil (siehe Pneumothorax)

> Die Effektivität einer Herzmassage (ob intern oder extern) kann durch das Wiederanspringen eines im Kopfbereich plazierten Pulsoximeters dargestellt werden.

Medikation während der Herzmassage:
- Bei **Asystolie**:
  - 1 ml einer 0,1%igen (1,0 mg/ml) Adrenalin-Lösung verdünnt in 9 ml NaCl, davon 0,05–0,15 ml/kg = 0,005–0,015 mg/kg i.v., wenn möglich zentralvenös oder intrabronchial, alle 5 Minuten wiederholen.
  - Atropin 0,02 mg/kg i.v. (auch intrabronchial möglich)
- Bei **Kammerflimmern** (asynchrone Aktivität):
  - Herzmassage oder elektrische Kardioversion (Defibrillator)
  - Lidocain 5,0 mg/kg i.v. (Hund) 2,5 mg/kg i.v. (Katze) oder
  - Acetylcholin 6,0 mg/kg i.v. und Kalziumchlorid 1,0 mg/kg i.v.
  - $NaHCO_3$ 1,5 mmol/kg i.v.
  - Dopamin-Dauertropf 0,005–0,01 mg/kg/min (□ 2.7).

4.2.7 Schädel-Hirn-Trauma

Nach Kontusion oder Fraktur des Schädels kann sich ein Gehirnödem und dadurch ein Anstieg des intrakraniellen Druckes entwickeln.

Symptome:
- Patient ist benommen oder bewusstlos

- Atmungs- und Herz-Kreislauffunktionen sind häufig zunehmend gedämpft.

Diagnose:
- Benommenheitsgrad konstatieren
- Röntgenaufnahme des Schädels und der Halswirbelsäule
- Pupillenreaktion und andere Reflexe prüfen.

Therapie:
- Bei zunehmender Verschlechterung des Zustandes, aufgrund der Entstehung eines Gehirnödems ⇒ Senkung des intrakraniellen Druckes durch Gaben von Furosemid (2,0–5,0 mg/kg i.v.) und Corticosteroiden (5,0–10,0 mg/kg i.v.).

Anästhesie:
CAVE: Phenothiazine
- Sedation mit Benzodiazepinen
- Einleitung mit Barbituraten oder Propofol
- Intubation und Hyperventilation um den CO_2-Partialdruck zu senken ($pCO_2 \approx 25$–30 mmHg)
- intraop. Analgesie
- unter kontrollierter Beatmung auch Ketamin, da neuroprotektiv
- Fortführen: Inhalationsanästhesie, inspiratorische O_2-Konzentration $\approx 0,3$

4.3 Präformierte Risikopatienten

Zu ihnen gehören Tiere der ASA-Gruppen III–V. Sie sind mit risikoverstärkenden Eigenschaften und/oder Krankheiten behaftet, die im Falle einer Anästhesieindikation bei der Wahl der Anästhetika und Anästhesiemethoden sowie bei der Art der Narkoseführung berücksichtigt werden sollen.

Solche risikoerhöhenden Faktoren sind u.a. das Alter, die Körpergröße, die Kondition, die Rasse oder auch akute und chronische Erkrankungen oder spezielle invasive Manipulationen (z. B. Bronchoskopie, Myelographie).

4.3.1 Der sehr junge Patient

Die jungen Patienten sind einzuteilen in Neugeborene (bis zu 2 Wochen), in Säuglinge (2 bis 6 Wochen) und Heranwachsende (bis zum Alter von 6–12 Wochen).

Unterschiede zwischen jungen und ausgewachsenen Tieren

Atmung:
- 1/3 weniger Alveolarfläche, geringere Oberflächenspannung
- Höherer Gasflusswiderstand, höhere Brustwanddehnbarkeit
- Höhere Atemfrequenz und höheres Atemminutenvolumen
- Unempfindlichere Chemorezeptoren für CO_2-Überschuss und O_2-Mangel
- Doppelter O_2-Verbrauch (erhöhter Grundumsatz).

Herz-Kreislaufsystem:
- Das Myokard kann die Kontraktilität nicht reaktiv steigern, ist weniger dehnbar und unreif innerviert.
- Herzminutenvolumen (HZV) ist direkt von der Herzfrequenz abhängig (Bradykardie senkt HZV, Tachykardie erhöht HZV).
- Niedrigerer Blutdruck.
- Säuglinge weisen niedrige Erythrozytenzahlen, Hämoglobinspiegel und Hämatokritwerte auf.
- Niedrigere Plasmaproteinbindungskapazitäten.
  (CAVE: höhere Wirksamkeit der Anästhetika!)

Leber- und Nierenfunktion:
- Unreifes hepatisches mikrosomales Enzymsystem ⇒ langsamere Metabolisierung
- Verminderte Nierenfunktion (10% Wasserverlust ⇒ Oligurie, 15% Wasserverlust ⇒ Anurie)
- Erhöhter Natriumverlust.

Flüssigkeits- und Elektrolytgleichgewicht:
- Gesamtkörperwasser = 80% im Gegensatz zu 60% bei Adulten
- 40% Wasser ist extrazellulär im Vergleich zu 25% bei Adulten
- Hypoglykämie und Hypokaliämie.

Thermoregulation:
- Neigung zu Hypothermie (kein isolierendes Körperfett): Verhindern z. B. durch Wärmedecken, Wärmflasche oder Umlagern mit warmwassergefüllten Gummihandschuhen
- Große Oberfläche, kleines Körpervolumen
- Unreifes Thermoregulationssystem (kein Kältezittern).

Auswirkungen der Unterschiede auf die Anästhesieführung

Injektionsanästhetika:
- Schwieriger venöser Zugang und schwierige Intubation
- Weniger Monitoringmöglichkeiten
- Injektionsanästhetika werden langsamer metabolisiert ⇒ längere Wirkzeit
- Verminderte Proteinbindung ⇒ stärkere Wirkung
- Sehr wenig Körperfett ⇒ Umverteilung von Thiobarbituraten schlecht möglich.

Inhalationsanästhetika:
- Höheres AMV bedingt schnellere Anflutung und damit einen schnellen Wirkungseintritt bei Konzentrationsänderungen.

Kreislauf:
- Bradykardie bewirkt stark vermindertes HZV mit verstärkter Blutdrucksenkung.

Anästhesieempfehlungen für den sehr jungen Hund/ für die sehr junge Katze

Anticholinerge Prämedikation:
- Wegen unreifen Vegetativums ist bei Neugeborenen die Wirkung von Atropin oder Glycopyrrolat ungewiss.
- Trotzdem Anticholinergika, um auch geringe Sympathikus-Stimulationsmöglichkeiten auszunutzen.
- Dosierung: Atropin 0,04 mg/kg i.m., Glycopyrrolat 0,02 mg/kg i.m.

Sedative Prämedikation:
- Neuroleptika und Xylazin sind beim sehr jungen Patienten kontraindiziert.
- Mittel der Wahl sind Benzodiazepine: Diazepam oder Midazolam 0,2–0,4 mg/kg i.m.

Analgetika:
- Morphine bewirken Bradykardie, daher mit Atropin kombinieren.
- L-Methadon 0,2 mg/kg i.m. (ist bereits mit atropinähnlicher Substanz kombiniert).
- Fentanyl 0,01–0,03 mg/kg i.m.
- Phenzyklidine: Ketamin bewirkt Tachykardie, dadurch HZV-Steigerung, Katalepsie, Analgesie, Sedation, Hypnose.

Hypnotika:
- Nur kurz wirkende, schnell metabolisierte Hypnotika verwenden.
  (CAVE: Thiobarbiturate!)
- Hypnotika können nur i.v. verabreicht werden: Propofol 4,0–6,0 mg/kg i.v.

Zu empfehlende Kombinationsanästhesien:
- Hund: Fentanyl + Droperidol (THALAMONAL®) 0,4–0,5 ml/kg i.v. + Atropin 0,04 mg/kg i.v.
- Katze: Ketamin 8,0 mg/kg i.m. + Diazepam 0,2 mg/kg i.m.

Inhalationsanästhesie:

! Die Inhalationsanästhesie mit Isofluran kann als Anästhesieform der Wahl angesehen werden, da keine Metabolisierung des Anästhetikums stattfindet.

- Die benötigten alveolären Konzentrationen (MAK-Wert) sind etwa die gleichen wie bei adulten Tieren (Isofluran 1,0–1,5%).
- Atropinprämedikation ist notwendig.
- Einleitung der Anästhesie über Narkosekammer oder Maske (ohne sedative Prämedikation).

- Intubation mit englumigem, kurzem, abgeschnittenem Tubus (kleiner Totraum und um Intubation eines Hauptbronchus zu vermeiden).

Flüssigkeitstherapie:
CAVE: Überinfusion!
- Dosierung mit Infusomat oder Kleintropfeninfusionsset (z. B. DOSIFIX®): 60 Tropfen/ml.
- 5%ige Glucoselösung mit Ringer-Laktat 4–10 ml/kg/h.
- Subkutane Flüssigkeitssubstitution: Ca. 15 ml/kg körperwarm (37 °C) injizieren (Spritze mit Infusat im Wasserbad erwärmen, um Hypothermie zu verhindern).
- Ist kein venöser Zugang möglich, kann auch eine **intraossäre Infusion** durchgeführt werden. Dafür muss nach evtl. Lokalanästhesie der Haut und des Periosts der Knochen im Bereich des Trochanter major oder der Tuberositas tibiae mit einer möglichst großen Kanüle durchstochen werden (4.3). Sind die Tiere im Schock, kann auf die Lokalanästhesie verzichtet werden. Infusionsgeschwindigkeit und -volumen entsprechen den Richtlinien der i.v.-Infusion. So können auch sehr kleine Tiere (bis ca. 300 g) und Tiere mit nicht mehr zu punktierenden Venen flüssigkeitsversorgt werden.

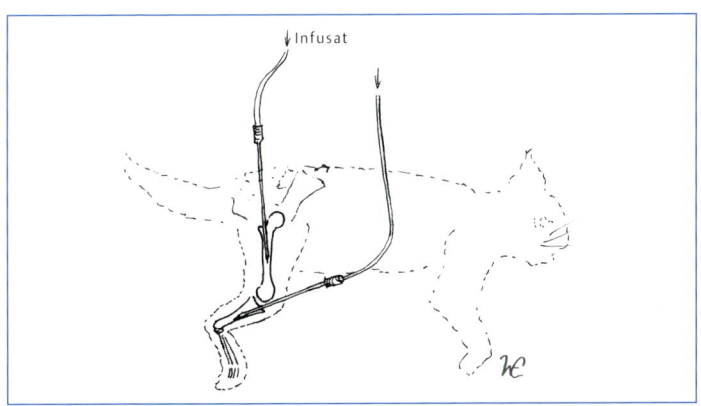

4.3 Intraossäre Infusion über den Trochanter major oder die Tuberositas tibiae.

4.3.2 Der alte Patient

Der wohl am häufigsten in der Kleintierpraxis mit einer Anästhesieindikation erscheinende Patient ist naturgemäß das alternde Individuum.

Es gibt jüngere Tiere mit Organsystemen, die für geriatrische Patienten typisch sind und alte Patienten, die ein jugendlich erscheinendes Organsystem aufweisen. Große Hunderassen haben eine kürzere Lebenserwartung als kleinere. Eine Klassifizierung nach ASA-Gruppen muss nach dem klinischen Bild stattfinden (Kap. 4.1).

Altersbedingte physiologische Veränderungen

Herz-Kreislauf-System:
- physiologisch:
    - Vermindertes Blutvolumen
    - Vermindertes HZV
    - Erniedrigter Blutdruck
    - Verlängerte Kreislaufzeit
    - Vagotonie, Bradyarrhythmie
- pathologisch:
    - Klappenerkrankungen und Myokarddegeneration. Klappenerkrankungen führen zu erhöhter Herzarbeit mit vermehrtem O_2-Verbrauch und O_2-Bedarf, was das Myokard in höchstem Maß hypoxiegefährdet.
    - Die eingeschränkte Herz-Kreislauf-Funktion ist besonders anfällig für anästhesiebedingte Kreislaufdepressionen.

Atmung:
- Einschränkung der Atemfunktion durch Verminderung der Lungendehnbarkeit, der Vitalkapazität, der Atemfrequenz, des Atemzugvolumens, des Sauerstoffverbrauches, der O_2-Diffusionskapazität.
- Vergrößerung des anatomischen Totraumes, des Residualvolumens und der funktionellen Residualkapazität. Diese Verände-

rungen werden relevant, wenn anästhesiebedingte Atemdepressionen auftreten. Sie führen zu ernstzunehmenden Hyperkapnien und Hypoxien.
- Im Wachzustand klinisch nicht relevante, pathologische Lungenprozesse verschlimmern sich.
- Bei chronischer Herzinsuffizienz Tendenz zu Lungenödem.

Renales System:
- Renaler Blutfluss, glomeruläre Filtrationsrate und Harnkonzentrationsfähigkeit sind vermindert.
- Nephronen neigen zur Degeneration.
- Blutharnstoffwerte sind erhöht.
- Ausscheidung der harnpflichtigen Stoffe bedarf erhöhter Harnvolumina ⇒ dadurch wird auch die Plasmahalbwertszeit der Anästhetika verlängert.
- Vor allem die Säureausscheidung ist verschlechtert.
- Verringerte Nierenfunktion kann durch Einflüsse der Anästhesie weiter eingeschränkt werden.
- Flüssigkeitsmangel und Überinfusion werden schlecht kompensiert.

Leber:
- Mikrosomales Enzymsystem ist eingeschränkt.
- Reduziertes Leberperfusionsvolumen wegen erniedrigtem HZV ⇒ Metabolisierung der Anästhetika wird durch eingeschränkte Enzymtätigkeit verzögert.

Zentralnervensystem:
- Individuell unterschiedliche Neuronendegeneration.
- Neurotransmitter sind verändert: Beschleunigter Abbau und verlangsamte Synthese.
- Wirkung von Muskelrelaxanzien ist verlängert.
- Thermoregulation ist eingeschränkt (CAVE: Hypothermien!).

Autonomes Nervensystem:
- Verringerte Stressreaktionsfähigkeit durch Reduktion des sympathischen Reaktionsvermögens.

Pharmakodynamische Auswirkungen: Verlängerte Pharmakawirkung durch verzögerte Metabolisierung, verminderten Plasmaproteinspiegel und reduzierte renale Ausscheidung. Dadurch verminderte Anästhesietoleranz, verlängerte Aufwach- und Rekonvaleszenzzeit.

Empfehlungen zur Anästhesie beim alten Tier
- Gründliche Voruntersuchungen gemäß ASA III bis V (Kap. 4.1).
- Alte Hunde oder Katzen sollten unmittelbar vor einer Anästhesieeinleitung voroxygeniert werden (Sauerstoffzelt).

> Generell sollte die Anästhetikadosierung gegenüber jüngeren Patienten um $1/3$ herabgesetzt werden!

Anticholinerge Prämedikation:
- Eine generelle Gabe von Anticholinergika (Atropin, Glycopyrrolat) ist indiziert, weil beim alten Tier ein erhöhter Vagotonus besteht. Sie sollte 20 Minuten vor der Gabe von Sedativa verabreicht werden, weil es bei gleichzeitiger Gabe von Anästhetika beim Hund zu ausgeprägten Exzesstachykardien kommen kann.
- Atropin während der Anästhesie ist nur bei schweren Arrhythmien und Bradykardien indiziert, eine Exzesstachykardie muss dann in Kauf genommen werden.

> Während der Anästhesie auftretende Bradykardien und/oder Arrhythmien sind günstiger durch einen Dopamin-Dauertropf zu behandeln. Deshalb sollte man routinemäßig bei kreislaufschwachen Tieren sobald ein venöser Zugang geschaffen ist, Dopamin oder Dobutamin in einer Dosierung von 0,002 mg/kg/min verabreichen, um einen Dopaminspiegel zu erhalten, der bei Bedarf rasch auf 0,005–0,01 mg/kg/min erhöht werden kann.

Sedative Prämedikation:
- Neuroleptika führen zur peripheren Vasodilatation und weisen lange Halbwertszeiten auf. Sie sollten beim alten Tier nur in minimaler Dosierung eingesetzt werden.

Dosierung **Acepromazin**:
Großer Hund 0,01 mg/kg i.m., kleinerer Hund 0,02 mg/kg i.m. Die sedative Wirkung tritt erst nach etwa 10 Minuten ein (geringer Nickhautvorfall beim Hund).

- Die α_2-**Agonisten** Xylazin und Medetomidin sind als Sedativa beim Hund unterschiedlich zu beurteilen, wobei das Xylazin wegen seiner starken und langandauernd blutdrucksenkenden Wirkung kontraindiziert ist.
  Medetomidin verursacht für ca. 15 Minuten nach Injektion eine starke Blutdrucksteigerung, die eventuell zu einer Überbelastung des alten Herzens bei bestehender Klappenerkrankung führen könnte. Außerdem muss bedacht werden, dass es unter allen α_2-Agonisten zu einer Insulinsynthesehemmung kommt, die den Blutzuckerspiegel ansteigen lässt und zur Polyurie führt (Gefahr der Glucosebelastung).
  (CAVE: Diabetes, Verschiebungen im Flüssigkeitshaushalt!)
  Vollständige Antagonisierung der α_2-Agonisten kann mit Atipamezol erreicht werden.
- Mittel der Wahl zur sedativen Prämedikation beim alten Tier ist ohne Zweifel die Gruppe der **Benzodiazepine** (keine Kreislaufdepression). Sie verstärken allerdings eine Atemdepression, die durch andere atemdepressiv wirkende Anästhetika (Morphine) hervorgerufen wird und können eine Exzitation bewirken.

Dosierung: Diazepam oder Midazolam 0,5 mg/kg i.v.
Sobald die Benzodiazepinwirkung einsetzt (suchendes Schnüffeln und Schlecken beim Hund, suchendes Umherblicken bei der Katze) und bei Auftreten von Exzitationserscheinungen sollte unmittelbar **Propofol** zügig nach Wirkung injiziert werden, um das Tier schnell in das Anästhesiestadium III/1 (Hypnosestadium) zu bringen.

Sedative Analgetika (Opioide) z. B. Fentanyl, Levomethadon:
- Mäßige Kreislaufwirkung beim älteren Hund. Bei Dosierungen, die eine gute Analgesie bewirken, erhebliche Bradykardien, die allerdings nur in extremen Fällen zur Blutdrucksenkung führen.

- Opioide verursachen eine ausgeprägte Atemdepression ⇒ Sauerstoffsubstitution und intermittierende Beatmung (Seufzerbeatmung) mit Ambu-Beutel alle 5 Minuten.

Dissoziative Anästhetika (Ketamin):
- Beim alten Tier nur beschränkt einzusetzen, da ihre Metabolisierung beim Hund stark von der Leberfunkton abhängig ist.
- Bei der Katze wird Ketamin unverändert über die Niere ausgeschieden, wodurch die Wirkdauer von der Nierenfunktion abhängig ist.
- Ketamin sollte daher während der Anästhesie nur in geringen Mengen (etwa 0,5 mg/kg i.v.) zu einer etwaigen Narkosevertiefung (Tremorbekämpfung) eingesetzt werden.

Allgemeinanästhesie:
- Sie sollte beim alten Tier mit kurzwirkenden, rasch metabolisierbaren Hypnotika eingeleitet werden.
- Mittel der Wahl: Propofol
- Dosierung von Propofol: 3,0–5,0 mg/kg i.v., nach Prämedikation mit Acepromazin (0,01–0,02 mg/kg i.m.) oder Benzodiazepin (0,5 mg/kg i.v.)
  Eine Nachdosierung oder Dauertropfinfusion von Propofol nach Wirkung ist zu empfehlen.
- Bei der Katze wird neben Propofol auch Alphaxolon/Alphadolon (SAFFAN®) empfohlen.
  Allerdings kommt es bei vielen Katzen ca. 1 Stunde nach Applikation zu Unterhautödemen, die durch eine Histaminausschüttung hervorgerufen werden.
  Dosierung von SAFFAN®: 6,0 mg/kg i.v.
- Das Imidazolderivat Etomidat stellt in Kombination mit Fentanyl ein kreislaufschonendes und chirurgisch belastungsfähiges Kurzzeitanästhetikum dar (Hypnoanalgesie).
  Dosierung: Etomidat 1,0–2,0 mg/kg i.v., Fentanyl 0,02 mg/kg i.v.
  Bei Schockgefahr muss wegen der Nebennierenrindenblockade durch Etomidat mit Cortisol substituiert werden.

> **!** Alte Hunde und Katzen sollten unmittelbar nach Erreichen des Toleranzstadiums intubiert werden, um eine ausreichende Sauerstoffsubstitution und gegebenenfalls eine Atemhilfe durch Ambu-Beutel oder Beatmungsgerät einsetzen zu können.

Inhalationsanästhesie:
Nach Einleitung mit einem Injektionsanästhetikum sollte die Anästhesie beim alten Tier durch eine Kombination von Inhalationsanästhetika und Injektionsanästhetika im Sinne einer „Balanced Anaesthesia" fortgeführt werden.

Dabei wird die Wirkung niedriger Konzentrationen von Isofluran (maximal 1%) oder (schlechter) Halothan (maximal 0,6%) mit Dauertropfinfusionen von Fentanyl und/oder Propofol zum Erreichen des Toleranzstadiums (III/1–2) ergänzt.

4.3.3 Patienten mit Herz-Kreislauf-Erkrankungen, Niereninsuffizienzen, Leberdystrophien

Es sind im Prinzip die gleichen Maßnahmen zu ergreifen wie beim alten Tier.

Grundsätzlich ist die sinnvolle Kombination niedriger Dosierungen wenig belastender Anästhetika im Sinne einer „Balanced Anaesthesia" zu empfehlen.

4.3.4 Patienten mit neurologischen Problemen und zur Myelographie

Patienten mit neurologischen Problemen sollte man im Prinzip anästhesieren, wie es im Kap. Schädel-Hirn-Trauma beschrieben wird (Kap. 4.2.7).
Für eine Myelographie ist eine Allgemeinanästhesie unumgänglich.

Mögliche Komplikationen unter Myelographie sind Atemdepressionen bis hin zur Apnoe.
- Immer Intubation mit Woodbridge-Tubus (3.3e).

- Kopf hoch lagern bei und nach Kontrastmittelgabe.
- Atemdepression ist kontrastmittelbedingt, daher muss während eines Atemstillstandes die Anästhetikadosis nicht unbedingt herabgesetzt werden.
- Bisweilen auftretende Sinusbradykardien verhindern durch anticholinerge Prämedikation von Atropin 0,02 mg/kg oder besser Glycopyrrolat 0,01 mg/kg, ca. 20 Minuten vor Anästhesieeinleitung.
- Epileptoide Anfälle einschränken durch Gaben von Benzodiazepinen (0,5 mg/kg i.m, i.v.). Reichen Benzodiazepine nicht aus, so sollte Pentobarbital (1:10 verdünnt) langsam i.v. nach Wirkung appliziert werden.

Anästhesie:

Hund: Diazepam 0,5 mg/kg i.v. + Fentanyl 0,02 mg/kg i.v., Propofol 1,0–3,0 mg/kg i.v. ⇒ Inhalationsanästhesie: Isofluran 1%.

Katze: Diazepam 0,5 mg/kg i.v. + Propofol 4,0–7,0 mg/kg i.v., Inhalationsanästhesie: Isofluran 1,0–1,2%.
Propofol kann auch durch Thiobarbiturat 5,0–8,0 mg/kg i.v. ersetzt werden.

Zusatztherapie:
- Corticosteroide: Einschränken der kontrastmittelbedingten Entzündungserscheinungen.
- Infusion von 5%iger Glucose und Ringer-Laktat (ca. 20 ml/kg/h) ⇒ Reduktion von Häufigkeit und Schwere der postmyelographischen Anfälle.

4.3.5 Patienten mit Atemwegserkrankungen

Die Bronchoskopie wird als diagnostisches Verfahren bei gravierenden, akuten oder chronischen (z. B. Fremdkörper) Erkrankungen der Atemwege eingesetzt.

Zu einer Bronchoskopie ist eine Allgemeinanästhesie unumgänglich.

Anästhesie:
Voroxygenierung im Sauerstoffzelt oder (falls toleriert) mit Maske.

Hund:
Acepromazin 0,02 mg/kg i.m., dann 10 Minuten warten,
oder Diazepam 0,5 mg/kg i.v.,
unmittelbar darauf Propofol 3,0–5,0 mg/kg i.v. + Fentanyl 0,02 mg/kg.
Inhalation: Isofluran 1,0% + 100% O_2.
Fentanyl nach Bedarf als Bolusgabe.

Katze:
Acepromazin + Buprenorphin 0,005 mg/kg i.m., nach 10 Minuten Propofol nach Wirkung i.v.

Nicht intubieren: O_2 über Bronchoskop oder separaten dünnen Katheter.

Komplikationen:
- Eingeschränkte Lungenfunktion wird weiter durch Anästhetika beeinträchtigt.
- Zusätzliche Verlegung durch Bronchoskop.
- Gefahr der Verletzung durch Bronchoskop.
- Gefahr des Larynxödems bei der Katze.

4.3.6 Patienten mit Diabetes mellitus

Der Insulinmangel hat zahlreiche Auswirkungen auf den Stoffwechsel:
- Unkontrollierte Gluconeogenese.
- Hyperglykämie führt zur osmotischen Diurese.
- Muskeleiweiß wird zur Energiegewinnung abgebaut und die Proteinsynthese behindert.
- Fortdauernde Ketonämie und Hyperglykämie führt zu Dehydrierung, Kreislaufkollaps und Nierenversagen mit oft letalem Ausgang.

Vor einer streng zu stellenden Indikation zur Anästhesie muss der Patient in seinem Allgemeinbefinden, vor allem aber in seiner Insulinsubstitution, stabilisiert sein.

> Anästhesie möglichst morgens nach routinemäßiger Insulingabe und parenteraler Glucosegabe (statt Futter)!
> CAVE: Hypoglykämischer Schock, wenn keine Glucose verabreicht wird!
> Der Blutzuckerspiegel sollte eng überwacht werden. Keine Corticoide verabreichen, da sie genau wie eine Hypoxie eine Dekompensation des stabilen Zustandes auslösen können.

Anästhesie:
- Präanästhetisch Voroxygenierung im Sauerstoffzelt.
- Einsatz kurzwirkender, gut steuerbarer Anästhetika (Benzodiazepin, Morphin, Propofol, Inhalationsanästhetikum Isofluran) ⇒ „Balanced Anaesthesia"

4.3.7 Patienten mit Unterfunktion der Nebennierenrinde (Morbus Addison)

- Bei Unterfunktion der NNR kommt es zu einem Mangel an Aldosteron und/oder Glucocorticoid.
- Bei niedrigem Aldosteronspiegel: Natriummangel und Kaliumüberschuss im Blut.
- Natriummangel verursacht Lethargie, Übelkeit, Hypovolämie, Hypotension und Niereninsuffizienz.
- Hyperkaliämie bewirkt Muskelschwäche, Überleitungsstörungen am Myokard und Bradykardie.
- Glucocorticoidmangel bzw. die Erschöpfung der Cortisolsynthese bewirkt erhöhte renale Wasserausscheidung, herabgesetzte Stresstoleranz, Inappetenz, Erbrechen, Durchfall, Elektrolytverschiebung.

Vor einer Anästhesie muss der Patient stabilisiert werden:
- Ausgleich der Dehydratation und der Elektrolytverschiebung.
- Substitution mit Glucocorticoid: Dexamethason 2,0–4,0 mg/kg i.v. oder s.c., Prednisolon 10,0–20,0 mg/kg i.v.
  Durch eine Infusion von Glucose 5% und Insulin ⇒ K^+ wird in Zellen geschleust.
- Anästhesie nach den Prinzip der „Balanced Anaesthesia", unter

strenger Vermeidung des Imidazolderivates Etomidat, das die Cortisolsynthese in der Nebennierenrinde per se blockiert.

4.3.8 Kaiserschnitt-Patienten

Zielsetzung:
- Tiefe Analgesie bei ausreichender Allgemeinanästhesie.
- Entwicklung lebensfähiger Welpen mit möglichst geringer Dämpfung des Allgemeinbefindens von Welpen und Mutter.

Physiologische Veränderungen während der Geburt:
- Anstieg der Herzfrequenz durch Katecholaminausschüttung mit erhöhter Atemfrequenz.
- Erniedrigtes Atemzugvolumen (Zwerchfellhochstand).
- Respiratorische Azidose.
- Wegen hormoneller Umstellung Verlängerung der venösen Rückfüllzeiten ⇒ verzögerte Resorption i.m. oder s.c. verabreichter Pharmaka.

Anästhesiologische Überlegungen:
- Doppelt so hoher Blutverlust wie bei normaler Geburt, dadurch Blutdruckabfall.
- Anästhetika passieren die Plazentarschranke.
- Da der Magen präanästhetisch schlecht geleert wird, neigen die Tiere zum Erbrechen.
  Um eine Aspiration zu verhindern, präanästhetische Gabe von Metoclopramid und Cimetidin zur Verhinderung der Magenansäuerung:
  - Metoclopramid 0,2–0,4 mg/kg i.m. oder s.c.
  - Cimetidin 6,0–10,0 mg/kg i.m. 20 Minuten vor der Operation.

Anästhesie beim Kaiserschnitt:
Halbseitige Lagerung; bei falscher Rückenlagerung verminderter venöser Rückfluss (Feten blockieren die mütterliche V. cava), was dann zur Abnahme des HZV führt.

Epiduralanästhesie unter Sedation durch Neuroleptanalgesie:
- Applikation von Lidocain 2%ig ca. 0,5 ml/10 cm Scheitel-Steißlänge.

- Zur Prophylaxe des Blutdruckabfalls wegen Sympatikusblockade: Ameziniummethylsulfat (SUPRATONIN®) 0,5 mg/kg i.v.

Vorteil:
- Keine Gefahr für die Welpen.
- Minimale Belastung der Mutter.

Nachteil:
- Evtl. Atemdepression und Bradykardie bei zu hohem Epiduralblock.

Anästhesievorschlag Hund:
- Midazolam 1,5–2,0 mg/kg i.v. + Fentanyl 0,02–0,03 mg/kg i.v. Vertiefung durch niedrige Dosen Isofluran und Fentanyl-Dauertropf.
- Antagonisierung für Mutter und Welpen möglich:
  Welpe: 0,03 mg/kg Naloxon und 0,3 mg/kg Flumazenil i.v. und i.m.
  Mutter: Buprenorphin 0,01 mg/kg i.v.
  Flumazenil 0,3 mg/kg i.v.

Anästhesievorschlag schlecht zu handhabende Katze:
- Diazepam oder Midazolam 0,1–0,2 (–0,5) mg/kg + Ketamin 5,0 (–10,0) mg/kg i.m. in Mischspritze.
- Nach Eintritt der Sedation Vertiefung i.v., Propofol, ca. 2,0–5,0 mg/kg.
- Intubation und Sauerstoffsubstitution, Verlängerung mit Inhalationsanästhesie (Isofluran 1,2% in Sauerstoff).

Anästhesievorschlag gut zu handhabende Katze:
- Diazepam, Midazolam 0,1–0,2 (–0,5) mg/kg i.v.
- zügig gefolgt von Propofol, ca. 2,0–5,0 mg/kg i.v. oder SAFFAN® 4,0–6,0 mg/kg i.v.
- Intubation und Sauerstoffsubstitution, Verlängerung mit Inhalationsanästhesie (Isofluran 1,5% in Sauerstoff).

5 Notfälle während der Anästhesie

J. Henke, C. Lendl

5.1	Ursachen	114
5.2	Erkennen des Notfalls	115
5.3	Häufigste intraoperative Notfallsituationen	116
5.3.1	Ateminsuffizienz	117
5.3.2	Herz-Kreislauf-Insuffizienz	130
5.3.3	Nierenfunktionsstörung	148
5.3.4	Zentralnervöse Störungen (Anfälle/Exzitationen)	150
5.3.5	Anaphylaktoide Reaktionen	151
5.3.6	Störungen der Temperaturregulation	153
5.3.7	Iatrogene Notfälle	155

5 Notfälle während der Anästhesie

5.1 Ursachen

In allen Phasen der Allgemeinanästhesie kommt es unter jedem Anästhetikum, wegen der durchaus beabsichtigten Dämpfung des ZNS zu einer mehr oder weniger starken Beeinflussung vitaler Parameter (Atmung, Herz-Kreislauf, Stoffwechsel, Wasser- und Elektrolythaushalt, Temperaturregelung).

Da die verabreichten Pharmaka alle Organsysteme beeinflussen, muss jeder Patient unter Anästhesie als Risikopatient eingestuft werden!

Damit durch die Anästhesie selbst keine Notfälle entstehen, ist die Kenntnis der jeweiligen Pharmakologie, Pharmakodynamik, Pharmakokinetik und die sich daraus ergebenden Nebenwirkungen der Anästhetika notwendig.

Patientenbedingt:
Vor der Anästhesie unerkannt gebliebene Krankheitszustände und erst während der Anästhesie entstandene Entgleisungen des Stoffwechsels können zu akuten Notfällen führen.

Apparatebedingt:
Sowohl der Anästhesieapparat, als auch jegliches Monitoringsystem hat Fehlerquellen, die ohne die sofortige Interpretation eines erfahrenen Anästhesisten zu lebensbedrohlichen Zuständen führen können.

Anästhesistenbedingt:
Nicht zuletzt von demjenigen, der die Anästhesie durchführt, hängt die Komplikationsrate ab. Dabei spielen das Wissen, die

Erfahrung, die Aufmerksamkeit, die physische und psychische Belastbarkeit und die Zeit, die für Anästhesie und Monitoring zur Verfügung steht, eine wesentliche Rolle.

5.2 Erkennen des Notfalls

Das Erkennen von Notfällen in der Anästhesie ist häufig abhängig von der persönlichen Erfahrung. Aber auch ein unerfahrener Anästhesist kann erfolgreich mit den meisten misslichen Situationen umgehen, wenn er sich der Natur der häufigsten Unfälle und Notfälle bewusst ist!

Wenig dramatisch verlaufende, intraoperative Komplikationen werden während der Anästhesie oft nicht bemerkt, z. B.:
- Hypotonie
- Hypoxie
- Sickerblutung.

Dann zeigt erst die postoperative Phase, dass während der Narkose eine Störung aufgetreten sein muss. Dies äußert sich durch
- verzögerte Aufwachphase
- Apathie
- starkes Hecheln
- Verhaltens- bzw. Charakteränderungen.

> Die wenigsten Notfälle treten wirklich plötzlich auf. Sie sind das Resultat einer Summe verschiedener geringfügiger Probleme, die nicht behandelt wurden und dann Auslöser für eine Kaskade von ernsthaften Zwischenfällen sein können.

Schon die einfache klinische Beobachtung kann einen Notfall während der Anästhesie anzeigen (z. B. fehlender Puls, fehlende Atemtätigkeit, Veränderungen von Blut- oder Schleimhautfarbe, Reaktionen bzw. Reflexe des Patienten).

Um Störungen im Anästhesieverlauf zuverlässig erkennen zu können, ist eine kontinuierliche Überwachung (evtl. mit Protokollierung) notwendig. Allerdings ist das Erkennen eines Notfalls einfacher, als das Entdecken der Ursache. Wichtig ist das schnellstmögliche Erkennen und Beheben der kritischen Situation.

In Extremfällen muss der Abbruch der Narkose erwogen werden.

Doch das Erkennen kann intraoperativ erschwert sein, da man häufig auch selbst operiert, bzw. etliche Körperstellen (Femoralpuls, Thorax, etc.) dann nicht mehr zugänglich sind und zudem unter Anästhesie die Reaktionen des Patienten durch die Pharmakawirkungen verschleiert, verändert, verstärkt oder herabgesetzt sein können. Umso wichtiger ist für den Operateur ein einfaches, funktionstüchtiges, engmaschiges **Monitoring** (egal welcher Art) mit akustischen Signalen und gut lesbarer Anzeige (Kap. 2).

Das Endresultat eines fatalen anästhesiologischen Zwischenfalles ist die **Gewebshypoxie** (v.a. des Gehirns). Wird die zerebrale Zirkulation für über 3 Minuten unterbrochen, so kommt es zu irreversiblen Hirnschäden. Auch das Myokard wird durch die Hypoxie geschädigt. Es kommt zu einer Kontraktilitätseinschränkung und in Verbindung mit einer Hyperkapnie zur Sensibilisierung des Herzens gegenüber anderen Stimuli, die schließlich einen Herzstillstand verursachen können.

Für eine adäquate Oxygenierung aller Gewebe ist auch ein intakter Kreislauf als Transportsystem notwendig.

> ❗ Ziel jeder Komplikationsbekämpfung muss es sein, die adäquate Oxygenierung und die Entgiftung von Stoffwechselprodukten aufrechtzuerhalten bzw. wiederherzustellen.

5.3 Häufigste intraoperative Notfallsituationen

Es sei hier nur auf die häufigsten Zwischenfälle hingewiesen. Sie werden stichwortartig den einzelnen Organsystemen zugeordnet. Auf das Auftreten von komplexen Situationen wird nicht näher eingegangen.

5.3.1 Ateminsuffizienz

Atemstillstand

Eine vorübergehende Apnoe tritt häufig v.a. nach Anästhesieeinleitung mit Hypnotika (ca. 40 Sekunden lang) oder reflektorisch bei Zug am Ovar oder Mesenterium auf.

Eine permanente Apnoe ist Anzeichen einer schweren Komplikation.

Symptome:
- Eindeutiges Zeichen sind fehlende Thoraxbewegungen.
- Evtl. kommt es zur Zyanose (nicht bei guter Oxygenierung), bei ausgeprägter Hyperkapnie tritt jedoch eine schwere Herz-Kreislaufdämpfung noch vor einer Hypoxie ein! In diesem Fall zeigt sich eine Erhöhung von Herzfrequenz und Blutdruck mit hochroter Schleimhautfarbe.

Ursachen:
- Schlechte O_2-Versorgung des Gehirns (bei Herzstillstand, BD-Abfall, Hypoxie).
- Herabgesetzte Empfindlichkeit der Atemzentren für CO_2 durch Anästhetika (v.a. Barbiturate, Opiate) bzw. zentrale Atemdepression durch Anästhetikaüberdosierung, Hypoxie, Hyperkapnie.
- Verstärkte Anästhetikawirkung durch Azidose.
- Hypokapnie ($paCO_2 \downarrow$) z.B. nach Hyperventilation wegen eines Schmerzreizes.
- Zustand nach Seufzerbeatmung oder am Ende einer kontrollierten Beatmung.
- Auch eine Reizung der Trachealschleimhaut beim Intubieren, Zug an den Ovarien oder eine mechanische Verlegung der Atemwege (z.B. auch ein Widerstand im Patientenkreisteil durch ein geschlossenes Überdruckventil bei Spontanatmung) sind als Auslöser möglich.
- Paralyse der Atemmuskulatur durch neuromuskuläre Blockade (Muskelrelaxanzien).

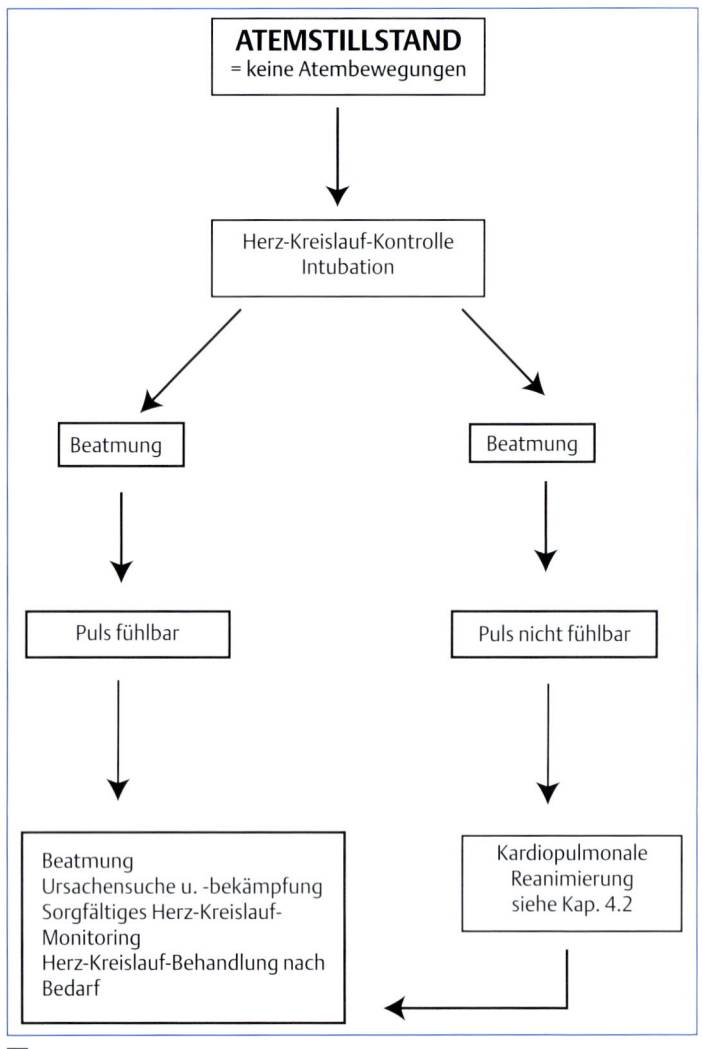

```
                    ATEMSTILLSTAND
                   = keine Atembewegungen
                            │
                            ▼
                  Herz-Kreislauf-Kontrolle
                       Intubation
                    ┌───────┴───────┐
                    ▼               ▼
                 Beatmung        Beatmung
                    │               │
                    ▼               ▼
              Puls fühlbar    Puls nicht fühlbar
                    │               │
                    ▼               ▼
        Beatmung                Kardiopulmonale
        Ursachensuche u. -bekämpfung   Reanimierung
        Sorgfältiges Herz-Kreislauf-   siehe Kap. 4.2
        Monitoring
        Herz-Kreislauf-Behandlung nach
        Bedarf
```

 5.1 Vorgehen beim Atemstillstand während der Anästhesie.

- Atemanhalten bei zu flacher Narkose bzw. bei Schmerzen.
- Eher selten: Hoher spinaler und epiduraler Block.

Therapie:

! Ziel jeglicher Therapie ist das Aufrechterhalten der Gewebeoxygenierung!

- Luftweg prüfen, wenn nötig reinigen und Intubation.
- Künstliche Beatmung (ohne Inhalationsanästhetikum in der Einatemluft!).
- Pulsüberprüfung.

Ist der Kreislauf in Ordnung, sind keine weiteren Maßnahmen nötig. Das eigentliche Problem muss gesucht und abgestellt werden. Eine künstliche Beatmung ist fast immer richtig (CAVE: Pneumothorax!).

Künstliche Beatmung:
- Die künstliche Beatmung ist abhängig von der apparativen Ausrüstung, die zur Verfügung steht und von der Größe des Patienten.
  Eingesetzt werden können: maschinelle Beatmungsgeräte, Ambu-Beutel, Reservoir-Beutel des Rückatemsystems, Ayre-T-Stück, Kuhn-Besteck, Mund-zu-Nase-, oder Mund-zu-Tubus ($\cong$ 15% O_2)-Beatmung.
- Intermittierende Druckausübung auf die Brustwand. (Reicht notfalls für ein paar Minuten, da dabei oft der Reflex getriggert wird, der die Spontanatmung wieder aktiviert.)
- Versorgung mit Raumluft ist ausreichend, aber besser ist ein O_2-angereichertes Gasgemisch.
- Versuchsweise: Reflexstimulation durch sanfte Bewegung am Tubus (kein Ziehen oder Zerren!) bzw. durch Kneifen an der Krallenbasis oder an der Nasenscheidewand.

Therapie der Überdosierung eines Anästhetikums:
- Sofort Zufuhr stoppen und künstliche Beatmung einleiten, bis die Arzneimittel eliminiert sind.

- Schnelle Metabolisierung der verabreichten Substanzen anstreben (Erhöhung der Ausscheidungsrate durch i.v.-Infusion, Erhöhung der Nierenperfusion durch Erhöhung des Blutdruckes, z. B. über Dopamin, 0,002–0,005–0,01 mg/kg/min).
- Antagonisierung je nach Injektionsanästhetikum kann lebensrettend sein:
  - gegen Opiate: Naloxon 0,003 mg/kg
  - gegen Benzodiazepine: Flumazenil oder Sarmazenil 0,03 mg/kg
  - gegen α_2-Agonisten: Atipamezol 0,05–0,2 mg/kg.
- Analeptika (z. B. Doxapram) nur mit Vorsicht anwenden. Sie erregen das Atemzentrum und heben das AMV an. Bei Überdosierung treten Konvulsionen auf. (Dosierung: Tabelle 2.7, Notfallmedikamente)
  CAVE: Doxapram erhöht den zerebralen O_2-Verbrauch, was bei bestehender Hypoxie fatal sein kann!

Hypoxämie:
Das Vorliegen einer Hypoxämie ist oft nur schwer klinisch an der Schleimhautfarbe zu erkennen, da eine starke Pigmentierung, Anämie oder Zentralisierung des Kreislaufes störend wirken können.

Ursachen eines zu geringen inspiratorischen O_2 bei adäquater Ventilation:
- Apparatefehler
- leere Sauerstoffflasche
- Akkumulierung von N_2O im Low-flow-Verfahren
- defekte Ventile.

Als Therapie gilt dann die Diskonnektion vom Narkoseapparat bzw. die Zufuhr von O_2 im Nicht-Rückatemsystem.

Respiratorische Azidose:
Eine respiratorische Azidose kann entstehen durch:
- Zu geringes AMV bei zu niedrigem Gasfluss
- verbrauchten CO_2-Absorber
- Obstruktion der Atemwege
- eingeschränkte Thoraxbewegungen.

Sie ist tödlich bei Blut-pH-Werten < 6,7.

Ein anästhesiertes Tier kann von sich aus nicht mit dem Anstieg des AMV gegenregulieren. Dies führt oft sehr schnell zum Kreislaufversagen, und tritt häufig am Ende der Operation, bei fehlender postoperativer Schmerztherapie auf.

Therapeutisch muss sofort eine suffiziente Respiration hergestellt, die Schmerztherapie begonnen und erst bei Therapieresistenz evtl. Bicarbonat (ca. 2 mmol/kg) infundiert werden.

Verlegung der Atemwege

Bei einer Prädisposition (brachyzephale Rassen, Tumoren im Pharynx, in Trachea oder Halsbereich) sind spezielle präanästhetische Maßnahmen erforderlich:
- Voroxygenieren mit 100% O_2,
- Vorbereiten verschiedenster Tuben mit Mandrin,
- eines funktionstüchtigen Laryngoskopes,
- einer Tracheotomiemöglichkeit,
- einer Beatmungsmöglichkeit,
- einer gut steuerbaren Anästhesie (schnelle Einleitungs- und Aufwachphase)
- und eines routinierten Anästhesiepersonals.

Symptome:
Anzeichen für eine Verlegung können sein:
- paradoxe Atmung
- Inspiration mit Maulöffnung und Halsbeugestellung
- krächzende Stridorgeräusche
- Zyanose (außer bei guter Oxygenierung)
- niedriger Blutdruck
- verlängerte Inspirationszeit
- oder Schnappatmung.

Ursachen:
Diese Symptome sind vor allem zu sehen bei:
- Trauma- und Unfallpatienten (Kap. 4.2.6, 4.2.7)

- Tieren mit Bewegungseinschränkung im Kiefergelenk oder Verlegung durch weichen Gaumen (Brachyzephale)
- Tumoren
- Laryngospasmen (v.a. Katze)
- Einklemmen des weichen Gaumens durch Epiglottis (v.a. Beagle)
- Trachealkollaps (v.a. kleine Hunderassen)
- ausgestülptem Larynxdivertikel
- auch eine Fremdkörperaspiration (Futter, Zähne, Blutkoagula, Schleim, Kompressen) ist denkbar.

Bei **tubusbedingten Ursachen** muss gedacht werden an:
- einen falsch plazierten Tubus (im Ösophagus, in einem Bronchus)
- ein Abknicken des Tubus
- eine Cuffhernie (Stülpen des Cuffgummis über die Tubusöffnung) oder
- ein verlegtes Tubuslumen (Schleim, Blut, Gleitmittel).

Bronchialbedingt können sein:
- Bronchospasmen (v.a. Katze) oder
- allergische Reaktionen.

Apparatebedingt kommt es zur mechanischen Atemhemmung durch:
- einen leeren Atembeutel bei zu geringem Frischgasfluss
- einen abgeknickten Narkoseschlauch
- ein geschlossenes Auslassventil im Kreissystem oder
- falsch gesteckte Schläuche am Kreissystem.

Bei einem **nicht-intubierten Tier** fungieren als Atemhindernis:
- Zunge oder Epiglottis.
- Bei Brachyzephalen ist kaum eine Nasenatmung möglich, wenn die Zunge mit dem Gaumen in Kontakt ist.
  CAVE: Am gefährlichsten in der Aufwachphase!
- Blutkoagula nach Eingriffen in Mund, Nase, Rachen.

5.3 Häufigste intraoperative Notfallsituationen

Diagnose/Differenzialdiagnose:
Über die Lokalisation der Verlegung kann Aufschluss geben:
- inspiratorischer Stridor: Ursache auf Höhe der Stimmritze oder darüber.
- in- und exspiratorischer Stridor: Ursache distal der Stimmritze.

Allgemeine Verlegung durch Bronchospasmus: Ein Keuchen ist zu erkennen und bei Lungenauskultation auch zu hören.

Zu wacher Patient bzw. eine zu flache Narkose: Zu erkennen an starken Atemversuchen, die die Gesamtsituation schnell verschlechtern können.
(CAVE: Leicht Verwechslung mit Schnappatmung bei zu tiefer Narkose!)

Therapie der unvorhersehbaren Verlegung der Atemwege:
- Diskonnektion vom Narkoseapparat.
- Kopf und Hals strecken, bei geöffnetem Maul die Zunge nach vorne herausziehen, wenn keine Spontanatmung eintritt ⇒ Intubation und Beatmung.
- Leichter Laryngospasmus: Applikation von Lidocain lokal (Wirkungseintritt erst nach 1–3 Minuten) und O_2-Substitution.
- Starker Laryngospasmus: Lidocain lokal, Intubation (u. U. ist eine Muskelrelaxation nötig) und kontrollierte Beatmung.
- Fremdkörperentfernung: Pinzette, Fasszange und Absauginstrumentarium in erreichbarer Nähe.
- Tracheotomie als Zugang zum Fremdkörper.
- Abgebissener Tubus: kleineren Tubus durchzuschieben versuchen, abgebissenen Tubus dann mit geblähtem, kleinen Tubus zurückzuziehen.

! Prüfung von Tubus, Schläuchen, Atembeuteln und Ventilen in jedem Fall!

Tubus entblocken, neu positionieren, gefühlvoll erneut blocken.

Zu enger Tubus: evtl. entfernen, durch weiterlumigeren ersetzen; dabei kann das Legen eines Mandrins vor dem Herausziehen, über den dann sogar blind der dickere Tubus geschoben werden kann, hilfreich sein.

Reinigen des Tubus durch Einführen einer Sonde und Aspiration ist oft nützlich, um Schleim oder Koagel zu entfernen.
Verklebte Atembeutel ersetzen.
Ventile säubern, trocknen bzw. austauschen.

> **!** Traten Komplikationen in Form eines Atemweghindernisses auf, so ist in jedem Fall nach dem Entfernen des Tubus, d. h. in der gesamten Aufwach- und Rekonvaleszenzphase, eine extrem sorgfältige Beobachtung des Patienten anzuraten.

Laryngo-/Bronchospasmus

Ein Laryngospasmus kommt häufiger bei der Katze vor. Er tritt meist bei einer zu flachen Einleitungsnarkose oder beim Einatmen von hochkonzentrierten Inhalationsnarkosegasen auf.

Symptome:
Der Larynx- oder Bronchialspasmus ist durch eine angestrengte Atmung, Keuchen evtl. in Kombination mit einer Zyanose gekennzeichnet.

Ursachen:
- Vor allem latent vorausgegangene Virusinfektionen können auch Wochen später noch eine Überempfindlichkeit und erhöhte spastische Aktivität der Luftwege verursachen.
- Reflektorischer Spasmus während der Intubation oder durch kalte Luft (bei Asthmatikern).
- Spasmus durch biochemische Reaktionen: Mediatoren wie Histamin, Arachidonsäurederivate, Aspiration v.a. von Mageninhalt oder anaphylaktoide Reaktionen.

Diagnose/Differenzialdiagnose:
- Die Abklärung von anderen Ursachen kann in erster Linie durch Auskultation vorgenommen werden.
- Es müssen abgegrenzt werden:

Reine Spasmen aufgrund
- einer mechanischen Tubusverlegung (dabei kommt es zu Thoraxbewegungen ohne Luftstrom),
- einer endobronchialen/einseitigen Intubation (es ist eine verstärkte Thoraxbewegung ohne Keuchen, eine schlechte Wirkung der Inhalationsanästhetika und ein reduziertes AZV zu erkennen),
- eines Lungenödems (auskultatorisch sind Flüssigkeitsgeräusche zu hören),
- einem Spannungspneumothorax (dabei zeigt sich eine zunehmende Dyspnoe, Zyanose und Schock) (Kap. 4.2.2).

Therapie und Prophylaxe des Laryngo-/Bronchospasmus:
- In keinem Fall darf eine gewaltsame Intubation vorgenommen werden. Evtl. Intubation erst nach Gabe eines Relaxans bzw. Lokalanästhetikums, das mit Knopfkanüle unter Sicht oder mit verdünntem Spray an die Epiglottis gebracht wird.
- Anticholinergika: i.v., auch intratracheal, jedoch besser intrabronchial können hilfreich sein.
- Werden Anästhetika wie Opiate, Ketamin, Halothan oder Isofluran verwendet, so empfiehlt sich zur Prophylaxe 2,0 mg/kg KGW Lidocain i.v. vor der Intubation.
- Die Gabe von 100% O_2 ist immer anzuraten.
- Tritt der Spasmus während der Anästhesie auf: Applikation von 6,0 mg/kg Theophyllin langsam i.v.
- Befindet sich das Tier im Schock: 10–30 mg/kg KGW Hydrocortison i.v. oder Methylprednisolon.
- Antihistaminika helfen nicht bei Bronchospasmus!
- Das Absaugen von evtl. aspiriertem Mageninhalt ist unbedingt nötig. Auf eine Spülung ist in jedem Fall zu verzichten!
- Ist es zu einem Spasmus gekommen, muss die Anästhesie so kurz wie möglich gehalten werden! Eine sorgfältige Beobachtung der Aufwachphase ist dringendst anzuraten.

Siehe auch Tab. 2.7, Notfallmedikamente (im Anhang)

Aspiration (aus Ösophagus, Magen)

Das aktive Erbrechen im Wach- oder reinen Sedationszustand ist zumeist nicht lebensbedrohlich, da die Schutzreflexe hierbei noch vorhanden sind.

Symptome:
Eine Aspiration zeigt sich an einer zunehmenden Dyspnoe, verbunden mit Tachykardie, Zyanose und Bronchospasmus.
Maul- und Nasenregion können mit Mageninhalt verschmutzt sein.

Ursachen:
- Gefüllter Magen (nicht nüchtern gehalten, Traumapatient)
- Kopftieflage oder Seitenlage in Kombination mit starker Relaxation (Regurgitation)
- Ösophagusdilatation oder -obstruktion
- alle Gelegenheiten, bei denen der intraabdominale Druck erhöht ist (Trächtigkeit, Tumoren, Aszites, Laparoskopie unter Kapnoperitoneum, Abstützen des Operateurs auf dem Abdomen).

Diagnose/Differenzialdiagnose:
Abhängig vom klinischen Bild, können alle Komplikationen des Atmungssystems differenzialdiagnostisch infrage kommen. Eine Aspiration kommt allerdings bevorzugt in der **Aufwachphase** vor.

Therapie/Prophylaxe der Aspiration:
- Intubation (bei jeder Narkose): Eine Intubation mit sicher blockbarem Tubus sofort nach Einleitung ist der sicherste Weg zur Verhütung einer Aspiration.
- Ist es zur Aspiration gekommen:
  - Tier an Hinterbeinen hochhalten und Inhalt abfließen lassen
  - der Pharynx muss durch Wischen oder Saugen von Erbrochenem oder Fremdkörpern gereinigt werden
  - Magen dekomprimieren (Magensonde)
  - Sauerstoff anbieten
  - sofort mit einer i.v.-Antibiose beginnen.

- Fehlen die Schutzreflexe in der Aufwachphase noch (oft beim Hund): Patient muss wieder anästhesiert und die Bronchien abgesaugt werden
  (CAVE: Keine Lavage, da Verschleppung in noch tiefere Lungenabschnitte!)

Tachypnoe

Eine erhöhte Atemfrequenz ist meist Folge einer ZNS-Stimulation. Dabei bleibt der paO_2 häufig unverändert. Die Tachypnoe kann mit Hyperventilation bei flacher Anästhesie, Hypoxie, Hyperkapnie, Blutdruckabfall, Temperaturerhöhung, Opiaten oder vorhandenen bzw. entstandenen Atelektasen auftreten. Zeigt sie sich mit Hypoventilation, so kann die Ursache in einer zu tiefen Anästhesie, einer Obstruktion, Adipositas, Kopftieflagerung oder intraabdominellen Druckerhöhung zu suchen sein.

Symptome:
Man erkennt die Tachypnoe leicht an der schnellen, flachen Atmung, die sich bis zum Hecheln steigern kann.

Ursachen:
- Bestimmte Anästhetika (Hecheln bei Opioiden, tiefe Halothananästhesie)
- hoher inspiratorischer CO_2-Gehalt (Absorber verbraucht, Fehler im Narkoseapparat, Rückatmung durch zu geringen Frischgasflow)
- Schmerzen (zu flache Anästhesie bzw. fehlende Analgesie)
- Hyperthermie (exogen, Thermoregulation gestört, Septikämie, maligne Hyperthermie).

Diagnose:
- Zunächst muss eine gründliche Allgemeinuntersuchung (Frage nach Hyperkapnie, HF ↑, BD ↑, T ↑) den klinischen Zustand klären.
- Auch eine Laboruntersuchung kann nötig werden (Höhe des $paCO_2$).

- Mit in die Diagnosestellung einbezogen werden müssen:
  - Die verabreichten Anästhetika
  - ein eventueller Fehler im Narkoseapparat und
  - eine gestörte Thermoregulation.

Therapie der Tachypnoe:
- Intubation.
- Eine kontrollierte Beatmung kann die klinischen Effekte einer Hypoventilation beheben.
- Die Gabe von Antagonisten ist zu erwägen.
- Die Anästhesieausrüstung muss immer überprüft werden.
- Wird eine fehlende Analgesie vermutet, sollten schnellwirkende Analgetika appliziert werden.
- Eine zu flache Narkose muss vertieft werden.
- Liegt eine Hyperthermie vor, so muss diese möglichst schnell behandelt werden (Kap. 6.5).

Bradypnoe

Die erniedrigte Atemfrequenz als solche lässt keine nähere Aussage über das AZV und AMV zu!

Symptome:
Man erkennt eine Bradypnoe an der erniedrigten Atemfrequenz, evtl. verbunden mit einer Unregelmäßigkeit und einer Abflachung oder Vertiefung des Atemtyps.

Ursachen:
- Sehr tiefe Anästhesie
- Atemstillstand bei Narkoseeinleitung
- Apnoe nach Hyperventilation
- Opiatanästhesie
- intrakranielle Krankheiten oder Ödeme des zervikalen Rückenmarks
- Einsatz von Muskelrelaxantien.

Diagnose:
Die Diagnose ist nach Erstellung der Anamnese und Überprüfung des klinischen Zustandes zu erhalten.

! Nur bei einer Bradypnoe mit Hypoventilation (paCO$_2$ ↑) ist ein sofortiges Eingreifen indiziert.

Ist das Tier weiterhin normoventiliert, kann eine genaue Beobachtung ausreichen.

Therapie der Bradypnoe:
- Intubation.
- Kontrollierte Beatmung ist das Mittel der Wahl. Bei Apnoe nach Anästhesieeinleitung oder nach Hyperventilation ⇒ künstliche Beatmung alle 30 Sekunden bis Spontanatmung wieder eintritt.
- Evtl. kann die Gabe von Antagonisten oder die Abflachung der Anästhesie erwogen werden.

Lungenödem

Die Gefahr eines Lungenödems während der Anästhesie ist nur bei exzessiver Infusion oder kardiogenem Schock bzw. Herzinsuffizienz gegeben.

Symptome:
- Ein Lungenödem deutet sich an durch einen Anstieg der Atemfrequenz, eine zunehmend angestrengte Atmung und eine Hypoxie.
- Bei der Auskultation sind Flüssigkeitsgeräusche zu hören.
- Evtl. tritt **Schaum** aus dem Tubus oder Flüssigkeit aus der Nase aus.

Ursachen:
- Auslöser sind alle pathologischen Zustände, die den pulmonalvenösen Druck erhöhen:
  - i.v.-Überinfusion
  - Unterbindung des Ductus arteriosus persistens
  - Herzinsuffizienz
  - erhöhter peripherer Gefäßwiderstand
  - arterieller Hochdruck (Hypertonie)
  - erfolglose Diureseanregung mit Mannitinfusion (= Überinfusion) bei Niereninsuffizienz.

- Erhöhung der Permeabilität der alveolären Kapillaren (durch Sepsis, Pankreatitis, Aspiration von Mageninhalt, lange Hypotonie, Fettembolie, Schädel-Hirn-Trauma).
- Erniedrigung des osmotischen Druckes (z. B. durch Hypoproteinämie).

Diagnose:
Vor allem die Auskultation in Verbindung mit Anamnese und Klinik bringt Klarheit.
Zur Abrundung tragen akute kardiovaskuläre Befunde, der systemische Blutdruck, der ZVD, das EKG und die Laborbefunde (Plasmaprotein, Albumin) bei.

Therapie des Lungenödems:
- Es muss sofort intubiert werden
- kontrollierte Beatmung mit 100% O_2
- ein **PEEP** von 5–10 cm H_2O unter Blutdruckkontrolle ist empfehlenswert
- der pulmonale Druck kann durch Furosemid (2,5 mg/kg KGW) i.v.) abgesenkt werden
- Arrhythmien sind zu behandeln
- Dopamin-DTI, bei einem niedrigen Blutdruck
- Antibiose und die Gabe von Corticoiden sind je nach Indikation durchzuführen.

Pneumothorax

Zum Pneumothorax siehe Kap. 4.2.2.

5.3.2 Herz-Kreislauf-Insuffizienz

Hypotonie (zu niedriger Blutdruck)

Symptome:
- Schwacher Puls!
- Tachykardie
- KFZ über 2 Sekunden
- schlechtes oder kein Pulsoximetersignal

- niedriger ZVD
- Verringerte Blutungsneigung im Operationsfeld.

Ursachen:
Ein unzureichendes Flüssigkeitsvolumen kann entstehen durch
- einen absoluten Flüssigkeitsmangel (Blutung, Anämie, Durst) oder
- eine Vergrößerung des Gefäßvolumens (periphere Vasodilatation) hervorgerufen durch
  - bestimmte Arzneimittel (v.a. Anästhetika), wie Phenothiazin, Xylazin, Inhalationsanästhetika
  - Endotoxinausschüttung oder
  - chirurgische Manipulationen (Zug am Mesovar, Druck auf Plexus coeliacus, Manipulation an Leber oder Magen), besonders wenn der Reiz länger anhält.

Diagnose:
Der schwache Puls, Tachykardie, eine verlängerte KFZ und eine Funktionsuntüchtigkeit des Pulsoximeters sind gut erkennbare Parameter.
Die Stärke einer Blutung ist nur schwer abzuschätzen.

Therapie bei Hypovolämie (Kap. 3.3):

> Ab einem Verlust von 10% des Blutvolumens ist eine über den reinen Erhaltungsbedarf hinausgehende Auffüllung (Infusion) nötig.
> Hund bzw. Katze haben physiologischerweise durchschnittliche Blutvolumina von 80 bzw. 60 ml/kg KGW.

- Es ist bei jeder Anästhesie eine Basisinfusion von 10–15 ml/kg/h durchzuführen!
- Bei geringem bis mittelmäßigem Blutverlust: kristalloide Lösungen.
- Großer oder schneller Verlust: Vollblut, Plasma oder Plasmaersatzstoffe (HAES).
CAVE: Unter Dextranen ist mit einer erhöhten Blutungsneigung zu rechnen!

- Mängel im Flüssigkeitshaushalt nach Möglichkeit **vor** der Anästhesie ausgleichen (Kap. 3.3).

Ab welchem geschätzten Blutverlust ist eine verstärkte Infusion nötig?
Verstärkte Infusion immer bei schwachem und/oder hüpfendem Puls und geschätztem Blutverlust von ca.
- Katze   ≅ 40 ml
- kleiner Hund   ≅ 80 ml
- mittlerer Hund   ≅ 200 ml
- großer Hund   ≅ 300–400 ml.

Immer unter Pulskontrolle!
Bei Normalisierung ⇒ Reduktion der Infusionsmenge!

Herzrhythmusstörungen
Eine genaue Diagnosesicherung ist nur durch ein EKG möglich.

> ! Eine erste Therapiemaßnahme, die bei jeder Art von Rhythmusstörung indiziert ist, ist die Sicherung eines adäquaten Gasaustausches.

Tachykardie
Eine Tachykardie ist selten mit Arrhythmien verbunden. Sie erhöht den O_2-Verbrauch bei häufig gleichzeitig verringertem O_2-Angebot.

Symptome:
Die Pulsfrequenz ist erhöht, aber zumeist regelmäßig.

Eine HF ab 30% über normal gilt als pathologisch.

Ursachen:
Als Auslöser für eine Tachykardie gelten:
- Schmerz und Stress, Katecholaminausschüttung
- flache Anästhesie
- Fieber, Hyperthermie

5.3 Häufigste intraoperative Notfallsituationen

- Hyperthyreoidismus
- Hypokaliämie
- Hyperkapnie und Hypoxie
- Hypotonie, Hypovolämie und Herzinsuffizienz
- Schilddrüsenüberfunktion
- Pharmaka wie Atropin, Ketamin, Tiletamin, Epinephrin, Isoproterenol, Dopamin, Dobutamin und Anästhetikaantagonisten.

Diagnose:
- Klinisches Bild, Pulspalpation, Auskultation
- Werte des Pulsoximeters und/oder des EKG.

Therapie der Tachykardie:
Entsprechend den Ursachen:
- Volumensubstitution
- Schmerztherapie
- Fiebertherapie
- Optimierung der (Be-)Atmung
- Gabe von Calciumantagonisten (Verapamil 0,05 mg/kg i.m.) oder Betablockern (Propranolol 0,5 mg/kg KGW i.v., nach vorheriger Gefäßauffüllung, nach Wirkung).

Bradykardie

Bradykardien sind häufig mit Arrhythmien verbunden.

Symptome:
Ab einer Herzfrequenz von 30% unter normal gilt sie als pathologisch.

Ursachen:
Als Ursachen gelten:
- zu tiefe Anästhesie
- ZNS-Dämpfung durch Opioide, α_2-Rezeptor-Agonisten oder intrakranielle Druckerhöhung
- Herz-Kreislauf-Erkrankungen (AV-Block)
- Hypoxie
- schlechter venöser Rückfluss

- Hypervolämie (Überinfusion)
- Hyperkaliämie
- vagale Reizung (Druck auf Bulbus, Pharynxstimulation)
- volle Harnblase
- Hypothermie
- Hypothyreoidismus.

Diagnose:
Sie kann klinisch oder über Pulsoximeter bzw. EKG gestellt werden.

Therapie der Bradykardie:
Zunächst muss die Ursache abgestellt werden.
Ist dies nicht möglich, oder ist der klinische Zustand zu schlecht, können je nach Indikation
- Anticholinergika (Atropin 0,02 mg/kg, Glycopyrrolat 0,01 mg/kg),
  (CAVE: Wirkungseintritt nach 3–5 Minuten, Zustand kann sich zunächst scheinbar verschlechtern!)
- Sympathomimetika (Dopamin, Dobutamin 0,002–0,005–0,01 mg/kg/min, permanenter Dauertropf von Anfang der Narkose an)
- Ephedrin (0,005–0,015 mg/kg) oder
- Isoproterenol (0,5 mg auf 250 ml verdünnen, titrierend nach Wirkung)

zum Einsatz gelangen.

Arrhythmie

Prinzipiell gibt es verschiedene Arten:
- Vorhofextrasystolen
- Kammerextrasystolen
- Vorhoftachykardie
- ventrikuläre Tachykardie
- atrioventrikulärer Block
- Vorhofflimmern.

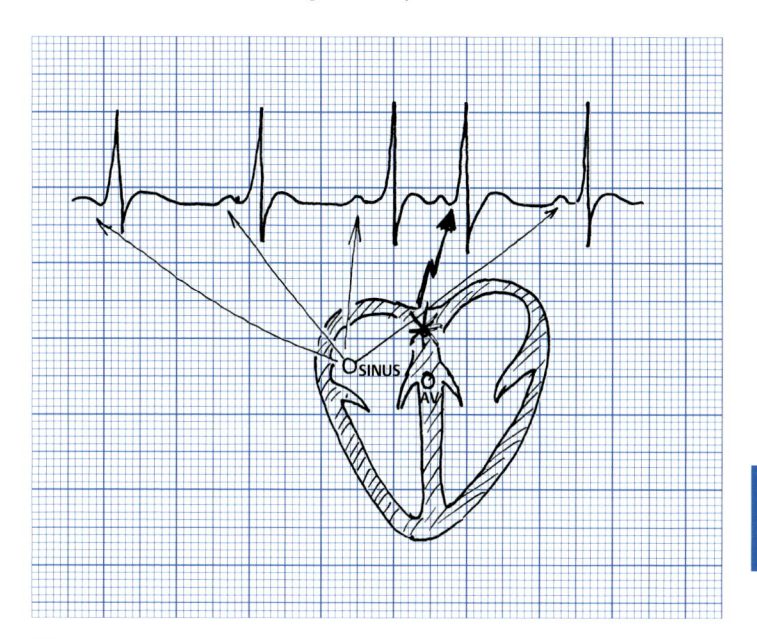

5.3 Häufigste intraoperative Notfallsituationen **135**

5.2 a Vorhofextrasystole
ausgehend von einem ektopischen Vorhofherd (✶),
o = Impulse vom Sinusknoten.

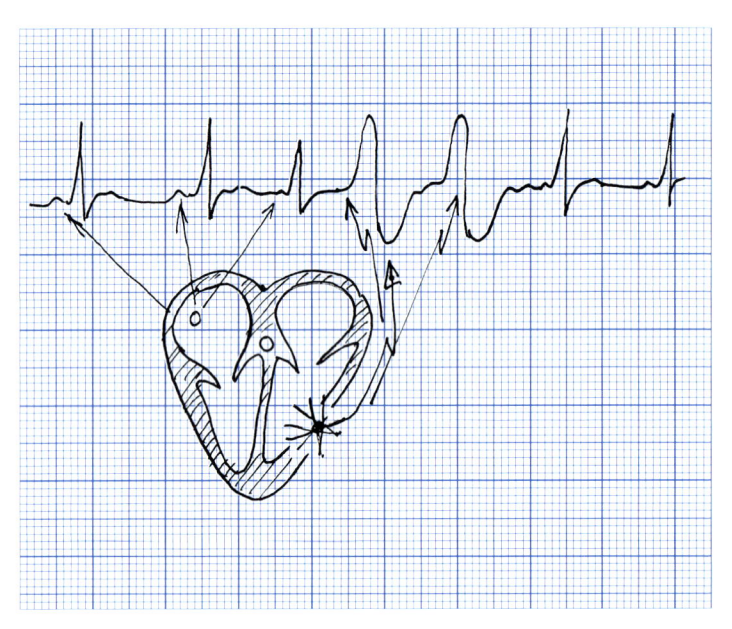

5.2 **b** Kammerextrasystolen. Ein einzelner ektopischer Kammerherd (✷) kann einzelne oder Serien von Kammerextrasystolen hervorrufen.

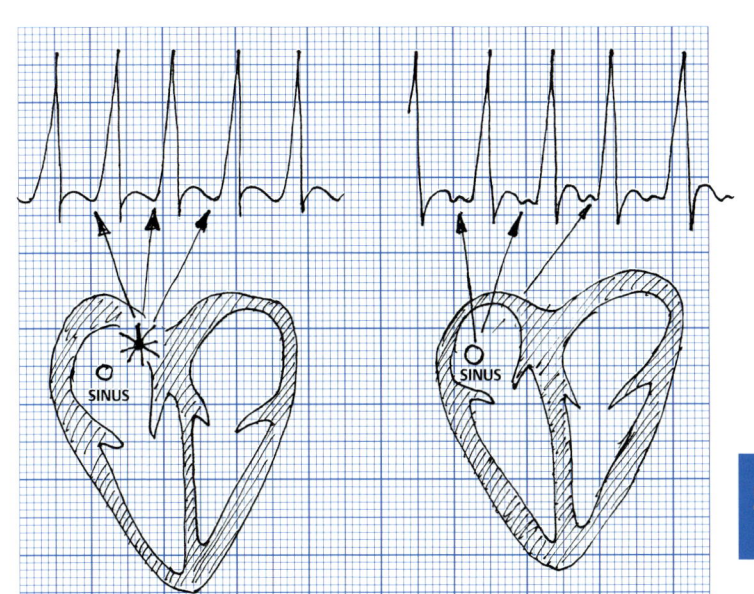

5.3 Häufigste intraoperative Notfallsituationen 137

🔵 5.2 c **links:** Paroxysmale oder supraventrikuläre Tachykardie: (✳) ektopischer Herd im Vorhof, der den Sinusrhythmus unterdrückt (keine P-Welle).
rechts: Sinustachykardie: Übererregung des Sinusknotens, z. B. Sympathikusstimulation (normale P-Welle).

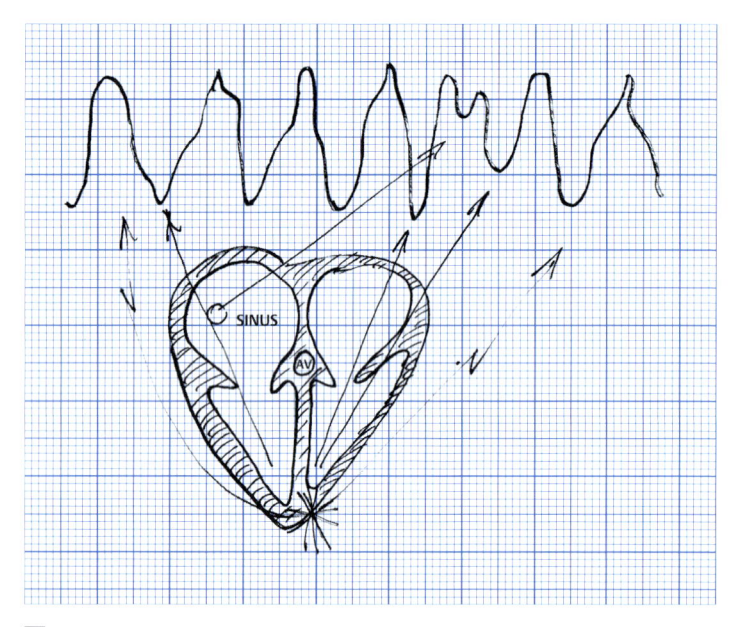

○ 5.2 **d** Ventrikuläre Tachykardie mit einem Vorhofimpuls, ausgehend von einem ektopischen Herd (✳) in der Kammer.

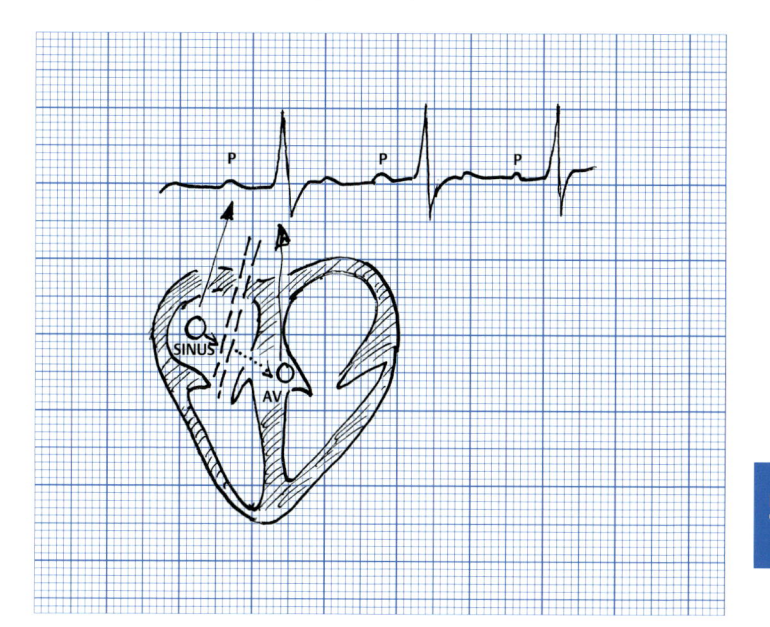

○ 5.2 **e** AV-Block 1. Grades. Die Überleitung vom Sinusknoten zum AV-Knoten ist verzögert.

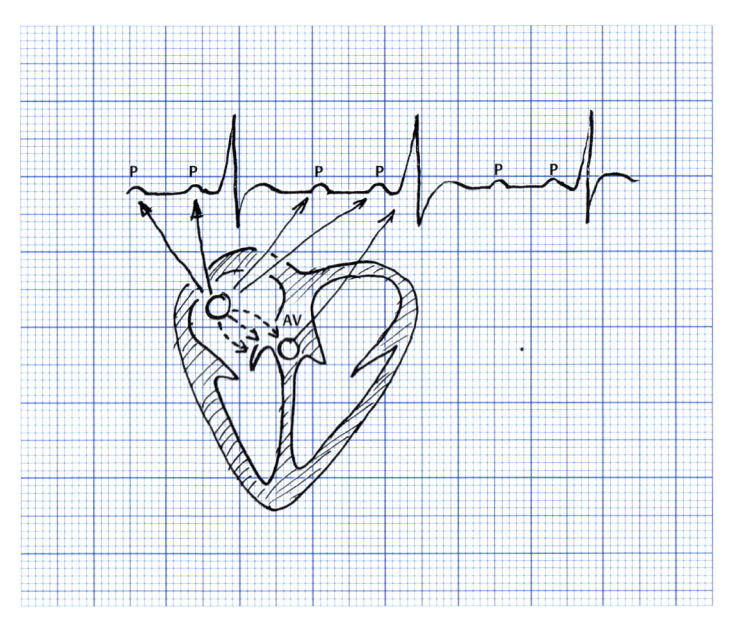

5.2 f AV-Block 2. Grades. Es bedarf mehrerer Sinusimpulse, um einen AV-Impuls zur Kammerkontraktion zu erzeugen.

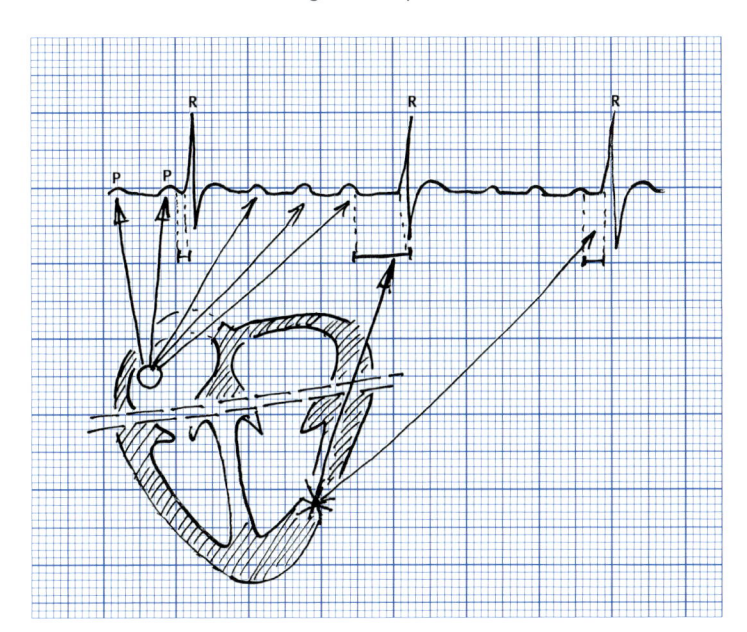

Abb. 5.2 **g** AV-Block 3. Grades. Vorhof und Kammer schlagen unabhängig voneinander. Der P-Wellenabstand zu den selteneren QRS-Komplexen ist unterschiedlich.

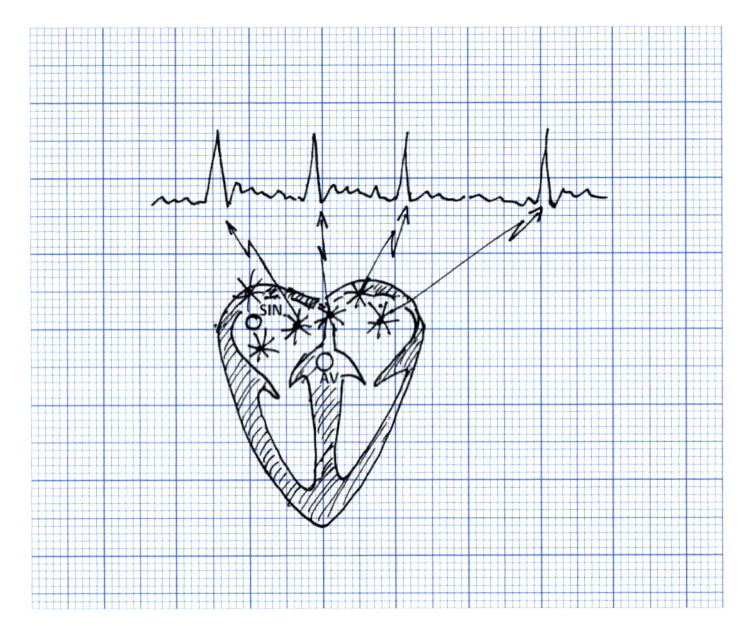

○ 5.2 **h** Vorhofflimmern, ausgehend von multiplen (✶) ektopischen Vorhofherden. Keiner der Impulse depolarisiert den Vorhof dabei vollständig. Impulse werden nur gelegentlich über den AV-Knoten weitergeleitet.

Symptome und Ursachen:
- **Vorhofextrasystolen**
  P-Welle so früh, dass sie von vorausgehendem QRS-Komplex verdeckt wird, kann negativ sein, normale QRS-Komplexe, Herzschläge können einzeln, als Paare oder als Serien auftreten.
- **Kammerextrasystolen**
  Weit auseinander gezogene QRS-Komplexe, keine zuordenbaren P-Wellen; durch erhöhten Katecholaminspiegel (Aufregung, Schmerz, Hypoxie etc.), Dopamin, Dobutamin, traumatische Myokarditis, zu flache oder zu tiefe Anästhesie, Anästhetika (Halothan, Xylazin, Thiobarbiturate, Medetomidin), Jugularis-Katheter im Ventrikel, hohe Vordehnung, hoher Auswurfwiderstand.

- **Vorhoftachykardie**
  Herzfrequenz 160–180 Schläge/min, abnormale P-Wellen, QRST-normal, fortlaufend oder anfallartig.
- **Ventrikuläre Tachykardie**
  Auseinandergezogener QRS-Komplex, Kammerfrequenz > 100/min, Rhythmus regelmäßig, unabhängig nachhinkende P-Wellen.
- **Atrioventrikulärer (AV-)Block**
  Eingeschränkte Überleitung des Sinusknotens oder des AV-Knotens über das His-Bündel oder die Bündeläste.
    - 1. Grades: Verlängerung des PR-Intervalls.
    - 2. Grades: Kammerschlagfrequenz niedriger als Vorhoffrequenz.
    - 3. Grades: QRS-Komplexe ohne Beziehungen zu P-Wellen, (Abstände der P-Wellen zu den QRS-Komplexen von P-Welle zu P-Welle unterschiedlich) QRS abnorm, unregelmäßig, weniger als 40/min.

  Durch degenerative Herzerkrankungen, myokardiale Kontusionen, infektiöse Myokarditis, Stimulation des autonomen Nervensystems (Schmerzen, Dobutamin), Hyperkaliämie, Hypoxie, Anästhetika (z. B. Xylazin).
- **Vorhofflimmern**
  Multiple ektopische Vorhofzacken, keine eigentlichen P-Zacken, häufig nur temporär (z. B. nach chirurgischer Manipulation im Thorax).

Diagnose:
Die verschiedenen Arten können nur im EKG unterschieden werden.

Therapie der Herzarrhythmie:
- **Vorhofextrasystolen**
  Isolierte Extrasystolen nicht behandlungsbedürftig, wenn nicht kreislaufwirksam, evtl. Betablocker (Propanolol titrierend 0,04–0,06 mg/kg).
- **Kammerextrasystolen**
  Keine Behandlung, wenn weniger als 20 Extrasystolen/min;

Veränderung der Anästhesietiefe, O_2, angepasste Beatmung, Volumensubstitution, Übergang von Halothan auf Isofluran, evtl. auf TIVA, Lidocain oder Procainamid 1,0–5,0 mg/kg i.v.
- **Vorhoftachykardie**
  Chirurgische Manipulation einstellen, kardiale Stimulation einstellen, vagal stimulieren (Druck auf Bulbus), Propanolol titrierend (0,04–0,06 mg/kg i.v. nach Flüssigkeitstherapie).
- **Ventrikuläre Tachykardie**
  CAVE: sofort Abbruch der Anästhesie, Xylocain 50 mg/Tier im Bolus, Behandlung von Hypovolämie, Azidose, Hypokaliämie!
- **Atrioventrikulärer Block**
  AV-Block 1. Grades:
  – keine Behandlung notwendig
  – Abstellen der Ursache
  AV-Block 2. Grades:
  – Abstellen der Ursachen
  – Sauerstoff
  – Atropin (0,02 mg/kg i.v.)
  – Dopamin, Dobutamin (2.7)
  AV-Block 3. Grades
  – akut Isoproterenol (0,5 mg/250 ml 5% Glucose nach Wirkung)
  – chronisch: Herzschrittmacher.
- **Vorhofflimmern**
  Nur bei Permanenz nötig, Propanolol titrierend (0,04–0,06 mg/kg).

Herzversagen/Herzstillstand

Beim Herzversagen muss immer zwischen Kammerflimmern und einer Asystolie unterschieden werden.

Symptome:
Klinische Anzeichen eines drohenden Herzstillstandes sind
- eine fortschreitende oder andauernde Brady- oder Tachykardie
- eine Blutdrucksenkung (KFZ ↑)
- eine Veränderung des Atemmusters
- ein Abfall des $ETCO_2$

- Schleimhautblässe, evtl. eine Zyanose und
- das Austreten von dunklem, viskösem Blut aus der Operationswunde.

Ursachen:
Zum **Kammerflimmern** kommt es
- im Schock
- bei O_2-Mangel oder
- bei einem vagalen Reiz.
- Es kann sich aus allen tachykarden und bradykarden Rhythmusstörungen entwickeln oder
- durch heterotope Erregungsbildungsstörung.

Eine **Asystolie** kann durch eine Überdosierung von Anästhetika verursacht werden.

Diagnose:
- Die klinische Situation und evtl. Monitoringgeräte zeigen den drohenden Kreislaufstillstand an.
- Kammerflimmern und Asystolie sind ohne EKG nicht voneinander abzugrenzen.
- CAVE: Reflexe müssen nicht sofort erloschen sein!
- Phänomen der elektromechanischen Dissoziation: Fast normales EKG, ohne dass das Herz seine hämodynamische Funktion noch ausübt.
- Das Pulsoximeter zeigt wegen Fehlen der hämodynamischen Funktion nicht mehr an.
- Oft fließender Übergang von Flattern in Flimmern, bei Flattern regelmäßige Kammerkontraktionen mit einer Frequenz von 200–350/min, bei Flimmern unregelmäßige Kammerkontraktionen (eher Herzmuskelzuckungen) von 350–500/min (◯ 5.3 a, b).

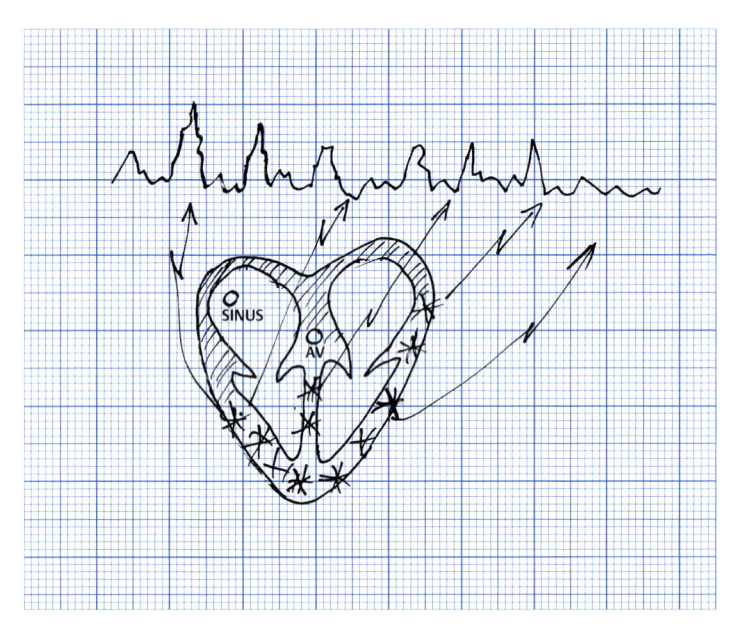

5.3 **a** Kammerflimmern. Multiple ektopische Herde in der Kammerwand (✷) verursachen einen völlig unregelmäßigen EKG-Verlauf ohne nennenswerte Förderleistung.

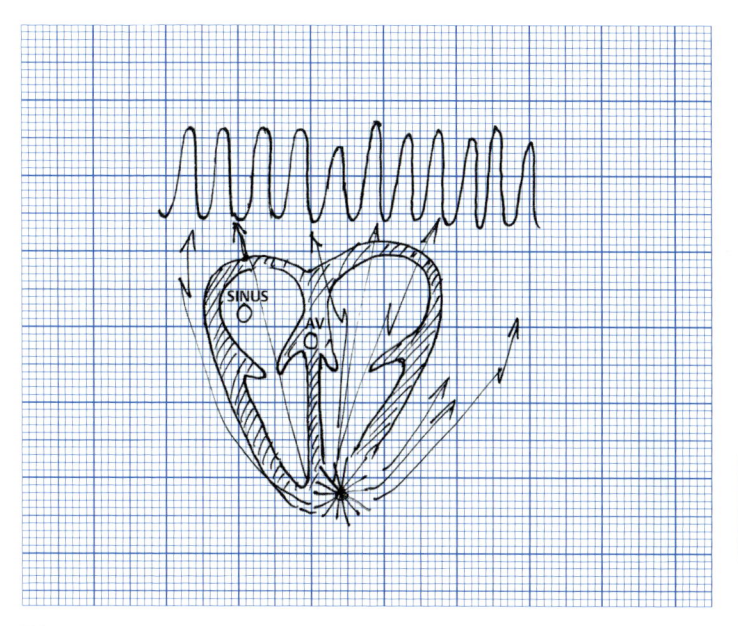

○ 5.3 **b** Kammerflattern. Ein ektopischer Herd in der Kammerwand (✶) bildet schnell aufeinander folgende Reize (> 200/min). Das EKG ist nahezu sinusförmig, die Auswurfleistung ist gering.

Therapie des Herzstillstandes:

! Sofort nach Diagnosestellung muss die Herzwiederbelebung eingeleitet werden!

Kardiopulmonale Reanimation
(Kap. 4.2.6 und ○ 4.2)

1. **Um Hilfe rufen!**

2. **Zunächst mechanische Reanimation**
- Intubation
- Abhängen von jeglicher Anästhetikazufuhr
- manuelle Beatmung (Mund-Nase, Mund-Tubus, Ambu-Beutel, Reservoirbeutel eines Narkoseapparates) am besten mit 100% O_2

- externe Herzdruckmassage, evtl. elektrische Defibrillation
- interne Herzmassage (bei intraoperativ schon geöffnetem Abdomen leicht nach Eröffnung des Zwerchfelles möglich), so lange bis peripherer Puls fühlbar
- Frequenz: 15 Herzdruckmassagen + 1 Beatmung (5–10 Atemhübe/min sind ausreichend).

3. Medikamentöse Therapie
- Venöser Zugang (am besten zentralvenös, V. jugularis), Volumenersatz
- Adrenalin 1:10000, 0,5–5 ml (0,005–0,015 mg/kg) alle 5 min i.v. oder intrabronchial
- Dopamin 0,002–0,005–0,01 mg/kg/min i.v.
- $NaHCO_3$ 1,5 mmol/kg i.v. (am besten nach Kontrolle des Säure-Basen-Status)
- evtl. Corticosteroide: Prednisolon 30,0 mg/kg, Dexamethason 5,0 mg/kg i.v.

Wiederbelebungsausrüstung = Notfallset (Kap. 2.4)

5.3.3 Nierenfunktionsstörung

Oligurie, Anurie

Während nahezu jeder Anästhesiemethode kommt es zu einem Absinken des Blutdruckes. Fällt der mittlere arterielle Druck unter 60 mmHg, bzw. der systolische Druck unter 80 mmHg, so ist mit einer gestörten Perfusion der Niere zu rechnen, der Filtrationsdruck ist für eine Urinproduktion nicht mehr ausreichend. Hält dieser Zustand länger an, werden die Nieren irreversibel geschädigt.

Die Prophylaxe und Therapie eines Blutdruckabfalles ist deshalb wichtig.

Die Applikation von Dopamin verbessert die Nierenperfusion wesentlich.

Die meisten Anästhetika führen zu einer ADH-Ausschüttung, d. h. zur Wasserrückresorption.

> Bei mittleren arteriellen Drücken von 80–180 mmHg funktioniert die Autoregulation der Niere. Bei höheren Drücken kommt es zur Druckdiurese, bei niedrigeren zur gestörten Filtration.

Symptome:
Von einer Oligurie spricht man ab einer Harnproduktion < 0,5 ml/kg/h.

Ursachen:
Unter Anästhetika, die den Blutdruck senken und ADH-Ausschüttung bewirken (Opioide, Barbiturate, Propofol, Inhalationsanästhetika).

Diagnose:
- Bestimmung des Urinvolumens pro Zeiteinheit: Vorherige, vollständige Entleerung der Harnblase, transurethral Blasenkatheter legen, bzw. wenn nicht möglich, Zystozentese.
- Anhaltspunkt zum Funktionszustand der Nieren über die Qualität des Femoralispulses. Ist er nicht mehr spürbar, so liegt der systolische Blutdruck unter 60 mmHg, d.h. es ist keine ausreichende Nierenperfusion mehr möglich.
- Wird eine Laparotomie durchgeführt, hilft die Palpation der Blase zu Beginn und am Ende der Operation, die Urinproduktion zu schätzen.

Therapie/Prophylaxe der Nierenfunktionsstörung:
- Vorbeugend bei jeder Anästhesie **Flüssigkeitstherapie** (evtl. schon präoperativ beginnend) mit mindestens dem Erhaltungsbedarf (10,0 ml/kg/h).
- Blutdruck sollte immer stabil gehalten und die Organperfusion bei Bedarf verbessert werden (z.B. über Dopamin-Dauertropfinfusion).
- Falls prophylaktisches Vorgehen nicht ausreichend, evtl. zusätzlich Diurese mit Furosemid. Dabei ist zu beachten, dass eine erfolgreiche Diurese nur bei Azidosevermeidung, am besten bei leichter Alkalisierung des Patienten zu erwarten ist (Infusionstherapie). (Therapie des hypovolämischen Schocks in Kap. 4.2.6).

Polyurie, überschießende Diurese

Symptome:
Überschießende Diurese, Urinmenge > 3 ml/kg/h bei Infusion des Erhaltungsbedarfs.

Ursachen:
- Diabetes mellitus
- Diabetes insipidus
- Glucoseinfusion
- α_2-Agonisten (Blockade der Insulinausscheidung, Blockade der ADH-Freisetzung).

Gefahren:
- Dehydratation
- Elektrolytverschiebungen.

Therapie:
- Therapie der Ursache
- Glucoseinfusion beenden
- α_2-Agonisten absetzen bzw. antagonisieren
- Ausgleich von Elektrolytverschiebungen nach Elektrolytbestimmung im Blut.

5.3.4 Zentralnervöse Störungen (Anfälle/Exzitationen)

Diese Art der Komplikationen ist während der Anästhesie eher selten, tritt gegebenenfalls in der Einleitungs- oder Aufwachphase auf.

Zentrale Erregungszustände können in Narkose oft atypisch aussehen (z. B. rhythmisches Fußzucken).

Symptome:
- Muskeltremor oder Muskel-Tic
- unkoordiniertes Zungenspiel
- Zwinkern.

Ursachen:
- Bestimmte Anästhetika (wie Ketamin, Acepromazin) können die Krampfschwelle des Tieres herabsetzen.
- Vorbestehende und evtl. unerkannt gebliebene pathologische Zustände (Kap. 4, Schädel-Hirn-Trauma, Hypoglykämie, Diabetes mellitus, Epilepsie) leisten den Anfällen Vorschub.
- Regelmäßig auftretende Exzitationen sind bei Röntgenkontrastmittelgabe (v.a. bei Myelographie wegen intrakranieller Druckerhöhung) bei Abflachen der Narkose zu verzeichnen. Bei Verwendung moderner Kontrastmittel tritt diese Komplikation nur noch selten auf.

Diagnose:
Die Diagnosestellung richtet sich nach dem klinischen Erscheinungsbild, das jedoch durch die Anästhesie selbst stark verschleiert wird.

Prophylaxe/Therapie der zentralnervösen Anfälle:
- Dem Patienten sollte immer 100% O_2 in der Einatemluft angeboten werden.
- Die Gabe von 5%iger Glucoselösung wirkt protektiv.
- Sind starke und dauerhafte Exzitationen zu beobachten, so kann Diazepam oder Pentobarbital i.v. eingesetzt werden.
- Bei einer Myelographie empfiehlt es sich, die Narkose etwas länger aufrechtzuerhalten, als es eigentlich nötig wäre, d. h. bis das Kontrastmittel vollständig abdiffundiert ist.

5.3.5 Anaphylaktoide Reaktionen

Anaphylaktoide Reaktionen sind allergische Zustände mit der Folge einer Kreislaufstörung (anaphylaktoider Schock Kap. 4.2.6). Sie können 1 Minute bis 1 Stunde nach Allergenkontakt auftreten.

Symptome:
Klinisch können sehr unterschiedliche Bilder auftreten.
Es zeigen sich:
- Muskelschwäche

- Unruhe
- evtl. Defäkation
- Herzfrequenzerhöhung, verbunden mit einem Blutdruckabfall
- z.T. Arrhythmien (bis zum Herzstillstand)
- zyanotische Schleimhäute
- Anzeichen einer Hypoxämie
- häufig kommt es zu Urtikaria, verdickten Lidern, Lefzen und Ohren
- aber auch Apnoe, Bronchospasmus und lebensgefährlichen Larynxödemen.

Ursachen:
Eine Vielzahl von Stoffen kommen als Auslöser infrage.
Am häufigsten verursacht durch
- Antibiotika (v.a. bei i.v.-Gabe, besonders häufig bei Tetracyclin) und
- Anästhetika (v.a. Alphaxolon/Alphadolon: Es darf nur bei der Katze verwendet werden, aber auch dort kommt es bei ca. 50% der Tiere zur Histaminausschüttung durch den Lösungsvermittler Cremophor EL, die nur selten lebensbedrohlich ist).
- Auch durch den Einsatz von Dextranen, Fremdblut, Plasma oder Kontrastmitteln sind Allergien auslösbar.

Diagnose/Differenzialdiagnose:
Die anaphylaktoiden Erscheinungsformen sollten nicht mit einem durch mechanische Reize ausgelösten Bronchospasmus oder einer zu tiefen Anästhesie verwechselt werden.

Therapie der Anaphylaxie:
- Da diese Komplikation sehr fulminant verlaufen kann, muss die symptomatische Therapie sofort begonnen werden.
- Es empfiehlt sich die Gabe von Corticoiden i.v. (10,0–20,0 mg/kg), auch Antihistaminika i.v. sind hilfreich (z. B. FENISTIL®, BENADRYL®).
- Der sofortige Beginn einer Infusionstherapie und die Applikation von 100% O_2 kann lebensrettend sein.

- Auch die Gabe von Theophyllin oder Epinephrin 0,005–0,015 mg/kg i.v. kann nötig sein (🗔 2.7).
- Kommt es zum Kreislaufstillstand, so ist die Reanimation einzuleiten (siehe Kap. 4.2.6; Abb. 4.2; Kap. 5.3).

5.3.6 Störungen der Temperaturregulation

Hypothermie

Im Rahmen einer Anästhesie kommt es durch die zentrale Beeinflussung durch Anästhetika zumeist zu einem Abfall der Körpertemperatur bis hin zur Hypothermie (< 36 °C).

Symptome:
Es sind Bradykardie und ungewollte Narkosevertiefung (infolge schlechter Metabolisierung) zu beobachten.

Ursachen:
Die Hypothermie wird verursacht durch
- Dämpfung des zentralnervösen Wärmeregulationszentrums durch die Narkose
- eine anästhesiebedingt verringerte Wärmeproduktion und
- einen erhöhten Wärmeverlust.
- Sie ist um so stärker, je kleiner der Patient ist (große Gefahr bei einem KGW unter 3 kg!).

Diagnose:
Durch eine Temperaturmessung (Kap. 2.3, Monitoringsysteme) rektal oder ösophageal kann leicht die Diagnose gestellt werden.

Prophylaxe und Therapie der Hypothermie:

> **!** Es ist in jedem Falle leichter eine Hypothermie zu verhindern, als sie zu bekämpfen!

Dazu ist eine Temperaturmessung im Online-Verfahren zu empfehlen.
Die Hypothermie kann verhindert werden durch
- eine warme Unterlage schon im Stadium der Sedation
- möglichst trockene Operationstücher

- eine angenehme Raumtemperatur (20–22 °C)
- das Beschränken der Verdunstungskälte bei der Hautdesinfektion
- die Verwendung von Kreissystemen (Rückatmung angewärmten Atemgases)
- das Zwischenschalten von Humidifiern (Kap. 3)
- das Anwärmen der Infusionslösungen auf 38 °C, v.a. bei kleinen Individuen
- Bei Kältezittern in der Aufwachphase muss zusätzlich zu den Aufwärmbemühungen O_2 (über Sauerstoffzelt oder Maskenkragen) verabreicht werden.

Hyperthermie

Eine Hyperthermie > 39,5 °C tritt meist als Syndrom der malignen Hyperthermie oder iatrogen durch fehlerhafte Heizsysteme auf.

Symptome:
- Hecheln, Tachykardie, Unruhe.
- Bei Temperaturen über 42 °C nimmt die Unruhe wieder ab, es kommt jedoch ein verstärkter Rigor hinzu.
- Im Falle einer malignen Hyperthermie (häufig bei Rennhunden) können die $ETCO_2$-Werte in extreme Höhen (über 80 mmHg) steigen.
- Initial Hypertonie, später Absinken des Blutdrucks.

Ursachen:
Eine Hyperthermie kann entstehen durch:
- Hohe Umgebungstemperaturen
- Lampen über einem Metalltisch
- defekte Heizkissen (meist nur lokale Hyperthermie)
- Verwendung eines Low-flow-Systems
- In speziellen Fällen auch durch eine „maligne Hyperthermie" (v.a. Rennhunderassen unter Inhalationsanästhesie).

Diagnose:
Durch eine **Temperaturmessung** (Kap. 2.3 Monitoringsysteme) rektal oder ösophageal kann leicht die Diagnose gestellt werden.

Prophylaxe und Therapie der (malignen) Hyperthermie:
Es ist in jedem Falle leichter eine Hyperthermie zu verhindern, als sie zu bekämpfen!
Dazu ist eine Temperaturmessung im Online-Verfahren zu empfehlen.

Bei einer (malignen) Hyperthermie ist
- eine **externe** (Ice-packs, feuchte Tücher) und **interne Kühlung** (kalte Abdomen-, Magen- und Darmspülungen)
- die Verabreichung von **Antipyretika** (z. B. Metamizol langsam i.v.)
- Beatmung mit reinem O_2
- ein **Wechsel des Narkosesystems** und
- das **Abstellen der Triggersubstanzen** (bei maligner Hyperthermie) nötig.

Sind die Tachykardien sehr ausgeprägt und längeranhaltend, sollten rechtzeitig, d. h. noch im Stadium der Hypertonie, Betablocker appliziert werden.

CAVE: Kühlung einstellen, sobald Temperatur zu sinken beginnt.

5.3.7 Iatrogene Notfälle

Paravenöse Injektion

Eine versehentliche paravenöse Injektion bleibt während der Anästhesie oft unerkannt. Evtl. zeigt das mangelhafte Ansprechen des Patienten auf Injektionsanästhetika einen Verschluss der Vene an. Bleibt dies unerkannt, so führt es evtl. zur Verödung der Vene bis hin zur Gewebsnekrose (CAVE: Thiobarbiturate!) und zu einer verzögerten Anästhesiean- und -abflutung. Eine Injektion muss stauungsfrei vorgenommen werden. Propofol verursacht paravenös Gewebeverhärtung, aber nur selten Nekrosen.

Substanzen, die paravenös zu Gewebeschäden führen können: Thiobarbiturat $CaCl_2$, Chloralhydrat, hochprozentige Glucose.

Therapie der paravenösen Injektion:
Kommt es zur paravenösen Applikation von gewebereizenden Substanzen, so ist das Umspritzen mit phys. NaCl-Lösung, evtl. in Kombination mit Hyaluronidase, angezeigt, um eine schnellere Resorption zu erreichen.

Es wird empfohlen, lokale Verbände mit Heparin und Salicylatpräparation (z. B. TENSOLVET 50000®) anzulegen.

Luftembolie

Die Gefahr einer Luftembolie ist, wenn nur periphervenöse Zugänge vorhanden sind, sehr gering. Sie tritt eigentlich nur bei einem versehentlich offenen zentralvenösen Katheter unter dem Zustand einer Hypovolämie oder bei einem Thoraxtrauma auf. Es kommt zur Embolie des koronaren oder zerebralen Kreislaufs. Mit lebensgefährlichen Komplikationen ist ab dem Eindringen von 20–50 ml Luft zu rechnen.

Symptome:
- Blutdruckabfall
- Arrhythmien
- Tachypnoe
- gestaute Halsvenen
- Hypoxie, Zyanose
- Absinken des $ETCO_2$-Wertes am Kapnometer
- EKG-Veränderungen bis zum Herzstillstand.

Ursachen:
- Intravenöse Injektion
- Eröffnung einer Vene oberhalb der Herzebene, z. B. im Rahmen von Laminektomien, Amputation eines Vorderbeines.
- Thoraxtrauma: offene Wunden, Thorakozentese, kontrollierte Beatmung
- Gasinsufflation: Laparoskopie, Pneumozystoskopie
- proximal offener, zentralvenöser Katheter
- Einbringen von zementierten Hüftendoprothesen.

Diagnose:
- Herzgeräuschveränderungen: Zunächst tympanisches Geräusch, mit zunehmender Ausprägung, Murmeln, gefolgt von Brummen.
- transösophageale Ultraschalluntersuchung
- Kapnographie: abrupter Abfall des $ETCO_2$.

Therapie der Luftembolie:
- Identifizierung und Verschluss der Eintrittsstelle
- Erhöhung des venösen Druckes durch positive Druckbeatmung
- Lachgaszufuhr sofort unterbrechen
- Absaugen des Blut-Luft-Gemisches über einen rechten Vorhofkatheter.

Notfälle durch Lokalanästhetikagabe

Die Nebenwirkungen der Lokalanästhetika (LA) können örtlich oder systemisch sein.

Lokale Gewebeschädigungen durch
- zu hohe Konzentrationen der LA
- ihre Anwendung (Infiltration) in nekrosegefährdeten Gebieten des Körpers (z. B. Peripherie der Extremitäten, Ohrmuschel, Lefzen, Schwanzspitze)
- durch Zusatz von Sperrkörpern noch verstärkt.

Systemische oder allgemeine Nebenwirkungen durch
- absolute Überdosierung am Injektionsort
- unbeabsichtigten Übergang größerer Mengen von LA in den Kreislauf oder in das ZNS
- Toxizität der LA (ist abhängig von ihrer Metabolisierungsgeschwindigkeit, ihrer Konzentration, ihrer Wirkstärke und der Resorptionsgeschwindigkeit)
- erhebliche Nebenwirkungen am HKS (durch direkte Funktionsstörungen am Herzmuskel und den peripheren Gefäßen). Am Myokard vermindert sich vor allem die elektrische Erregbarkeit, die Überleitung und die Kontraktilität.

Die bedeutendsten Ursachen für hohe Plasmakonzentrationen von LA sind versehentliche Injektion in eine Vene oder Arterie, Überdosierung der LA, zu rasche Resorption von der Injektionsstelle.

Verwendung von LA mit Sperrkörperzusatz kann in nekrosegefährdeten Gebieten, wie den Akren oder der Kornea zu massiven Schädigungen des Gewebes führen.

Bupivacain kann bereits bei subkonvulsiven Plasmakonzentrationen ventrikuläre Arrhythmien auslösen.

Symptome:
- Gewebeschädigung meist durch zu hohe LA-Konzentrationen, die zu Verletzungen und Nekrosen von Nervenzellen und Muskelfasern führen können.
- Alle LA können bei entsprechend hoher Plasmakonzentration zentralnervöse Effekte auslösen.
- ZNS-Symptome treten für gewöhnlich vor Symptomen am Herz-Kreislauf-System auf: Leichte Unruhe, Angstzustände, Vomitus, Muskelzittern, generalisierte Krämpfe, Koma, Atemstillstand. Allerdings in ihren warnenden Anfangssymptomen nur im Wachzustand gut erkennbar. Unter Sedation oder Allgemeinanästhesie treten Frühreaktionen wie Unruhe und Muskelzittern meist nicht deutlich in Erscheinung.
- Generalisierte Krämpfe sind gefährliche Anzeichen einer LA-Vergiftung unter dem klinischen Bild von epileptoiden Anfällen.
- Es können akute LA-Vergiftungen mit den Symptomen Tachykardie, Blutdrucksenkung, Arrhythmie in Form von Extrasystolen und Kammerflimmern durch versehentliche i.v.-Injektion der LA entstehen.
- Bisweilen allergoide Reaktionen unter ähnlicher Symptomatik.
- Echte allergische Reaktionen (durch Stabilisator Methylparaben) unter LA-Einfluss sind sehr selten, eher durch LA vom Estertyp, als vom Amidtyp verursacht.
- Evtl. Induzierung einer Methämoglobinämie.

Prophylaxe:
- Die Infiltration von LA sollte nur in Gewebegebiete erfolgen, die nicht terminal sind.
- Vor der Zufuhr großer Mengen von LA antikonvulsiv wirkende Pharmaka wie z. B. Benzodiazepine (Midazolam oder Diazepam 0,5–0,8 mg/kg i.v. oder i.m.) zuführen.
- Patienten unmittelbar und bis zu 30 Minuten nach der Injektion intensiv auf etwaig auftretende Nebenwirkungen überwachen.
- Beim Auftreten generalisierter Krämpfe ebenfalls Benzodiazepine (s.o.) und zur Einleitung eines muskelentspannenden Anästhesiestadiums III/1 ein kurz wirkendes Barbiturat (Thiamylal, Narcobarbital) nach Wirkung einsetzen.
- Die alleinige Zufuhr von Sauerstoff beeinflusst die Krampfschwelle nicht, kann jedoch eine Hypoxie vermeiden.
- Um Blutdruckabfälle vor allem unter Epiduralanalgesie zu vermeiden, kann prophylaktisch Ameziniummethylsulfat (SUPRATONIN®) verabreicht werden.

Therapie:
- Durch Applikation von Benzodiazepin, Thiobarbiturat oder auch Propofol positiv beeinflussbar.
- Symptomatische Behandlung mit Elektrolyt-, bzw. Flüssigkeits- und Sauerstoffsubstitution sowie Natriumbicarbonat-, Dopamin- oder Dobutamin-Gaben (📖 2.7).
- Vermeidung von Azidosen respiratorischer oder metabolischer Art, da sie die Krampfschwelle absenken.
- Hyperventilation mit Hypokapnie erhöht die Krampfschwelle.
- Bei Atemlähmungen unter Epiduralanalgesie, die durch Aufsteigen des LA bis zu C7-C5 eine Zwerchfelllähmung verursacht, Kopf des Tieres hoch lagern und sofort kontrolliert beatmen.
- Bei zentraler Atemlähmung kein Anästhetikum mehr zuführen und unmittelbar kontrolliert beatmen und dabei hyperventilieren.
- Atemdepressionen, die durch epidural verabreichte Opioide vor allem bei intrathekaler Diffusion (z. B. bei epiduralem Dauerkatheter) oder versehentlicher intrathekaler Injektion verur-

sacht wurden, kann man durch niedrige Dosen von Naloxon antagonisieren, ohne dabei die analgetische Wirkung des epiduralen Opioids wesentlich abzuschwächen.
- Der auftretenden relativen Hypovolämie muss durch eine rasche Flüssigkeitszufuhr entgegengewirkt werden. Die Menge der Volumengabe richtet sich nach der Pulsqualität an der A. femoralis.
- Zusätzlich zur Kreislaufunterstützung Natriumbicarbonat 1,5 mmol/kg/10 min.
- Dopamin oder Dobutamin (0,003–0,005–0,01 mg/kg/min in Abhängigkeit von der auftretenden Tachykardie).
- Es kann auch Epinephrin (Adrenalin) 0,005–0,015 mg/kg i.v. oder intratracheal verabreicht werden.
- Bei Herzstillstand müssen Maßnahmen zur Reanimation unternommen werden (Herzmassage, Defibrillieren).

6 Notfälle in der Aufwachphase

C. Lendl, W. Erhardt

6.1	Zu schnelles, unvermitteltes Aufwachen aus der Narkose	162
6.2	Krämpfe/Exzitationen in der Aufwachphase	164
6.3	Apnoe nach Extubation	166
6.4	Larynxödem bei der Katze	168
6.5	Temperaturregulationsstörungen	169
6.5.1	Hypothermie	170
6.5.2	Hyperthermie	172

6 Notfälle in der Aufwachphase

Notfälle in der Aufwachphase können durch prä- und intraanästhetisch vorhandene Probleme entstehen oder unvorhersehbar auftreten.

> ! Durch häufig in dieser Phase bereits reduziertes Monitoring und verringerte Aufmerksamkeit werden die entstehenden Probleme initial manchmal übersehen!

Wurde nach dem Basisregime vorgegangen (venöser Zugang, Intubation) und sind instrumentelle sowie medikamentöse Notfallmittel greifbar (Kap. 2 und 3), kann sofort nach dem Erkennen der Notfallsituation rasch symptomatisch vorgegangen werden. Für den Fall, dass kein venöser Zugang vorhanden und der Patient nicht intubiert ist, muss dies unverzüglich nachgeholt werden!

Die Wiederkehr des Bewusstseins und damit der verschiedenen Reflexe sollte kontinuierlich verlaufen und in einem der verwendeten Anästhesiemethode angemessenen Zeitrahmen. Dazu sollten die Halbwertszeiten der Pharmaka bekannt sein und in Relation zu Dosierung und Patient (Ernährungszustand, individuelle Faktoren, ASA-Risikoklasse, Hydratationszustand, Ausscheidungsfähigkeit, etc.) gesehen werden.

6.1 Zu schnelles, unvermitteltes Aufwachen aus der Narkose

Der Übergang von der Anästhesie in die Aufwachphase sollte nach Operationsende erfolgen. Häufig versucht man aber schon vor Abschluss des Eingriffs die Narkosetiefe zu vermindern. Kommt es dann zu unerwarteten operativen Verzögerungen oder erreicht der Patient schneller als erwartet ein oberflächlicheres Anästhesiestadium, lässt sich der Eingriff infolge von Abwehrbewegungen des Patienten nicht beenden.

Symptome:
- Zum Ende der Operation hin auftretend
- Anstieg von Herz- bzw. Pulsfrequenz
- Anstieg des Blutdrucks
- Anstieg der Atemfrequenz, Übergang zu meist sehr oberflächlichem Hecheln
- Vokalisation bzw. bei intubierten Tieren ohne Lautäußerung
- Spontanbewegungen
- Bauchpresse.

Ursachen:
- Mangelnde Analgesie: Reaktion bei schmerzhaften Vorgängen (Hautnaht, Umlagern etc.).
- Mangelnde Hypnose: Symptome auch, wenn der Patient nicht manipuliert wird (evtl. durch Geräusche).

Diagnose:
- Ankündigung durch Anstieg von Herz- und Atemfrequenz sowie Blutdruck.
- Bei mangelnder Analgesie kann es durch die schmerzbedingte Katecholaminausschüttung auch zu Herzarrhythmien kommen, da das Myokard durch bestimmte Anästhetika wie z. B. Halothan sensibilisiert ist.
- Muskeltonus, insbesondere die Kieferspannung steigt.
- Spontanbewegungen (Versuch der Vokalisierung) oder starkes Pressen mit dem Bauch.

Therapie:
Bis zur Stabilisierung des Patienten von anästhesiologischer Seite ist zunächst das operative Vorgehen auszusetzen.

Ist ein **Schmerzreiz Auslöser** für die Reaktion:
- Initial nach Vertiefen der Hypnose (Propofol nach Wirkung) das rasch anflutende, kurzwirkende (aber erst nach 2–3 Minuten

angreifende) Opiat Fentanyl 0,001–0,002(–0,005) mg/kg i.v. nach Wirkung.
- Für die Aufwachphase sollte dann ein entsprechendes, länger wirksames Analgetikum appliziert werden (z. B. Buprenorphin, NSAID).

Ist die **Hypnose nicht mehr ausreichend**, muss die Narkose wieder vertieft werden:
- Erhöhung der inspiratorischen Narkosegaskonzentration (bei entsprechend heftigen Reaktionen dauert das Anfluten der Inhalationsanästhetika allerdings zu lange).
- Intravenöse Applikation von Anästhetika, die folgenden Kriterien genügen müssen: Rasches Anfluten, rasche Metabolisierung, möglichst geringe Beeinflussung der Vitalparameter.
Mittel der Wahl:
Propofol 2,0–5,0–7,0 mg/kg i.v.
Alternativ: kurzwirksame Barbiturate (sehr vorsichtig!) wie Thiopental oder Thiamylal nach Wirkung (oft ist schon 1,0 mg/kg ausreichend).
- Folgt der Narkosevertiefung eine Atemdepression ist der Patient zu beatmen (ohne Lachgas, da die Aufwachphase bevorsteht!).

Prophylaxe:
- Kontinuierliche Überwachung des Patienten mit der gleichen Aufmerksamkeit bis zum Operationsende.
- Die Hautnaht stellt erfahrungsgemäß noch einen deutlichen Schmerzreiz dar!

6.2 Krämpfe/Exzitationen in der Aufwachphase

Die Verminderung der Anästhesietiefe und damit das Überleiten in die Aufwachphase sollte sanft, ohne Störung von außen und unter Beibehaltung physiologischer Vitalparameter erfolgen. Bei der Ausleitung der Narkose muss beachtet werden, dass Substanzen wie das Ketamin, die kataleptische Zustände hervorrufen, nicht mehr vorherrschen.

Symptome:
- Ankündigung mit hohem Muskeltonus, Veränderungen von Herz- und Atemfrequenz, aber auch unvermitteltes Auftreten solcher Erscheinungen.
- Desorientiertheit, Exzitationen und Krämpfe unterschiedlichsten Ausmaßes: Tonisch-klonische Krämpfe, Zittern, Paddelbewegungen, Hin- und Herwerfen, Speicheln, Mydriasis, Vokalisationen, spontaner Harn- und Kotabsatz.
- Die Tiere sind nicht ansprechbar und unberechenbar.
- Bei Annäherung ist ruhig und vorsichtig vorzugehen, eine für Tier und Personal sichere Fixierung (Beißschutz!) ist bis zur Beruhigung notwendig.

Ursachen:
- Bestimmte Anästhetika können die Krampfbereitschaft erhöhen (Phenothiazine, Ketamine, Opioide bei der Katze)
- neurologische Probleme
- nach Myelographien oder Wirbelsäulenoperationen
- mangelnde Analgesie
- Hypothermie
- falsches Handling.

Diagnose:
- Deutliche Symptome, aber die Form der Exzitationen lässt keinen Rückschluss auf die Ätiologie zu.

Therapie:
- Diazepam oder Midazolam 0,2–1,0 mg/kg i.v., eine Verdopplung der Dosierung innerhalb von 5–10 Minuten ist möglich.
- Wenn Diazepam erfolglos ⇒ länger wirksame Barbiturate.
  - Sie führen zu einer Depression von Großhirnrinde und motorischen Zentren.
  - Applikation nach Wirkung, daher sehr langsam i.v.
  - Pentobarbital (NARCOREN®) flutet innerhalb einer Minute an, es sollte mit physiologischer Kochsalzlösung 1:10 verdünnt appliziert werden, Dosierung ca. 5,0 (–10) mg/kg.
  - Wirkungseintritt von Phenobarbital nach intravenöser Injektion ist erst nach 12 Minuten deutlich ⇒ weniger geeignet.

Prophylaxe:
- Nach Myelographien ist es sinnvoll, die Patienten in Kopfhochlagerung über die Untersuchung hinaus 30–60 Minuten in Narkose zu halten; danach ist das Kontrastmittel weitgehend aus dem subduralen Raum eliminiert.
- Antikonvulsives Anästhesieregime für neurologische Problemfälle, Epileptiker und Patienten mit Wirbelsäulenoperationen (mit oder ohne vorhergehende Myelographie):
    - Einleitung mit Diazepam, Opiat (Ataranalgesie), Barbiturat.
    - Aufrechterhaltung mit Inhalationsanästhetika oder TIVA.

6.3 Apnoe nach Extubation

Die Extubation sollte erfolgen, wenn der Patient den Schluckreflex wiedererlangt hat. Erst kurz vorher ist die Luft aus der Manschette abzulassen. Dies verhindert das Abfließen von Speichel, Blut oder Spülflüssigkeit in die Trachea und damit eine Aspiration in die Lunge. Diese Entlastung des Cuff kann zu einer reflektorischen Apnoe führen. Aber auch der Reiz des Extubierens kann im halbwachen Zustand reflektorisch zum Atemstillstand führen.

Symptome:
- Langsam zunehmende Atemdepression mit sinkender Atemfrequenz und/oder –tiefe.
- Plötzliches Sistieren der Atmung nach dem Extubieren.
- Ein bis mehrere tiefe Atemzüge können der Apnoe vorausgehen.

Ursachen:
- Anästhetika-Überhang (durch Akkumulation o. Ä.)
- Hypothermie
- Hypokapnie
- Hyperoxie
- Rebound-Effekt nach Antagonisierung (initial erreichte Vigilanz nimmt deutlich ab, wenn die Halbwertszeiten der Antagonisten zu kurz sind)
- postoperativ verabreichte Analgetika (Opiate)

- Barotrauma: Kommt es während einer Inhalationsanästhesie versehentlich zu einem Verschluss des Überdruckventils und damit zu einem Druckaufbau im Patientensystem (überdehnter Atembeutel), so ist es möglich, dass infolge überdehnter Barorezeptoren über einen längeren Zeitraum eine Apnoe auftritt.
- Hyperoxie, eine Überversorgung mit Sauerstoff kann nach längeren Narkosen mit reinem Sauerstoff als Trägerstoff, v.a. wenn beatmet wurde, der Grund für eine Apnoe (so lange, bis der Überschuss abgeatmet ist, maximal 3 Minuten) sein. Nach einer Narkose in Spontanatmung tritt dieser Effekt eher selten auf.

Diagnose:
- Visuelle Beurteilung der Atmung.
- Atemcheck: Wird um die Brust gelegt und gibt Alarm bei Abfall der Atemfrequenz (Kap. 2).
- Pulsoximetrie: sinkende Sauerstoffsättigung.
- Kapnometrie: Die zuletzt gemessenen endexspiratorischen CO_2-Werte geben Aufschluss über eine eventuell zugrunde liegende Hypokapnie – es fehlt dann für das Atemzentrum der Anreiz zur Spontanatmung, der aber ähnlich wie bei der Hyperoxie nach maximal 3 Minuten wieder auf 37 mmHg angestiegen ist.

Therapie:

! War die Spontanatmung vor dem Extubieren stabil und effizient, so kann bei entsprechendem Monitoring (Pulsoximetrie) 60–90 Sekunden abgewartet werden!

- **Stimulierung** der Atmung durch Zwicken in die Nasenscheidewand oder kurzes und kräftiges Komprimieren des Thorax.
- Bei Ausbleiben der Spontanatmung: **Reintubation** und Beatmung mit Raumluft oder besser mit O_2-angereicherter Luft (möglichst nicht mit 100% O_2, wegen Hyperoxie).
- Insbesondere, wenn der Pharynx-Larynx-Bereich verlegt ist (z.B. auch durch relaxiertes, vorgefallenes Gewebe bei brachyzephalen Rassen), ist die Reintubation mit Mandrin und kleinem Tubus leichter.

- Überprüfung, warum es zu dieser Notfallsituation kam (s. Ursachen) und kausale Therapie.
- Atemstimulanzien (z. B. RESPIROT®) oder zentrale Analeptika (z. B. DOPRAM-V) sollten nur in Ausnahmefällen verabreicht werden, wenn keine Möglichkeit zur Intubation und Beatmung besteht. Diese Medikamente können zu einem erhöhten Sauerstoffverbrauch im Gehirn führen und so die in diesem Moment bestehende negative Sauerstoffbilanz weiter verschlechtern.

6.4 Larynxödem bei der Katze

Katzen, wie auch Kaninchen, neigen mehr als andere Haustierarten dazu, nach einer Irritation des Kehlkopfbereiches mit einem Schleimhautödem zu reagieren. Dies kann soweit gehen, dass es zu einer vollständigen Verlegung im Gebiet des Larynx kommt.

Symptome:
- Nach dem Extubieren sehr angestrengte Atembewegungen, paradoxes Atemmuster.
- Zyanotische Schleimhäute und eventuell Anzeichen von Panik.
- Infolge der sich einstellenden Hypoxämie kommt es schnell zu Bradykardie (mit oder ohne Arrhythmien).

Ursachen:
- Manipulationen im Larynxbereich, eventuell bereits bei der Intubation, z. B. durch Druck mit Laryngoskop oder Tubus auf die Epiglottis oder Verwendung eines Lokalanästhetikum-Sprays.
- Intraoperative Maßnahmen im Pharynx-Larynx-Bereich:
    - Endoskopische Untersuchungen von Nase/Rachen, Trachea, Ösophagus etc.
    - Schieben von Kathetern durch den Rachen in den Ösophagus
    - Operationen im hinteren Mundraum.
- Allergische Reaktionen.
- Von den Steroidnarkotika löst das in Deutschland nicht erhältliche SAFFAN® (Alphaxolon/Alphadolon) bei der Katze über eine Histaminreaktion häufig Ödeme aus: Davon ist das Larynxödem sicher das komplikationsreichste (aber auch das seltenste).

Diagnose:
- Klinische Anzeichen sind nahezu pathognomonisch.
- Nach Öffnung des Maules und dem Vorverlagern der Zunge ist der Larynx ödematisiert oder wegen aufgequollener Schleimhaut nicht zu sehen.

Prophylaxe:
- Schonung des Gewebes bei der Intubation und allen Manipulationen im Pharynx-Larynx-Bereich.
- Eine Lokalanästhesie des Rachenbereichs sollte mit XYLOCAIN-Gel, das man über den Plastikteil einer Venenverweilkanüle dort platziert, durchgeführt werden.

Therapie:
- Sofortige Wiederherstellung freier Luftwege durch Reintubation, am besten mit einem ungecufften Endotrachealtubus.
- Ist die Katze nicht mehr relaxiert genug, muss die Hypnose wieder vertieft werden durch intravenöse Applikation von Propofol nach Wirkung.
- Bei Nichtöffnen der Stimmritze ist unter Sichtkontrolle zwischen die Stimmbänder ein steifer Katheter (z. B. großlumige Braunüle) einzuführen oder ein stumpfer Mandrin, über den dann der Tubus in die Trachea vorgeschoben wird.
- Beatmung der Katze, am besten mit 100% O_2.
- Systemische Applikation von schnellwirkenden Corticosteroiden und Antihistaminika.

6.5 Temperaturregulationsstörungen

Unabhängig von der Wahl der verwendeten Anästhetika kommt es immer zu einer Verschlechterung der Thermoregulationsfähigkeit des Organismus. Darüber hinaus wird der Körper gerade hinsichtlich dem Aufrechterhalten seiner physiologischen Temperatur durch das operative Vorgehen weiter belastet (Abdeckung durch Folien und Tücher, Verdunstungskälte, eröffnete Körperhöhlen). In den meisten Fällen kommt es zu ausgeprägten Hypothermien.

Dies betrifft kleinere Tiere mehr, da sie ein ungünstigeres Verhältnis von Körperoberfläche zu Körpergewicht haben.

In seltenen Fällen kann es auch zu Hyperthermien kommen, die in der Regel sehr dramatisch verlaufen und ebenfalls einer sofortigen Therapie bedürfen.

6.5.1 Hypothermie

Die verschlechterte Thermoregulation des Organismus führt nahezu bei jeder Kleintieranästhesie zu einem Absinken der Körpertemperatur, wenn dem nicht von außen entgegengesteuert wird.

Es ist daher ratsam, jeden Patienten entsprechend prophylaktisch zu behandeln, da es schwieriger ist, die entstandene Hypothermie und die daraus resultierenden Probleme (Herz-Kreislaufdepression, verminderte Organperfusion, verzögertes Aufwachen) zu therapieren (Kap. 5.3.6).

Symptome:
- Körpertemperatur erniedrigt.
- Symptomatik vielfältig, da es zu einer Depression fast aller Organsysteme kommt.
- Kältezittern und verlängerte Aufwachphasen.
- Verlangsamte Anästhetikaausscheidung durch verminderte Leber- und Nierenperfusion.
- Oft starker Blutdruckabfall.

Ursachen:
- Herabgesetzte Thermoregulationsfähigkeit des Organismus durch die direkte depressive Anästhetikawirkung.
- Zahlreiche perioperative Maßnahmen:
  - Scheren, Rasieren, Hautreinigung mit (kalten) Lösungen, alkoholische Hautdesinfektion (Verdunstungskälte!).
  - Eröffnung von Körperhöhlen, Spülen der Körperhöhlen mit nicht körperwarmen Lösungen.

- Perioperative Infusionstherapie mit nicht körperwarmen Lösungen.
- Zufuhr von kaltem, nicht angefeuchtetem Frischgas über die Patienteneinheit des Narkosegerätes (Verdunstungskälte).

Diagnose:
- Kontinuierliche perioperative Überwachung der Körperinnentemperatur.
- Am einfachsten mit einem Temperaturfühler, der in den Ösophagus oder das Rektum eingeführt wird (z. B. Messsonden von Außenthermometern, Kap. 2).
- Temperatur sollte bis zum vollständigen Erwachen kontrolliert werden.

Therapie:
- Ist ein Patient einmal ausgekühlt, müssen über einen längeren Zeitraum gegensteuernde Maßnahmen ergriffen werden: Lagerung auf Wärmekissen, Warmwasserbetten, Zudecken des Patienten.
- Anlegen von Wärmflaschen oder von mit Warmwasser gefüllten Handschuhen.
- Infusion warmer Lösungen („Safe and Warm"-Infusionsbehälter oder Infusionsschlauch patientennah durch eine Nierenschale mit heißem Wasser leiten).

Prophylaxe:
Weitaus **sinnvoller** ist es, einer Hypothermie vorzubeugen!
- Nur soviel als nötig Scheren und Rasieren.
- Anwärmen der Lösungen zur Reinigung und Hautdesinfektion.
- Patient auf Wärmekissen o.ä. lagern.
- Warme Spüllösungen verwenden.
- Patientensysteme mit Rückatmung verwenden, so die Körpergröße es zulässt.
- Verdunstungsverluste durch Einsetzen von Filtern zwischen Tubus und Patienteneinheit minimieren (Humidifier, allerdings Erhöhung des Geräte-/Atemwiderstands).
- Inspirationsgas anfeuchten (Bubbleflasche mit warmem H_2O).

- Bestimmte Pharmaka, die besonders stark in die Thermoregulation eingreifen (z. B. Phenothiazine, α_2-Agonisten), bei sehr kleinen und sehr jungen Tieren nicht oder nur in sehr niedrigen Dosierungen einsetzen.

6.5.2 Hyperthermie

Eine Hyperthermie tritt nach einer Narkose weitaus seltener, aber in der Regel dramatischer auf als eine Unterkühlung. Die Therapie erfolgt symptomatisch, da sich die Ursachen nur schwerlich abklären lassen. Bei einer Körpertemperatur über 42 °C übersteigt der Sauerstoffverbrauch die Sauerstoffzufuhr und es kommt zur hypoxischen Schädigung von Gehirn, Leber, Niere und Blut.

Symptome:
- Ansteigen der Körpertemperatur trotz zu erwartender perioperativer Hypothermie.
- Patienten fühlen sich heiß an und hecheln.
- Bei maligner Hyperthermie kann bereits intraoperativ ein Anstieg der endexspiratorischen CO_2-Konzentration beobachtet werden.

Ursachen:
- Hohe Stoffwechselaktivität (Bakteriämie, Endotoxämie).
- Oberflächliche Anästhesie.
- Große oder adipöse Patienten.
- Übermäßige Wärmezufuhr durch Heizkissen.
- Einschränkung der Wärmeabgabe:
  - Abdeckung mit Folien und Tüchern
  - Low flow im geschlossenen Inhalationssystem, angefeuchtetes Narkosegas.
- Maligne Hyperthermie (meist bei stark bemuskelten Rennhunden wie Barsoi, Saluki, Greyhound, Whippet und deren Mischlingen):
  - Rasch und progressiv entstehende Hyperthermie unbekannter Ursache.

- Aufgrund eines genetischen Defektes kommt es zur Störung von Calciumtransportvorgängen im Myoplasma, erhöhter Muskelenzymaktivität, Wärme- und CO_2-Produktion.
- Oft in Verbindung mit der Verwendung von Halothan oder Succinylcholin, aber nahezu jedes Anästhetikum kann diese Symptomatik triggern.
- Mortalitätsrate ist hoch (besonders, wenn sie in der Aufwachphase unerkannt bleibt).

Diagnose:
- Messen der Körpertemperatur
- Anstieg der endexspiratorischen CO_2-Konzentration bei noch intubierten Patienten, metabolische Azidose.

Therapie:
- Kühlungsmaßnahmen:
  - Patient mit nasskalten Tüchern bedecken.
  - Kalt abduschen oder mit Alkohol befeuchten.
  - Magen- oder rektale Spülungen mit kaltem Wasser.
  - Kalte kristalloide Infusionen.
  - Bei offenem Abdomen Spülen mit sterilem kaltem H_2O.
- 100% O_2 anbieten.
- Intubation und assistierte Beatmung.
- Jede Wärmezufuhr stoppen.
- Medikamentös Antipyretika (Metamizol) einsetzen.
- Bei maligner Hyperthermie ist Dantrolen-Natrium wirksam, das aber infolge seiner kurzen Haltbarkeit – bei enormem Preis – nur selten zur Verfügung stehen wird.
- Ist eine Abkühlung auf 40°C erreicht, sind die aggressiven Kühlmaßnahmen auszusetzen und der Patient weiter zu überwachen; die Temperatur sollte langsam (ca. 1°C pro Stunde) absinken.
- Begleitend Corticosteroide und Natriumbicarbonat.
- Tachykardie senken durch Betablocker (titrierend) wenn der Blutdruck noch hoch ist.

Prophylaxe:
- Kontinuierliche Messung der Körpertemperatur und sofortige Gegensteuerung intraoperativ.
- Bei intraoperativ ansteigendem endexspiratorischem CO_2-Partialdruck Ursachen abklären.
- Von Heizkissen ausgehende Wärme wiederholt kontrollieren.
- Unter operative Abdeckungen fassen um Wärmestau zu beurteilen.

7 Postanästhetische Probleme im Wachzustand

W. Erhardt, C. Lendl

7.1	Unmittelbare Nachwirkungen von Anästhetika	176
7.2	Reversible und irreversible Organschäden	178
7.2.1	Reversible Gehirnschäden	178
7.2.2	Hypoxie/Perfusionsschäden der Leber	179
7.2.3	Hyperthermie	179
7.2.4	Hypoxie/Perfusionsschäden der Nieren	180
7.2.5	Verlegung der oberen Luftwege	181
7.2.6	Kardiopulmonale Dyspnoe	182
7.2.7	Neurologische Anfälle	183
7.3	Unmittelbare Operationsfolgen	183
7.3.1	Schmerzen	184
7.3.2	Gastrointestinale Nebenwirkungen der Analgetika	185
7.3.3	Nebenwirkungen der Analgetika in Bezug auf die Blutgerinnung	189
7.3.4	Nebenwirkungen der Analgetika in Bezug auf die Nierenfunktion	189
7.4	Postoperative Ernährung des Notfallpatienten	190
7.4.1	Ernährung bei spezifischer Problematik	191
7.4.2	Zwangsernährung	193

7 Postanästhetische Probleme im Wachzustand

Postoperativ-anästhetische Probleme können auftreten als unmittelbare Nachwirkung der Anästhetika, als reversible und irreversible Organschäden, als Operationsfolgen, durch Mangelerscheinungen und Dysregulationen.

7.1 Unmittelbare Nachwirkungen von Anästhetika

Symptome:
- Niedergeschlagenheit
- Müdigkeit
- Unruhe
- Hypoventilation
- Erbrechen
- Nickhautvorfall
- Blutdrucksenkung
- Bradykardie
- Tachykardie
- Arrhythmie.

Ursachen:
- Anästhetikaüberdosierung
- mangelnde Metabolisierungsfähigkeit
- verzögerte Rückumverteilung
- Rebound nach Antagonisierung.

Diese Ursachen können grundsätzlich durch alle Anästhetika und Muskelrelaxanzien verursacht werden. Dabei sind vor allem die Sedativa (z. B. Acetylpromazin, Xylazin, Droperidol), lang und mittellang wirkende Hypnotika (z. B. Pentobarbital, Thiobarbiturate, Chloralhydrat, Metomidat), Ketamin oder Opiate schuld an lang anhaltendem Nachschlaf, der unterbrochen sein kann von mehr oder weniger kontrollierten Wachperioden, in denen Niedergeschlagenheit, Verwirrtheit, torkelnder Gang, Salivation, Nickhautvorfall vorherrschen.

Therapie:
- **Kreislaufunterstützung**: Infusion von 10–15 ml/kg/h Ringer-Laktat-Lösung oder Dextran 40, Zusatz in den Dauertropf: Theophyllin/Theodrenalin (AKRINOR®) (3 Ampullen auf 500 ml Infusat) oder Dopamin 0,003–0,005 mg/kg/min i.v. (50 mg/500 ml Infusat davon 1 ml = 0,1 mg).
- **Antagonisierung**:

– α_2-Agonisten (Xylazin, Medetomidin)	Atipamezol 0,05–0,2 mg/kg i.v.
– Benzodiazepine (Diazepam, Midazolam)	Flumazenil, Sarmazenil 0,03–0,01 mg/kg i.v.
– Opiatagonisten (Fentanyl, Levomethadon)	Naloxon 0,003–0,03 mg/kg i.v. und i.m.
– Nichtdepolarisierende Muskelrelaxanzien (Pancuronicum, Atracurium Vecuronium)	Neostigmin 0,04 mg/kg i.v. +0,02 mg/kg Atropin i.v.

> Bei jeder Antagonisierung besteht die Gefahr des Reboundphänomens, d.h., dass die Agonisten im weiteren Zeitverlauf wieder wirksam werden und zu Somnolenz usw. führen können. ⇒ Deshalb zur Sicherheit zusätzlich $1/2$ Dosis s.c. verabreichen.

- **Verhindern der Hypothermie** (u.a. Auskühlung verhindern): warme Umgebung, Wärmflaschen, Muskelmassagen.
- **Sauerstoffversorgung**: Sauerstoffzelt, intraoperativ verlegte, in die Nase eingeführte und auf dem Nasenrücken und Stirn festgenähte oder -geklebte Sauerstoffsonde (⊙ 7.1).

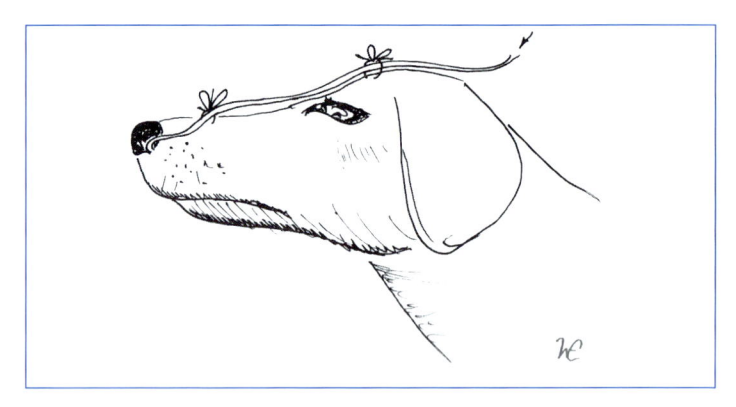

7.1 Nasensonde zur Sauerstoffsubstitution im Wachzustand.

7.2 Reversible und irreversible Organschäden

Durch Veränderung der Sauerstoffversorgung nach Atemdepression, durch systemische oder regionale Kreislaufinsuffizienz und durch Hypothermie kann es zu reversiblen und irreversiblen Organschäden kommen. Die Minderperfusion bedingt ein Missverhältnis zwischen Sauerstoffverbrauch und Sauerstoffangebot, das letztendlich zum relativen und absoluten Sauerstoffmangel führt.

Intra- oder postanästhetisch auftretende Organschäden manifestieren sich in erster Linie in den Vitalorganen Gehirn, Herz, Leber und Nieren.

7.2.1 Reversible Gehirnschäden

Äußern sich in postanästhetisch verzögerter Aufwachzeit mit protrahiert zurückkehrenden Reflexen vor allem auch verzögertem Pupillarreflex und Verhaltensveränderungen.

Bisweilen kommt es vor allem bei Katzen zu Kopfschiefhaltung und Ataxie.

Therapie:
- Sauerstoffzelt
- Infusion mit Ringer-Laktat oder einer Mischung aus 5%iger Glucose und 0,9%iger NaCl-Lösung (10 ml/kg/h) (Elektrolytüberprüfung)
- Erhalten einer Normothermie
- stündliche Umlagerung des Patienten, um hypostatische Stauungen zu verhindern
- Augentropfen oder -salbe um Korneaaustrocknung zu verhindern
- bei Katzen mit Kopfschiefhaltung Glucocorticoid 20,0 mg/kg i.m.

Wann sind Gehirnschäden irreversibel?

Die Spontanatmung ist insuffizient, es bestehen keine willkürlichen Reflexe, auch die unwillkürlichen, außer den spinalen Reflexen, fehlen.

Die Bulbi sind starr und auch nach 24- bis 48-stündiger unterstützender Therapie sind die Tiere nicht ansprechbar ⇒ Euthanasie.

7.2.2 Hypoxie/Perfusionsschäden der Leber

Zeigen sich in verzögerter Metabolisierung der Pharmaka. Häufig kommt es zum Anstieg der Transaminasenwerte.

Therapie:
Eine spezifische Therapie ist nicht notwendig, wenn die Kreislauf- und Atemverhältnisse wieder normalisiert sind.

Es wird empfohlen Aminosäure Lösung (z. B. PERIPLASMAL®) zur Entlastung der Leber zu infundieren.

7.2.3 Hyperthermie

In der Aufwachphase aber auch postanästhetisch kann es zur Hyperthermie (Kap. 5.3.6 und 6.5.2) kommen. Die Tiere sind meist schlecht ansprechbar und hecheln, die Rektaltemperatur liegt zwischen 39,5°C und 42,5°C.

Die Ursachen können eine zu starke Wärmezufuhr (Sonnenstich, zu warme Box), eine Zunahme der Stoffwechseltätigkeit (maligne Hyperthermie, häufig bei Sporthunden), Krampfanfall, Bakteriämie oder Endotoxinämie sein.

Therapie:
- Sauerstoffsubstitution, Eispackungen in den Nacken
- Metamizol langsam i.v. (50,0–80,0 mg/kg)
- Hydrocortison (10,0 mg/kg i.v.)
- Bei Tachykardie Betablocker titrierend bis zur Senkung der Herzfrequenz auf 120–140 Schläge/min. (Kap. 5.3.6 und 6.5.2).

7.2.4 Hypoxie/Perfusionsschäden der Nieren

Symptome:
- Oligurie
- Anurie (Urinmenge < 0,5 ml/kg/h); urämische Erscheinungen erst nach 1–3 Tagen.

Ursachen:
- Elektrolyt- und Flüssigkeits-Dysregulationen bei lang andauernder Anästhesie und nicht ausreichender Flüssigkeitsversorgung.
- Auch bestimmte Anästhetikagruppen wie die α_2-Agonisten und hier besonders das Medetomidin senken die Nierenperfusion dramatisch.
- Minderdurchblutung nach Schock oder hochdosierter Gabe von Epinephrin.

Therapie:
- Blasenkatheter legen, Überprüfung der Harnwegdurchgängigkeit, angestrebte Urinproduktion 2 ml/kg/h.
- Bei niedrigem zentralvenösem Druck (< 2 cm H_2O) Anheben des Flüssigkeitsvolumens:
Ringer-Laktat 10–20 ml/kg schnell infundieren dann Mischung aus NaCl 0,9%ig und Glucose 5%ig 5–15 ml/kg/h,

dazu Furosemid 5,0 mg/kg i.v. alle 10 min.,
dazu Dopamin 0,002–0,005 mg/kg/min (50,0 mg in 500 ml Ringer-Laktat = 0,1 mg Dopamin/ml);
vorher Azidoseausgleich (durch Natriumbicarbonat).

7.2.5 Verlegung der oberen Luftwege

Symptome:
- Zyanose
- Backenblasen
- Maulatmung
- Zurückziehen der Lippenwinkel
- opisthotonische Kopfhaltung
- übertriebene Thoraxbewegung
- ungewöhliche in- und exspiratorische Atemgeräusche
- paradoxe Atmung (Einziehen der Interkostalräume und Hervortreten des Abdomens)
- Luftschnappen
- Stridor
- Husten
- Angst
- Ruhelosigkeit.

Ursachen:
- Verlegung der Luftwege
- Laryngospasmus
- Larynxhemiplegie
- Glottis-Larynxschwellung
- Trachealkollaps
- Fremdkörper
- zu enger Kopf-Halsverband
- Schmerzen.

Therapie:
- Ursache beseitigen (wenn erkennbar)
- Sauerstoffsubstitution

- Kreislauf beobachten und substituieren
- bei anatomischer Luftwegverengung: Intubation unter Anästhesie mit Diazepam 0,5 mg/kg i.v. + Fentanyl 0,02 mg/kg i.v., Fentanyl-Dauertropf
- Schmerzbehandlung nach thorakaler oder abdomineller Operation, z.B. Buprenorphin, Carprofen (evtl. paravertebrale Leitungsanästhesie)
- Infusionstherapie
- Anästhetikaantagonisierung
- Kreislaufschockbehandlung
- Thorakozentese bei Erguss
- Cortisontherapie 20,0 mg/kg i.v. (Glottisödem).

7.2.6 Kardiopulmonale Dyspnoe

Symptome:
- Husten
- Zyanose
- pulmonale Rasselgeräusche
- Angst
- Ruhelosigkeit.

Ursachen:
- Überinfusion
- Herzinsuffizienz
- Lungenödem
- Anästhesie mit Xylazin und/oder Ketamin und/oder Thiobarbiturat
- Einsatz von Mannitol bei renalen Perfusionsstörungen
- nach Thoraxoperation (bei Zwerchfellruptur nach zu schneller Lungenentfaltung).

Therapie:
- Sauerstoffsubstitution (z.B. Sauerstoffzelt, Sauerstoffkatheter in der Nase)

- Sedation mit Diazepam 0,5 mg/kg i.v., evtl. Zusatz von Buprenorphin
- 5,0 mg/kg Furosemid jede Stunde
- kardiales Lungenödem: Theophyllin 6,0–10,0 mg/kg i.v.

7.2.7 Neurologische Anfälle

Ursachen:
- Epilepsie
- Anstieg des intrakraniellen Druckes
- Ketamin
- Röntgenkontrastmittel
- Hypoglykämie (Neugeborene, sehr kleine Patienten, Insulinom)
- Hyperglykämie (Diabetes mellitus).

Therapie:
- O_2-Substitution
- Hypoglykämie- bzw. Hyperglykämie- (Diabetes)-Behandlung
- Falls Ketamin bei niereninsuffizienter Katze: Ringer-Lactat 10 ml/kg über 10–20 min (zum Ausschwemmen).
- Diazepam 0,2–0,5 mg/kg
- Wenn Diazepam nicht ausreicht: Pentobarbital 3,0 mg/kg i.v. + 5%ige Glucoseinfusion.

7.3 Unmittelbare Operationsfolgen

Postoperative/postanästhetische Probleme entstehen häufig unmittelbar aus den chirurgischen Eingriffen:
- Schmerz
- Infektion
- Pneumothorax
- Paralytischer Ileus.

> ❗ Schmerzen entstehen meist als Operations- oder Traumafolgen und müssen zur Stabilisierung des Allgemeinbefindens unbedingt bekämpft werden.

7.3.1 Schmerzen

Anhaltende Schmerzen führen zu:
- Kreislaufbelastungen (durch Sympathikusstimulation ⇒ Tachykardie, ⇒ erhöhter O_2-Verbrauch)
- Hypoventilation: Schmerzen beim Atmen, erhöhter O_2-Verbrauch durch Verkrampfen
- hormoneller Stimulation: Ausschüttung von Katecholaminen, ADH, β-Endorphin
- gastrointestinaler Mobilitätseinschränkung
- Immunsuppression: Hemmung der T-Lymphozyten-Mitose und -Motilität, der Leukozyten-Mitose und Lymphokin-Produktion sowie der Phagozytose, somit Verminderung von Interleukinfreisetzung, Zellimmunität, Tumorimmunität, Wirtsabwehrlage und Antikörperbildung ⇒ verschlechterte Wundheilung, erhöhte Infektionsneigung mit Zunahme von Morbidität und Mortalität
- psychischer Belastung: Krämpfe, Hyperästhesien.

> Für die **p.op.-Analgesie** kann ein allgemeiner Leitfaden helfen:
>
> 1. Geringfügiger Eingriff (z.B. oberflächliche OP, Hauttumorentfernung): eine einmalige Applikation eines Opiats oder eines Nicht-Opiats ist ausreichend.
> 2. Mittelgroßer Eingriff (z.B. Laparotomie, Gelenkchirurgie): 24–48 h Opiat, danach für 24–48 Stunden Nicht-Opiat.
> 3. Großer Eingriff (z.B. Thorakotomie): mindestens 3 Tage Opiat + Nicht-Opiat, danach für 2–3 Tage Nicht-Opiat.

Dies entspricht dem in der Humanmedizin üblichen Stufenschema.

> ❗ Ist man sich unklar, ob der Patient noch analgesiepflichtig ist, so sollte eine ausreichend hohe und starke Testdosis gegeben werden. Ist danach eine Veränderung im Verhalten des Tieres, v.a. in seiner Vigilanz feststellbar, so sind therapiebedürftige Schmerzen vorhanden, die dann auch weiter therapiert werden müssen.

Die Dauer der Schmerzbehandlung richtet sich nach den Symptomen, bzw. in Anlehnung an die humanmedizinischen (evtl. selbst erlebten) Erfahrungen.

Beim Einsatz von Analgetika müssen selbstverständlich auch das Auftreten und die Therapie von analgetikabedingten Nebenwirkungen bedacht werden.

Mit der Entwicklung neuer und potenter Analgetika, die prinzipiell weniger toxisch sind, wird die Therapie akuter und chronischer Schmerzen in der Tiermedizin weniger risikoreich und damit hoffentlich auch populärer.

Trotz alledem muss jeder Patient, der einer intensiven Schmerzbehandlung unterzogen wird, vor allem in Bezug auf Nierenfunktion und gastrointestinale Nebenwirkungen überwacht werden.

7.3.2 Gastrointestinale Nebenwirkungen der Analgetika

Opioide

Mechanismus:
- Zunächst Hypermotilität des Gastrointestinaltraktes (GIT) mit Zunahme der nicht propulsiven rhythmischen Kontraktionen sowie Verstärkung des Tonus der glatten Muskulatur und der Sphinkteren (einschließlich der Gallen- und Pankreasgänge) evtl. bis hin zum Pylorospasmus.
- Unter Dauerapplikation Hypomotilität mit vermehrter Wasserrückresorption bis hin zu gefährlichen Obstipationen, vor allem im Dickdarm.

Gegenmaßnahmen:
- Für bessere Gleitfähigkeit des Stuhls sorgen durch Zumischen von beispielsweise Leinsamen, Milch und Sahne.
- Nach Operationen im Magen-Darm-Bereich oder im Bereich des Perineums (z. B. Perinealhernie, Prostataabszess) Einsatz von Opioiden vermeiden.

Alternativen:
- Ausnahme unter den Opioiden: Pethidin (DOLANTIN®), das nur 1^{1}/$_{2}$–2 Stunden wirkt und wegen atropinähnlicher Struktur spasmolytische Fähigkeiten besitzt. Daher sehr gut nach GIT-Operationen beim Hund und speziell bei Katzen mit Urolithiasis einsetzbar.
- Alternative zum Einsatz von Opioiden: Metamizol.
- Über gastrointestinale Nebenwirkungen bei Einsatz eines Fentanyl-Pflasters ist nichts bekannt.

Nichtsteroidale Antiphlogistika (NSAIDs)

Mechanismus:
- Wegen ihres Eingriffes in die Prostaglandinsynthese gelten sie als Auslöser von Gastritiden und Enteritiden bis hin zu blutenden Schleimhautulzera.
- Bevorzugt sollten NSAIDs mit einem günstigen COX 1/COX 2-Inhibitionsverhältnis verwendet werden.
- Trotz Vorsichtsmaßnahmen und guter Überwachung in seltenen Fällen auch unter dem Einsatz modernster NSAIDs wie Carprofen, Meloxicam oder Vedaprofen können Magen-Darm-Ulzera entstehen.

Gegenmaßnahmen:
- Ein sofortiges Absetzen der NSAIDs ist evtl. notwendig!

Ulkusprophylaxe:

Sucralfat oral (z. B. ULCOGANT®, SUCRABEST®, SUCRALFAT RATIOPHARM®, SUCRAPHIL®, DURACRALFAT®).
- Bei Patienten, die gestresst sind, die eine Operation hinter sich haben oder die zwar gesund sind, aber generell eine Magen-Darmschwäche zeigen.
- In verdünnter salzsaurer Lösung bildet sich aus Sucralfat ein gallertartiger Niederschlag, der mit Proteinen eine feste Verbindung eingeht und so, indem es Schleimhautdefekte abdichtet, eine Schutzbarriere gegen weiterhin anfallende saure Sekrete des Magens darstellt.

- Es soll auch die lokale COX 1-Synthese und die Prostaglandinsynthese anregen und schmerzstillend bei Magen- und Duodenalulzera wirken. Die Abheilung von Ulzera wird beschleunigt.
- Es eignet sich besonders für NSAID-Patienten, gestresste Patienten und solche mit Gastrointestinalproblemen.
- Es kann die Resorption anderer Medikamente einschränken, so dass diese 1 Stunde vor oder 2 Stunden nach Sucralfat verabreicht werden sollten.
- Als Nebenwirkung wird lediglich über Obstipation berichtet.
- Sucralfat sollte zur Prophylaxe 1 Stunde vor den Mahlzeiten gegeben werden.

> - **Dosierung von Sucralfat zur Prophylaxe**:
>   - Hund: 0,5–1,0–2,0 g/Tier p.o. jeweils 1 Stunde vor den Mahlzeiten und zusätzlich alle 8 Stunden.
>   - Katze: 0,25–0,5 g/Tier p.o. jeweils 1 Stunde vor den Mahlzeiten und zusätzlich alle 8–12 Stunden.
> - **Dosierung von Sucralfat zur Therapie blutender Ulzera**:
>   - Hund: initial 1–2 g/Tier p.o.
>   - dann über 3 Stunden stündlich 500–1000 mg/Tier p.o.
>   - und weiterhin ausschleichend eine Dosis alle 4 Stunden über 1–2 Tage
>   - und Fortsetzen der Sucralfatgabe alle 8 Stunden über 1 Woche.

- Sucralfat ist als Suspension mit 1mg/5ml oder als 1g-Tabletten oder auch als Granulat erhältlich.

Ranitidin (z. B. SOSTRIL®, ZANTIC®)
- Histamin-(H_2)-Rezeptorblocker
- kann zur Magenulkusprophylaxe eingesetzt werden
- hemmt die histaminvermittelte Sekretion von Salzsäure und Pepsin
- besonders für die Prophylaxe des Duodenalulkus geeignet
- reduziert die Magensekretion und die H^+-Ionenkonzentration

- ist potenter als Cimetidin (TAGAMET®) und behindert nicht die Synthese mikrosomaler Enzyme in der Leber
- H_2-Rezeptorenblocker wirken schmerzlindernd und beschleunigen die Abheilung
- ist als Injektat (SOSTRIL®), Tabletten und als Sirup erhältlich.

> **Dosierung von Ranitidin** zur Prophylaxe und Therapie von Magen-Darm-Ulzera:
> - Hund: 1,0–2,0 mg/kg p.o. alle 12 h
>   oder 0,5–1,0 mg/kg i.v. alle 12 h
> - Katze: 3,0 mg/kg p.o. alle 12 h
>   oder 2,0 mg/kg i.v. alle 12 h.

Omeprazol (z. B. ANTRAMUPS®, GASTROLOC®)
- Hemmstoff der Na^+/K^+-ATPase, die den Austausch von Wasserstoffionen gegen Kaliumionen vermittelt
- Inhibitor der Protonenpumpe, hemmt so die Säuresekretion
- Therapie, nicht aber Prophylaxe des Magen- und des Duodenalulkus.

> **Dosierung von Omeprazol** zur Therapie des Magen-Ulkus:
> - Hund: 0,4–0,6 mg/kg oral alle 24 h
> - Katze: 0,6 mg/kg oral alle 24 h
> oder
> - Hund < 5 kg und Katze: 0,6 mg/kg p.o. 1x tägl.
> - Hund > 5 kg: 20 mg/Tier/d

! **CAVE:** Omeprazol kann bei Langzeiteinsatz zur Hyperplasie der Magenschleimhaut führen!

- Ähnlich wirken auch Pantoprazol (PANTOZOL®) und Lausoprazol (AGOPTON®).

Misoprostol (CYTOTEC®):
- PGE_2-Analogon
- mit großem Erfolg und nahezu ohne Nebenwirkungen in der Tiermedizin eingesetzt.

> **Dosierung von Misoprostol**:
> – Hund: 3–5 µg/kg 3x tgl. p.o. nach dem Fressen
> – Katze: 2 µg/kg 3x tgl. p.o.

Antacida (z. B. GELUSIL LAC®, RENNIE®, MAALOXAN®):
- Beim Hund durchaus ein gutes Ulkus-Prophylaktikum jeweils 1 Stunde nach den Mahlzeiten zu verabreichen.
- Gleichzeitige Anwendung von Antacidum und Sucralfat nicht sinnvoll. Antacida sollen sogar die Ausbildung der Sucralfat-Schutzschicht hemmen.

7.3.3 Nebenwirkungen der Analgetika in Bezug auf die Blutgerinnung

- Metamizol und Opioide haben keine nachweisbaren Einflüsse auf die Blutgerinnung.
- Einigen Vertretern der Nicht-Opioid-Analgetika wird eine mehr oder weniger massive Wirkung besonders in Hinsicht auf die Thrombozytenaggregation zugeschrieben.
- Vor allem die **Acetylsalizylsäure** (ASS) hemmt bei den meisten Spezies die Aggregationsfähigkeit der Thrombozyten. Die Gabe von ASS vor, während und unmittelbar nach Operationen ist mit starker Blutungsgefahr verbunden.

7.3.4 Nebenwirkungen der Analgetika in Bezug auf die Nierenfunktion

- Die Niere ist Zentralorgan für die Synthese und Verstoffwechselung der Prostaglandine, die auch zur Autoregulation des renalen Blutflusses, der glomerulären Filtration, der Steuerung des Renin-Angiotensin-Systems, dem tubulären Ionentransport und der Regulierung des Wasserhaushaltes beitragen.
- Prostaglandine erfüllen wichtige Aufgaben der Nierenfunktion, vor allem auch unter hypovolämischen Bedingungen von Anästhesien und Schock.

- Wenn unter solchen Umständen die Prostaglandinsynthese durch Steroide oder NSAIDs gehemmt wird, kann es zur Minderperfusion der Nieren und bei Fortbestehen des NSAID-Spiegels zur Niereninsuffizienz kommen.
- Bei Langzeitbehandlung mit NSAIDs, vor allem bei sehr jungen und alten Patienten und bei Patienten mit Verdacht auf einen Nierenschaden, engmaschige Kontrolle der nierenspezifischen Laborparameter (z. B. Creatinin, Rest-N).
- Evtl. könnte die prä- und intraoperative Applikation von NSAIDs bei traumatisierten Katzen (Schockpatienten) zu Nierenproblemen führen.

7.4 Postoperative Ernährung des Notfallpatienten

Der normale Energiebedarf beträgt für
- Hunde ca. 132 kcal/kg^{0,75}/Tag
- Katzen ca. 80 kcal/kg^{0,75}/Tag

Es ist unbedingt notwendig, für eine frühzeitige postoperative Energiezufuhr zu sorgen. Kranke Tiere sollen nicht länger als 3 Tage ohne Nahrung bleiben. Durch Hungern entsteht Hypermetabolismus. Der Energieverbrauch von hospitalisierten Patienten ist allein aus Stressgründen schon um 25% erhöht.

Patienten nach chirurgischen Eingriffen, Traumen oder Tumorerkrankungen haben einen um 50% erhöhten Energiebedarf.

Patienten mit Schädel-Hirn-Trauma, Sepsis oder Verbrennungen bedürfen einer um 70 bis 100% erhöhten Energiezufuhr.

Es ist wichtig, dass dem Futter ausreichend Flüssigkeit zum Decken des Wasserbedarfs zugegeben wird.

> ❗ Solange Tiere noch freiwillig fressen, soll das unbedingt genutzt werden.

Frühzeitige Fütterung verhindert oder reduziert eine hungerbedingte Stoffwechselsteigerung um ca. 40%.

7.4.1 Ernährung bei spezifischer Problematik

Die Art der diätetischen Versorgung des Patienten in der postoperativen bzw. postanästhetischen Phase ist abhängig von seinem pathophysiologischen Zustand. Einige potentielle Zustandsbilder und Vorschläge zu etwaigen diätetischen Maßnahmen sind in 7.1 alphabetisch geordnet aufgeführt:

7.1 Postoperative diätetische Maßnahmen bei spezieller klinischer Problemstellung (modifiziert nach Egner, 2001).

Pathophysiologisches Problem	Diätetische Maßnahmen
Adipositas	– Kaloriengehalt reduzieren – Zusatz von L-Carnitin zum Futter fördert die β-Oxidation und damit den Abbau von Körperfett – Bewegung – hoher Vitamin-A-Gehalt im Futter vermindert Gewichtszunahme
Anorexie – nach Trauma im Kopfbereich wie z.B. Kieferfraktur – bei schlechtem Allgemeinbefinden durch Schmerzen, Fieber, Sepsis, psychisch etc.	– Sondenernährung mit pürierter Fertignahrung – Nahrung mit hohem Kaloriengehalt – Sondenernährung oder Handfütterung
Dehydrierung	– keine natriumarme Diät
Diabetes mellitus – Hyperglykämie/Glucosurie – Glucoseunterversorgung des Gewebes durch reduzierte Insulinaktivität	– möglichst konstante Fütterung in Menge, Zusammensetzung und Zeitpunkt – ausgesuchte Kohlenhydrate (z.B. Gerste, Sorghum-Hirse) reduzieren den postprandialen Blutzuckeranstieg – reduzierter Kaloriengehalt des Futters unter Zusatz von L-Carnitin – Zusatz von Chrom im Futter wirkt als Insulin-Co-Faktor: es reduziert den Blutzuckerspiegel und fördert die Aufnahme von Glucose in das Gewebe

7.1 (Fortsetzung)

Pathophysiologisches Problem	Diätetische Maßnahmen
Elektrolytimbalanzen – Hypernatriämie/ Hypertonie/Wassereinlagerungen	– reduzierter Natrium- und Chlorgehalt im Futter
– Hypomagnesiämie	– Erhöhung des Magnesiumgehaltes im Futter – evtl. Zusatz von Vitamin-B-Komplex
Herzinsuffizienz	– eine natriumarme Diät ist beim Hund umstritten, da Natriummangel das Renin-Angiotensin-Aldosteron-System anregen kann – hohen Natriumgehalt im Futter vermeiden – bei Hypermetabolismus/kardialer Kachexie: schmackhafte, energiereiche Nahrung, falls nötig Handfütterung
Hohes Alter	– niedriger Fasergehalt in der Ration – hochwertiges Eiweiß optimiert die Verdauung
Hyperthyreose Katze	– Diät mit hoher Energiedichte und hohem Gehalt an tierischem Eiweiß stimuliert anabole Prozesse und hilft eine positive Stickstoffbilanz zu erreichen
Metabolische Azidose	– Zusatz von Kaliumnitrat wirkt metabolischer Azidose und Hypokaliämie entgegen
Niereninsuffizienz, chronische	– Proteingehalt reduzieren: Hund 18% und Katze 28% im Trockenfutter – bedarfdeckender Aminosäuregehalt im Futter, um Muskelmasse, Organ- und Immunfunktion und glomeruläre Filtrationsrate (GFR) zu erhalten – renale Stickstoffausscheidung einschränken: Füttern einer speziellen Fasermischung aus FOS, Rübenfaser und Gummi arabicum als Stickstofffalle (verstärkte Ausscheidung N-haltiger Abbauprodukte über den Darm) – Reduzierung des Phosphorgehaltes im Futter zum Erhalt der GFR und zur Vorbeuge der Knochendemineralisierung: Hund < 0,4% und Katze < 0,5% – bei systemischer Hypertonie Reduzierung des Natriumgehaltes im Futter (wird kontrovers diskutiert)

7.4.2 Zwangsernährung

Die postoperative Inappetenz ist ein sehr ernst zunehmender Notfall der unter allen Umständen behandelt werden muss. Wenn die Tiere nicht mehr freiwillig fressen, muss handgefüttert oder künstlich ernährt werden (Eingabe mit Spritzen, Magen-Schlundsonde, Nasen-Schlund-Katheter, PEG).

Bei den meisten Hunden und seltener auch bei Katzen ist eine Handfütterung, bei der man dem jeweiligen Tier das Futter in kleinen Portionen „hineinbettelt" möglich. Dazu kann man mit einer Hand den Fang öffnen und mit der anderen das Futter direkt oder püriert über eine Spritze eingeben.

Bisweilen gelingt diese zeitaufwendige Methode jedoch nicht, sodass die Sondenernährung das Mittel der Wahl ist, um dem Tier die lebensnotwendigen Kalorien zukommen zu lassen.

Sondenernährung:
- Beim Hund kann man meist die **Magensonde** über ein Beißrohr im Wachzustand schieben und dann pürierte Nahrung eingeben.
- Bei Tieren wie Katzen oder auch Kaninchen, die eine Zwangsfütterung nicht akzeptieren, kann eine Sondenfütterung durchgeführt werden, indem man eine **Nasenschlundsonde** schiebt. Die Sondenfütterung ist meist weniger stressend für das Tier und weniger aufwendig für das Personal als das „Hineinbetteln" von Nahrung.
- Anlegen eines **Ösophagostomas**:
  Das Legen einer perkutanen Ösophagussonde hat den großen Vorteil, dass sofort mit der Fütterung begonnen werden kann.

  Dazu wird das Tier in Kurznarkose in rechte Seitenlage gebracht. Über eine so genannte Schuhlöffelsonde, die vorher oral in den Ösophagus bis zur Halsmitte gelegt wurde, kann dann nach Haut- und Ösophagusinzision die Sonde in den Magen vorgeschoben werden.

Über diese Sonde lässt sich sofort püriertes Futter eingeben. Es ist dem Tier auch möglich, gegebenenfalls bei Besserung des Allgemeinzustandes neben der Sonde auch oral Futter aufnehmen.

Solche perkutanen Ösophagussonden können bei entsprechender Pflege auch wochenlang liegen bleiben.

- Magensonden, die unmittelbar **perkutan intragastral** gelegt werden, bergen einige Risiken in sich (Verletzung abdomineller Organe, Gefahr der Peritonitis und der Abszessbildung). Allerdings ist die Fütterung über diese Sonde erst nach 24 Stunden möglich. Solche Sonden können 5 bis 10 Tage liegen bleiben.

Die **parenterale Ernährung** ist notwendig, wenn der Darmtrakt nicht fähig ist, genügend Nährstoffe zu resorbieren oder aus anderen Gründen keine enterale Nahrungsaufnahme möglich ist.

Die parenterale Ernährung birgt ein hohes Infektionsrisiko und die Gefahr der Zottenatrophie im Dünndarm in sich.

- Parenterale Nährlösungen für die Langzeitbehandlung bei mittlerer bis schwerer Katabolie sind stark hyperton (1500–2000 mOsm/l) (z. B. NUTRI TWIN® FORTE) und müssen daher **in eine große zentrale Vene** verabreicht werden (z. B. V. jugularis).
- Parenterale Nährlösungen zur kurzfristigen Behandlung mittelschwerer Katabolien mit einer Osmolarität unter 600 mOsm/l können auch in periphere Venen infundiert werden (z. B. PERIPLASMAL® – 3,5 XE).

8 Notfälle unter Anästhesie bei Kleinsäugern

J. Henke, W. Erhardt

8.1	Häufige anästhesiologische Komplikationen	197
8.2	Erkennen von Notfallsituationen	198
8.3	Notfallmaßnahmen	199
8.4	Anforderungen an einen sicheren Anästhesieplatz für die Heimtierpraxis	201
8.5	Inhalationsanästhesie bei Heimtieren	202
8.6	Speziesspezifisches zur Physiologie und Anästhesie	203
8.6.1	Kaninchen	203
8.6.2	Ratte	206
8.6.3	Maus	208
8.6.4	Gerbil (Wüstenrennmaus)	209
8.6.5	Meerschweinchen	211
8.6.6	Hamster	213
8.6.7	Chinchilla	215
8.7	Schmerzzeichen/Schmerzbekämpfung	217

8 Notfälle unter Anästhesie bei Kleinsäugern

Das Risiko von letalen anästhesiologischen Zwischenfällen bei Kleinsäugern beträgt in praxi unter der üblichen Anästhesie mit Ketamin und Xylazin derzeit ca. 20%.

Als Gründe für diese hohe Ausfallrate kommen in Betracht:
- Nicht Vertrautsein mit spezifischen Besonderheiten.
- Unsachgemäßes Handling ⇒ physischer Schaden und stressbedingte Adrenalinausschüttung.
- Schlechter präanästhesiologischer Allgemeinzustand durch unerkannt gebliebene chronische Erkrankungen des Respirationstraktes.
- Intra- und postanästhetische Hypothermie und langer Nachschlaf.

In diesem Zusammenhang sollte in erster Linie die Vermeidung und dann erst die Therapie von Komplikationen im Mittelpunkt stehen.

Richtiges präoperatives Handling (**zur Vermeidung anästhesiologischer Notfallsituationen**)
- Vor jeglicher Untersuchung sind alle Fenster und Türen zu schließen, da es sich bei den Patienten evtl. um nur unsicher fixierbare Tiere handelt.
- Das Praxispersonal sollte mit dem speziesspezifischen Umgang vertraut sein.
- Alle Manipulationen mit ruhigen und sicheren Griffen.
- Zwangsmaßnahmen nur bei bissigen Tieren.
- Handtücher und Kriechröhren unterschiedlicher Größe sind empfehlenswert.
- Hat sich ein Tier festgebissen, lässt es am ehesten los, wenn es wieder in die gewohnte Umgebung (Käfig, Schachtel) zurückgesetzt wird.

- Jeglicher Schmerz oder Stress vor der Anästhesie sind nach Möglichkeit zu vermeiden ⇒ Untersuchung auf einem warmen, rutschfesten Untergrund.
- Nach sedativer Prämedikation Zurücksetzen in die vertraute Umgebung (durch vertraute Person).
- Auf präoperatives Fasten wegen der Gefahr einer Hypoglykämie und dem häufig schlechten Allgemeinzustand der Tiere unter 3 kg KGW verzichten.
- Wasserentzug ist niemals zu empfehlen.
- Scheren und Desinfizieren des Operationsfeldes so wenig wie möglich.
- Die Mittel zum Hautreinigen und Desinfizieren sollten angewärmt sein.
- Auf eine intraoperative Antibiose sollte wann immer möglich verzichtet werden, um den sensiblen Magen-Darm-Trakt nicht unnötig zu belasten. Ein steriles Arbeiten ist vorzuziehen.

8.1 Häufige anästhesiologische Komplikationen

Die am häufigsten zu erwartenden Komplikationen während einer Anästhesie sind Atemdepression und/oder Hypothermie und Blutverlust als Auslöser eines Kreislaufversagens.

Ursachen für eine Atemdepression:
- Oftmals nicht diagnostizierte Vorschädigungen des Respirationstraktes bei zusätzlich speziesspezifisch engen Luftwegen
- Wahl eines unpassenden Anästhesieverfahrens
- relative Überdosierung der Anästhetika.

Ursachen für eine Hypothermie:
- Verminderte Wärmeproduktion (zentralnervöse Dämpfung des Temperaturzentrums)
- reduzierter Stoffwechsel
- verminderte Muskelspannung und fehlende Bewegung
- erhöhter Wärmeverlust durch die anästhetikabedingte Vasodilatation, die operationsbedingte Rasur und Desinfektion

sowie schließlich durch die Operationswunde selbst (v.a. bei Bauchhöhleneingriffen).

> **!** Alle Heimtierspezies sind durch die hohe Stoffwechselrate und die verhältnismäßig große Körperoberfläche für diese Problematik besonders anfällig.

Ursachen für ein Kreislaufversagen:
- Generell sehr geringes Blutvolumen im Verhältnis zum Körpergewicht bei Kleinsäugern. Das Gesamtblutvolumen liegt zwischen 5,6% und 7,8% des Körpergewichts (im Vergleich hierzu besitzt der Hund ein Blutvolumen von 8,6% des Körpergewichts).
- Schon bei einem Blutverlust von 10% des Gesamtblutvolumens ist mit ernsthaften Beeinträchtigungen zu rechnen. Dies bedeutet, dass für ein 2 kg schweres Kaninchen der Verlust von 10–15 ml Blut gerade an der Toleranzgrenze liegt.

8.2 Erkennen von Notfallsituationen

Um kritische Situationen rechtzeitig zu bekämpfen, ist es wichtig, gewisse Alarmsignale erkennen zu können.

Anzeichen für ein Ventilationsdefizit (dabei immer gleichzeitig drohendes Kreislaufversagen):
- Absinken der Atemfrequenz
- Zwerchfell- oder Schnappatmung
- atypische Bauchbewegungen
- veränderte Blut- oder Schleimhautfarbe
- Spasmen.

Anzeichen für ein drohendes Kreislaufversagen:
- Schwacher Herzspitzenstoß
- verlängerte KFZ
- dunkles, visköses oder auch lackfarbenes Blut an der Operationsstelle.

Beurteilung der Anästhesietiefe:
Die Beurteilung der Anästhesietiefe ist wesentlich und kann über den Reflexstatus vorgenommen werden. Hierbei gibt es speziesspezifische Unterschiede (Kap. 8.6).

Allgemein:
- Das Vorhandensein von Zwischenzehen-, Lid-, Ohr- und Kornealreflex ⇒ Narkose zu flach.
- Kornealreflex auslösbar, Zwischenzehenreflex verzögert auslösbar, alle anderen Reflexe erloschen ⇒ Tier befindet sich in einer mittleren Anästhesietiefe.
- Zwischenzehen- und Kornealreflex vollständig erloschen ⇒ zu tiefe Anästhesie.
- Bei extrem tiefer Anästhesie zeigen Kaninchen zusätzlich einen Nickhautvorfall, ein sog. „Fischauge" (starres, weites, in die Ferne gerichtetes Auge mit starrer, geöffneter Pupille), Nager und v.a. Ratten und Hamster haben auch einen ausgeprägten Exophthalmus.

8.3 Notfallmaßnahmen

Hat man ein Atemversagen erkannt, so müssen sofort Notfallmaßnahmen ergriffen werden.

Bei Sauerstoffunterversorgung und erhaltenen Atembewegungen:
- Reinen Sauerstoff (am besten über einen Sprudler angefeuchtet) über eine Ganzkörperkammer, eine Kopfkammer oder über einen Tubus (Kaninchen, Ratte) zuführen.

Bei Atemstillstand:
Schonendes Anregen der Atmung über ein Schwenken des Tieres um seine Querachse (◉ 8.1).

> ❗ Solange der Herzspitzenstoß noch fühlbar ist, führt das Schwenken des Tieres praktisch immer zu einem Wiedereinsetzen der Atemtätigkeit.

- Mund-zu-Nase-Beatmung (nach Abdecken der Schnauze mit Gaze), wobei gleichzeitig der Ösophagus (links von der Trachea) zuzudrücken ist.
- Die Gabe eines Atemanaleptikums (Doxapram) führt nur selten zum Erfolg und hat zudem bei Überdosierung auch gefährliche Nebenwirkungen (Gefahr von Krämpfen in Verbindung mit Morphinen, Gefahr einer respiratorischen Alkalose durch Hyperventilation, Vasokonstriktion mit Gefahr der Hirnhypoxie).

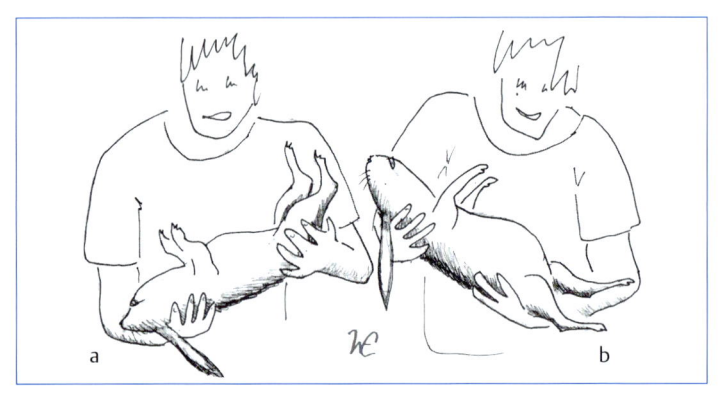

8.1 Schwenken von Kleinsäugern zur Atemanregung
a Kopftiefhaltung: Magen-Darm-Konvolut drückt auf das Zwerchfell ⇒ Exspiration
b Kopfhochhaltung: Magen-Darm-Konvolut zieht am Zwerchfell ⇒ Inspiration

Bei Hypothermie:
Während jeder längerdauernden Anästhesie kommt es zur Temperatursenkung. Bei einer diagnostizierten Hypothermie muss sofort eine schonende Aufwärmung des Patienten eingeleitet werden.
- Das Wiederaufwärmen ist wesentlich schwieriger, als der Schutz vor Auskühlung durch Lagerung auf Wärmflaschen oder isolierendem Material (z. B. Korkplatten, Schaumstoff).

- Eine Überwachung der Körpertemperatur muss bis zum vollständigen Erwachen bzw. bis zur ersten Futteraufnahme fortgeführt werden. Die Temperaturkontrolle sollte auch dem Schutz vor Überhitzung (z. B. durch Rotlichtlampen oder defekte elektrische Heizdecken) dienen.
- Eine routinemäßige Volumensubstitution mit körperwarmer (d.h. 37°C) Ringer-Lösung (10–20 ml/kg s.c.), ist bei jeder Anästhesie zu empfehlen.

Bei prä-, intra- oder postoperativ vermutetem **Volumenmangel** (verzögerte KFZ, schlechter Puls, bekannter Blutverlust):
- Infusionsmenge auf bis zu 50 ml/kg/h wenn möglich i.v. oder i.p., erhöhen.
- Kann die Notfallsituation so nicht beherrscht werden, muss die Anästhesie schnellstmöglich abgebrochen werden. Dazu sollten die Antagonisten für Opiate (Naloxon), Benzodiazepine (Flumazenil, Sarmazenil) und α_2-Agonisten (Atipamezol) i.v. oder zumindest i.p. verabreicht werden. Eine i.m.- oder s.c.-Injektion würde unter schlechten Resorptionsbedingungen, wie sie bei einer Kreislaufinsuffizienz bestehen, nicht schnell genug wirken, sollte aber zusätzlich zur Verhinderung eines Rebound-Effektes gegeben werden.

8.4 Anforderungen an einen sicheren Anästhesieplatz für die Heimtierpraxis

Jeder Praktiker, der regelmäßig Kaninchen und Nager anästhesiert oder anästhesieren wird, sollte sich einen Heimtieranästhesieplatz zur Vermeidung von anästhesiologischen Zwischenfällen nach folgenden Kriterien einrichten:
- Eine genaue Wiegemöglichkeit muss vorhanden sein (+/– 10% des Körpergewichts können einen tödlichen Schätzfehler bedeuten).
- Eine O_2-Zufuhr (am besten befeuchtet über Sprudelflasche) sollte fest installiert werden.
- Die Möglichkeit einer Beatmung muss bedacht werden.

- Die Intubation ist bei Kaninchen und Ratte gut möglich. Kleine Tuben (2–3,5 mm) oder selbstkonstruierte Katheter (für Ratten Venenverweilkanülen), ein kleines Laryngoskop, evtl. Otoskop und ein kleiner Ambu-Beutel müssen in erreichbarer Nähe sein.
- Zum Schutz vor Auskühlung bieten sich Korkplatte, Heizkissen, Wärmflasche, warmwassergefüllte Handschuhe oder Rettungsfolien an. Rotlichtlampen sollten nur ausnahmsweise verwendet werden, da sich bei fehlender Luftzirkulation leicht ein Wärmestau entwickelt.
- Eine Möglichkeit zur Inhalationsanästhesie (Open-drop-Verdampfer, Kreissystem mit Kopfkammer) wäre von Vorteil. Die für Hund und Katze gebräuchlichen Narkosesysteme sind in den meisten Fällen mit geringem Aufwand (Ventilator, Kammer- und Kopfkammersystem) für Heimtiere zusätzlich ausrüstbar.
- Um die Möglichkeit zur i.v.-Applikation von Pharmaka auch nützen zu können, müssen kleine Butterfly- oder Venenverweilkanülen (23 G) zur Verfügung stehen. Beim wachen Kaninchen kann problemlos die Ohrvene, bei Ratte und Maus in der Kriechröhre nach etwas Übung die Schwanzvene punktiert werden. Bei Meerschweinchen ist in Narkose die V. cephalica antebrachii, die V. saphena oder die V. jugularis zu kanülieren. Bei allen Nagern kann in Anästhesie der sog. Venenwinkel sowohl zur Blutentnahme, als auch zur i.v.-Applikation verwendet werden (⊙ 8.2).
- Eine Möglichkeit zur Temperaturkontrolle muss immer vorhanden sein. Es gibt preiswerte elektrische Messfühler (für Raumtemperaturmessung), die problemlos auch im Rektum von sehr kleinen Individuen plaziert werden können. Dabei ist zu beachten, dass viele konventionelle Thermometer oft unter 35°–33°C nicht mehr anzeigen.

8.5 Inhalationsanästhesie bei Heimtieren

> **!** Bei allen Nagern ist prinzipiell eine Inhalationsanästhesie relativ einfach und stressarm durchführbar und gut steuerbar.

Es empfiehlt sich die Einleitung über eine Kammerinhalation, die Fortführung über Intubations- oder Kopfkammernarkose. Hierfür ist Isofluran dem hepato- und kardiotoxischen Halothan vorzuziehen. Im speziell umgebauten, geschlossenen Kreissystem ist sie auch unter Praxisbedingungen mit angemessenen Kosten durchzuführen.

> **!** Allerdings kommt es bei jeglicher Art von reiner Mono-Inhalationsanästhesie (auch unter Iso- und Sevofluran) zu einem markanten Blutdruckabfall.

Prinzipiell besitzt Sevofluran keinen klinisch bedeutsamen Vorteil vor Isofluran. Die Verkürzung der Aufwachzeit hat allenfalls akademischen Wert. Halothan verursacht jedoch eindeutig stärker depressive Effekte und flutet erkennbar langsamer ab. Isofluran scheint etwas stärker schmerzunterdrückend zu wirken als Sevofluran.

Die Dosierungen in Vol% der Inhalationsanästhetika, die in den folgenden Kapiteln angegeben werden, beziehen sich auf die Konzentration, die die Tiere einatmen müssen. Dieser Wert kann, je nach Art des Narkosesystems, Zustand des Verdampfers bzw. eingestelltem Sauerstofffluss stark von der am Verdampfer eingestellten Konzentration abweichen.

8.6 Speziesspezifisches zur Physiologie und Anästhesie

8.6.1 Kaninchen

Physiologische Daten (Wachzustand):
KGW Zwergkaninchen 500–1500 g
KGW Stallkaninchen 1000–7500 g
Körpertemperatur 37,0–39,5 °C
Atemfrequenz 32–100 pro min
Herzfrequenz 120–330 pro min

Zu beachtende Besonderheiten:
- Verletzungsgefahr für Tier (Wirbelsäulenverletzung beim Ausschlagen, wenn das Tier falsch getragen wird) und Personal (Kratzwunden) durch ein mögliches Ausschlagen mit den Hinterläufen während des präoperativen Handlings.
- Das Kaninchen neigt zu hoher Katecholaminausschüttung bei allen ungewohnten Maßnahmen, was zu Tachyarrhythmien und schließlich zum plötzlichen Tod oft schon vor jeglichem Eingriff oder gleich nach der Narkoseeinleitung führen kann. Deshalb ist eine Narkoseeinleitung mit Isofluran Masken- oder Ganzkörperkammer ohne gute sedative Prämedikation abzulehnen.
- Aufgrund der engen Luftwege kann es leicht zu Verlegungen der Atemwege durch Sekrete kommen. Allerdings scheint die präanästhetische Gabe von Atropin nicht sinnvoll, da einerseits die Sekrete nur eingedickt werden und andererseits ein Großteil der Tiere eine Atropinesterase freisetzt, die das Atropin sehr rasch inaktiviert.
- Einleitung empfiehlt sich i.m. oder i.v.; s.c. hat unsichere Wirkung.
- Anästhesie: Der Ketamin-/Xylazin-Mischung ist in jedem Fall eine Ketamin/Medetomidin-Kombination vorzuziehen.
- Sollte eine Nachdosierung mit einem Ketamin-/Xylazin-Gemisch notwendig werden, darf diese nicht i.m. erfolgen, da diese Methode schlecht steuerbar ist und zudem eine starke Atemdepression und Arrhythmien verursacht. Besser ist es, die Kombination verdünnt i.v., streng nach Wirkung zu applizieren.
- Das speziestypische Zeichen für ein Erwachen aus der Anästhesie ist das „Mümmeln". Das Zeichen für eine zu tiefe Narkose ist ein ausgeprägter Nickhautvorfall und ein in die Ferne gerichteter Blick mit weiter Pupille (sog. Fischauge).

8.1 Injektionsanästhesie beim Kaninchen

Anästhetikum/ Antagonist	Dosis (mg/kg)	Applikationsweise	Anmerkungen
Diazepam oder Midazolam	1,0–5,0	i.m., i.v.	nur Sedation
Acepromazin	1,0	i.m.	nur Sedation
Medetomidin	0,1–0,25–0,35	i.m.	nur Sedation
Propofol	8,0–15,0	i.v.	Tiefe Hypnose, auch für kurze, schmerzhafte Eingriffe und bei Risikopatienten geeignet, beliebig oft nachdosierbar. Narkose tritt während Injektion ein, schnelles exzitationsfreies Erwachen, Intubation relativ schwer
	als DTI 1,55/min	i.v.	
Fentanyl + Midazolam + Medetomidin *Antagonisierung*: Naloxon + Flumazenil + Atipamezol	0,02 1,0 0,2 0,03 + 0,1 1,0	i.m. s.c., i.m.	Jeweils in Mischspritze i.m., bei Zwergkaninchen nur ²/₃ dieser Dosierung, es kommt zu einem starken Abfall der Herz- und Atemfrequenz, Intubation ist zu empfehlen, vollständige Antagonisierung mit zügigem Erwachen möglich; nicht zu empfehlen für Zahneingriffe
Ketamin + Xylazin	50,0–70,0 4,0–5,0	i.m.	Lange Hang-over-Phase (bis zu 10 h), Analgesie unzufriedenstellend, im Notfall nur Teilantagonisierung möglich (starke Katalepsie), Intubation schwierig, Nachdosierung nur i.v. (ca. 1:4 verdünnt, nach Wirkung)
Ketamin + Medetomidin	35,0 0,25	i.m.	Tiefere Anästhesie, Intubation möglich, Teilantagonisierung frühestens ca. 60 min nach Gabe der Kombination (sonst noch starker Ketaminüberhang); bei Zwergkaninchen evtl. ²/₃ der Dosis
S-Ketamin + Medetomidin	20,0 0,25	i.m.	Tiefe Anästhesie Intubation möglich (S) Teilantagonisierung bereits 30 min nach Gabe der Kombination

- Intubation: Kaninchen mit einem Gewicht über 0,5 kg sind groß genug, um sie unter Sichtkontrolle (Laryngoskop, Otoskop) oder blind (perkutane, digitale Kontrolle) mit etwas Übung intubieren zu können.

8.2 Inhalationsanästhesie beim Kaninchen

Anästhetikum	Einleitung	Erhaltung	Anmerkungen
Isofluran	2,0–5,0%	1,5–2,0%	Starke Blutdrucksenkung
Sevofluran	6,0–8,0%	3,0–3,5%	Blutdrucksenkung

8.6.2 Ratte

Physiologische Daten (Wachzustand):
KGW 300–400–800 g (ausgewachsen)
Körpertemperatur 37°C–39,5°C
Atemfrequenz 70–150 pro min
Herzfrequenz 250–500 pro min

Zu beachtende Besonderheiten:
- Die präanästhesiologische Beurteilung des Allgemeinbefindens ist sehr wichtig, da Tiere dieser Spezies häufig an unerkannten Atemwegerkrankungen leiden.
- Ein Zeichen für vermindertes Allgemeinbefinden ist die Ansammlung eines roten Sekretes in den medialen Augenwinkeln (sog. Brillenaugen). Es handelt sich hierbei um das Sekret der Harderschen Drüse, das bei kranken Tieren, die sich nicht ausreichend putzen (können), haften bleibt.
- Anästhetika sind bevorzugt i.m. zu applizieren.
- Eine zu flache Narkose ist am Vibrieren der Barthaare, eine zu tiefe an einem extremen Exophthalmus zu erkennen.
- Sinkt die Körperkerntemperatur unter 33°C, so überleben die Tiere die Anästhesie zumeist nicht.

8.3 Injektionsanästhesie bei der Ratte

Anästhetikum/ Antagonist	Dosis (mg/kg)	Applikationsweise	Anmerkungen
Diazepam oder Midazolam	2,5	i.m., i.v.	nur Sedation
Medetomidin	0,135	i.m.	nur Sedation
Fentanyl + Midazolam + Medetomidin *Antagonisierung:* Naloxon + Flumazenil + Atipamezol	0,005 2,0 0,15 0,12 + 0,2 0,75	i.m. s.c.	Zur Verlängerung kann 1/3 der Ausgangsdosierung i.m. oder i.p. nachdosiert werden. Auch eine Analgesie erhaltende Antagonisierung ist möglich durch Ersatz des Naloxon durch Buprenorphin (0,05 mg/kg)
Ketamin + Xylazin	100,0 5,0	i.m.	Chir. Toleranz für ca. 20 min, trotzdem oft Abwehrbewegungen. Wegen relativ langer Nachschlafzeit nur bedingt zu empfehlen. Nachdosierung mit 1/3 der Ausgangsdosis möglich, führt aber zu extremer Nachschlafverlängerung mit stärkster Hypothermie! Teilantagonisierung
Ketamin + Medetomidin	60,0–75,0 0,25–0,5	i.m., s.c.	Narkosedauer 20–180 min (bis zu 300 min), Polyurie, Hypothermie, Teilantagonisierung frühestens nach 45 min bzw. bei Notfall

8.4 Inhalationsanästhesie bei der Ratte

Anästhetikum	Einleitung	Erhaltung	Anmerkungen
Isofluran	2,0–3,0%	1,5–2,0%	Intubation möglich, exzitationsarmes Einschlafen und Erwachen
Sevofluran	6,0–8,0%	3,0–3,5%	

8.6.3 Maus

Physiologische Daten (Wachzustand):
KGW 20–40–60 g (ausgewachsen)
Körpertemperatur 37,5 °C–39,0 °C
Atemfrequenz 100–160 pro min
Herzfrequenz 310–840 pro min

Zu beachtende Besonderheiten:
- Sehr empfindlich auf Veränderungen in der Umgebung (Änderung der Umgebungstemperatur um 2 °C–3 °C wirkt sich sofort auf Körpertemperatur und Stoffwechsel aus).
- Hohe Herz- und Atemfrequenzen mit großen physiologischen Schwankungen.
- Wegen hoher Stoffwechselrate beschleunigter Abbau der Pharmaka und deshalb bildet sich bei einem verminderten O_2-Gehalt schnell eine respiratorische und metabolische Azidose aus.
- Starke stamm- und familienspezifische Unterschiede in der Wirkstärke der jeweiligen Anästhesiemethoden.
- i.p.-Applikation ist zu empfehlen.

8.5 Injektionsanästhesie bei der Maus

Anästhetikum/ Antagonist	Dosis (mg/kg)	Applikationsweise	Anmerkungen
Diazepam oder Midazolam	5,0	i.p.	evtl. Exzitationen
Medetomidin	0,25	s.c.	gute Relaxation
Fentanyl + Midazolam + Medetomidin *Antagonisierung*: Naloxon + Flumazenil + Atipamezol	0,05 5,0 0,5 1,2 0,5 2,5	i.p. s.c.	Chir. Toleranz nach 10–20 min. Nachschlaf ohne Wärme sehr lang, zur Verlängerung der Anästhesie kann $1/3$ der Ausgangsdosierung i.p. nachdosiert werden, ca. 30 min nach Antagonisierung oft Unruheerscheinungen
Ketamin + Medetomidin	110,0–150,0 0,25	i.p.	Schlafen nach 5 min für ca. 80 min, dabei ca. 30 min chir. Toleranz

- Bei Kammerinduktion relativ starke Exzitationen.

8.6 Inhalationsanästhesie bei der Maus

Anästhetikum	Einleitung in Ganzkörperkammer	Erhaltung in Kopfkammer	Anmerkungen
Isofluran	2,0–3,0%	1,0–2,0%	bei Ein- und Ausleitung Exzitationsneigung

8.6.4 Gerbil (Wüstenrennmaus)

Physiologische Daten (Wachzustand):
KGW 50–130 g (ausgewachsen)
Körpertemperatur 37,5°C–39,0°C
Atemfrequenz 70–120 pro min
Herzfrequenz 260–600 pro min

Zu beachtende Besonderheiten:
- Tiere sind dämmerungsaktiv.
- Zeigen Angst durch Trommeln mit den Hinterläufen.
- Rotes Augensekret (entsprechend Ratte).
- Richtige Fixation: an Schwanzbasis und Nackenfell; Schwanzhaut sehr fragil, deshalb leicht Blutungen, wenn nur über den Schwanz fixiert wird.
- Präanästhesiologische Beurteilung des Allgemeinbefindens schwierig.
- Injektion am besten s.c. in die Nackenfalte (am lateralen Thorax schlechte Resorption), auch i.p. möglich.

! Bei den Rennmäusen besteht eine erbliche Prädisposition für Epilepsie. Es darf deshalb kein Acepromazin verwendet werden!

- Reagieren auf alle Arten von solitär verabreichten Opiaten mit Unruhe und Schreckhaftigkeit.
- Ausfall des Krallenfalzreflexes am Hinterfuß ist Zeichen für chirurgische Toleranz.

- Zeigen stark erhöhte Reflexaktivität, d. h. Zwischenzehenreflex fällt nicht immer aus.
- Prüfung des Schwanzreflexes nicht geeignet, da es leicht zu Verletzungen kommt.
- Zeichen für zu flache Narkose: Zittern mit den Barthaaren.

8.7 Injektionsanästhesie beim Gerbil

Anästhetikum/ Antagonist	Dosis (mg/kg)	Applikationsweise	Anmerkungen
Diazepam oder Midazolam	5,0–7,0	s.c., i.p.	leichte Sedation, jederzeit weckbar
Medetomidin	0,1–0,2	s.c., i.p.	leichte bis mittelgrad. Sedation, evtl. weckbar
Fentanyl + Midazolam + Medetomidin	0,03 7,5 0,15	s.c.	2–3 min nach Antagonisierung wieder wach.
Antagonisierung: Naloxon + Flumazenil + Atipamezol	0,5 0,4 0,375	s.c.	
Ketamin + Medetomidin	75 0,5	s.c.	tiefe Narkose für ca. 40 min, schlafen bis zu 3 h. Keine Teilantagonisierung wegen Exzitationen möglich

- Isofluran und Sevofluran wirken stark hypotensiv, Isofluran etwas stärker schmerzdämpfend wirksam.

8.8 Inhalationsanästhesie beim Gerbil

Anästhetikum	Einleitung in Ganzkörperkammer	Erhaltung in Kopfkammer	Anmerkungen
Isofluran	4,0%	3,2%	Blutdrucksenkung, Exzitationsneigung
Sevofluran	8,0%	5,2%	Blutdrucksenkung, Exzitationsneigung

8.6.5 Meerschweinchen

Physiologische Daten (Wachzustand):
KGW 500–1500 g (ausgewachsen)
Körpertemperatur 37,7 °C–39,5 °C
Atemfrequenz 100–130 pro min
Herzfrequenz 150–280 pro min

Zu beachtende Besonderheiten:

> ⚠ Diese Spezies ist leicht zu handhaben, aber schwierig zu anästhesieren.

- Beim Handling ist zu beachten, dass v.a. schwere oder trächtige Tiere niemals mit einem Griff allein um den Bauch hochgehoben werden dürfen, sondern das Becken immer zusätzlich mit der anderen Hand unterstützt wird (sonst Gefahr der Lungen-, Leber- oder Milzruptur).
- Sie besitzen lange, enge Luftwege (8 cm), die einen großen Totraum darstellen.
- Da Meerschweinchen eine relativ hohe Atemfrequenz (100–150 pro Minute) haben, bedeutet eine Atemfrequenz unter 25 pro Minute einen Notfall in Form einer massiven Atemdepression.
- Sie reagieren auf reizende Agenzien (Anästhesiegase, v.a. Äther) mit starker Bronchosekretion, eine Prämedikation mit Atropin (0,04 mg/kg i.m., 10 min vor Narkoseeinleitung) ist zu empfehlen.
- Die Ermittlung des Körpergewichts gestaltet sich schwierig, da der Gastrointestinaltrakt im gefüllten Zustand 20–40% des Gesamtkörpergewichtes ausmachen kann und deshalb jede Anästhesie mit einem unbekannten Dosierungsfehler durchgeführt wird. Um so wichtiger ist es, gerade für diese Tierart eine maximal steuerbare Narkose zu verwenden.
- Bei dieser Spezies ist die i.m.-Applikation zuverlässiger als die s.c.- oder die i.p.-Injektion.
- Wegen schlecht zugänglicher oberflächlicher Venen ist eine i.v.-Applikation nur in Narkose (jugularer Venenwinkel, V. cephalica antebrachii, V. saphena) möglich (◉ 8.2 a, b).

8 Notfälle unter Anästhesie bei Kleinsäugern

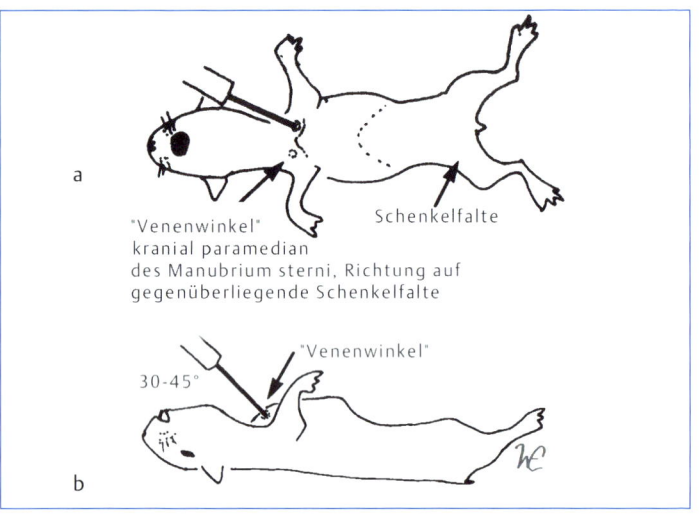

Abb. 8.2 a, b Blutentnahme oder i.v.-Injektion am Venenwinkel beim Meerschweinchen.

"Venenwinkel" kranial paramedian des Manubrium sterni, Richtung auf gegenüberliegende Schenkelfalte

Schenkelfalte

"Venenwinkel"

30–45°

8.9 Injektionsanästhesie beim Meerschweinchen

Anästhetikum/ Antagonist	Dosis (mg/ kg)	Applikationsweise	Anmerkungen
Diazepam oder Midazolam	2,5–5,0	i.m.	nur Sedation
Medetomidin	0,15	i.m. (evtl. s.c.)	nur Sedation
Fentanyl + Midazolam + Medetomidin *oder*:	0,025 1,0 0,2	i.m. (evtl. s.c.)	Chir. Toleranz nach ca. 15 min, hält 30 min an, zur Vertiefung und Verlängerung kann problemlos 2/3 der Ausgangsdosis i.m. oder i.p. nachdosiert werden. Bei s.c.-Applikation Einschlafphase evtl. sehr lang und Anästhesie flacher
Fentanyl + Midazolam + Xylazin	0,05 2,0 2,0	i.m.	
Antagonisierung: Naloxon + Flumazenil + Atipamezol	0,03 0,1 1,0	s.c.	

8.6 Speziesspezifisches zur Physiologie und Anästhesie

- Eine Intubation kann aufgrund der häufig im Maul vorhandenen Futterreste nicht empfohlen werden (Verschleppung in die Trachea).
- Bei der Verwendung von Sevofluran kommt es regelmäßig zu teilweise letalen Atemstörungen, die auch mit Atropin nicht verhindert werden können.

! Sevofluran kann daher nicht empfohlen werden.

- Die Atemfrequenz sinkt bei der Isoflurananästhesie im Stadium der chirurgischen Toleranz auf ca. 20/min.

8.10 Inhalationsanästhesie beim Meerschweinchen

Anästhetikum	Einleitung in Ganzkörperkammer	Erhaltung in Kopfkammer	Anmerkungen
Isofluran	5,0–6,0 (dauert 3–4 min)	3,0–4,2% junge Tiere nur 2%	Blutdrucksenkung, Speichelfluss ⇒ Atropin Prämedikation

8.6.6 Hamster

Physiologische Daten (Wachzustand):
Zwerghamster KGW 40–100 g (ausgewachsen)
Syrischer Goldhamster KGW 80–180 g (ausgewachsen)
Körpertemperatur 36,1°C–38,9°C
Atemfrequenz 35–135 pro min
Herzfrequenz 200–500 pro min

Zu beachtende Besonderheiten:
- Nachtaktiv, sollten vor jeder Manipulation vorsichtig durch Klopfen am Käfig geweckt werden.
- Reagieren sehr empfindlich auf jede Veränderung der Umgebung.
- V.a. im Alter bissig;
  Handling: Tier auf die flachen Hände setzen und Menschengeruch aufnehmen lassen. Dann auf den Tisch absetzen und mit sicherem Griff an Nacken und Rückenhaut halten!

- Solitär verabreichte Opiate verursachen Exzitationen.
- Auch solitäre Benzodiazepine scheinen eher Unruhe zu verursachen.
- Eine venöse Punktion ist an der V. saphena und am Venenwinkel beim anästhesierten oder stark sedierten Tier möglich.
- Vor Narkose dürfen die Backentaschen nicht gefüllt sein, da dies die Atmung behindert. Deshalb darf kein Einstreu oder Zellstoff in der Transportbox sein. Sind die Taschen trotzdem gefüllt, werden sie meist nach dem Umsetzen in eine leere Box selbstständig entleert.
- Soll eine Injektionsnarkose durchgeführt werden, so ist nur die i.p.-Injektion zu empfehlen, da eine i.m. Applikation bei der geringen Muskelmasse schwierig und gewebsschädigend sein kann. Auch die s.c.-Applikation von Ketamin kann Nekrosen verursachen.
- Jungtiere brauchen erhöhte Dosen von Injektionsanästhetika.
- Ketamin-/Xylazin-Kombinationen sind individuell sehr unterschiedlich erfolgreich und produzieren einen extremen Blutdruckabfall.
- Eine chirurgische Toleranz liegt vor, wenn der Zwischenzehenreflex vorne ausgefallen ist.

8.11 Injektionsanästhesie beim Hamster

Anästhetikum/Antagonist	Dosis (mg/kg)	Applikationsweise	Anmerkungen
Diazepam oder Midazolam	5,0	i.p.	starke Unruheerscheinungen
Medetomidin	0,2–0,3	s.c., i.p.	gute Relaxation
Fentanyl + Midazolam + Medetomidin	0,033 3,3 0,33	s.c., i.p.	gute Relaxation, zur Verlängerung kann 1/3 der Ausgangsdosierung s.c./i.p. nachdosiert werden
Antagonisierung: Naloxon + Flumazenil + Atipamezol	 0,8 0,33 1,7	 s.c.	Jungtier etwas höher dosieren, keine Teilantagonisierung mit Buprenorphin, da starke Unruheerscheinungen

(Fortsetzung nächste Seite)

8.11 (Fortsetzung)

Anästhetikum/ Antagonist	Dosis (mg/kg)	Applikationsweise	Anmerkungen
Medetomidin + Ketamin	0,25 100,0	s.c.	lange Einschlafzeit (ca. 0,5 h), ca. 1,5 h Dauer, Teilantagonisierung nur in Notfällen
Medetomidin + S-Ketamin *Teilantagonisierung*: Atipamezol	0,25 50,0 1,5	i.p. s.c.	Teilantagonisierung mit Atipamezol nach 30 min gut möglich

- Wegen des schwierigen Handlings ist eine Inhalationseinleitung einfacher durchzuführen.

8.12 Inhalationsanästhesie beim Hamster

Anästhetikum	Einleitung in Ganzkörperkammer	Erhaltung in Kopfkammer	Anmerkungen
Isofluran	5,0%	2,3%	Exzitationsneigung Inhalationsanästhesien sind wegen schwieriger Handlings stressfreier durchzuführen
Sevofluran	8,0%	3,5%	
Halothan	4,0%	2,2%	lange Nachschlafzeiten

8.6.7 Chinchilla

Physiologische Daten (Wachzustand):
KGW 400–600 g (ausgewachsen)
Körpertemperatur ca. 38,5 °C
Atemfrequenz 80–120 pro min
Herzfrequenz 160–200–240 pro min

Zu beachtende Besonderheiten:
- Zur Fixation darf das Tier niemals peripher am Schwanz oder nur am Fell gepackt werden, besser an Schwanzbasis und gleichzeitig am Ohr.

8 Notfälle unter Anästhesie bei Kleinsäugern

- Bei Angst verspritzen die Tiere gezielt Urin.
- Atemfrequenzen unter 30/min sind als kritisch zu bewerten.
- Eine i.m.-Applikation von Anästhetika muss vorsichtig durchgeführt werden, wird aber gut vertragen; s.c.-Gabe zur Antagonisierung vorteilhaft.
- TILEST® verursacht extrem lange Rekonvaleszenzphasen (bis zu 8 Stunden).
- Schluckreflex bleibt in Narkose meist erhalten.

8.13 Injektionsanästhesie beim Chinchilla

Anästhetikum/ Antagonist	Dosis (mg/kg)	Applikationsweise	Anmerkungen
Diazepam oder Midazolam	3,0	i.m.	Anfangs unruhig, leichte Sedation nach 10 min
Medetomidin	0,15	i.m.	Starke Sedation nach ca. 10 min, Stellreflex negativ
Fentanyl + Midazolam + Medetomidin	0,02 1,0 0,05	i.m.	Chir. Toleranz für 45 min, 2–3 min nach Antagonisierung wieder wach
Antagonisierung: Naloxon + Flumazenil + Atipamezol	0,05 0,1 0,5	s.c.	
Medetomidin + Ketamin	0,06 5,0	i.m.	Schnelle Anflutphase, sehr tiefe Narkose, schlafen ca. 2 h

8.14 Inhalationsanästhesie beim Chinchilla

Anästhetikum	Einleitung in Ganzkörperkammer	Erhaltung in Kopfkammer	Anmerkungen
Isofluran	3,5%	2,5%	Blutdrucksenkung, Speicheln
Sevofluran	6,0%	4,0%	leichtes Speicheln, Blutdrucksenkung

- Bei Isofluran häufig starkes Speicheln.
- Zwischenzehenreflex (ZZR) vorne bleibt erhalten.

8.7 Schmerzzeichen/Schmerzbekämpfung

! Schmerz stellt auch beim Heimtier einen Notfall dar.

Ganz allgemein kann man Schmerzen beim Kleinsäuger an folgenden Zeichen erkennen:
- Gesträubtes Fell
- Aggressivität
- Apathie und Aussonderung durch die Artgenossen
- Gewichtsreduktion
- Augen-/Nasenausfluss
- Nickhautvorfall (Kaninchen)
- Aufbiegen des Rückens (v.a. bei Ratten)
- ataktischer Gang
- Schwellungen oder Geschwüre an Lippen oder Pfoten (Hamster)
- „Brillenaugen" (Ratte)
- Inappetenz bei sehr starken Schmerzen
- nur auf akuten Schmerz reagieren Nager und Kaninchen mit Lautäußerungen!

Selbstverständlich haben auch Nager und Kaninchen – wie alle anderen Tiere – nach einem invasiven Eingriff Schmerzen und sollten aus vielerlei Gründen (verbesserte Rekonvaleszenz mit früherer Futteraufnahme, bessere Sauerstoffversorgung durch verbesserte Atmung, ungestörtes Verhalten, Tierschutz etc.) auch postoperativ analgetisch versorgt werden.

8.15 und 8.16 kann eine Auswahl einsetzbarer Analgetika entnommen werden.

8.15 Schmerztherapie bei Nagern und Kaninchen beispielhaft mit Buprenorphin, Carprofen oder Metamizol

	Buprenorphin, mg/kg	Carprofen, mg/kg	Metamizol, mg/kg
Kaninchen	0,01–0,05 i.m./s.c./i.v. 6–12 h	4,0 i.v./i.m./s.c. 24 h	20,0–50,0 i.v./i.m. 4–8 h 3–5 Tropfen p.o. 4–8 h
Meerschweinchen	0,05–0,1 s.c. 6–12h	4,0 i.m./s.c. 24 h	1–2 Tropfen p.o. 4–8 h
Ratte	0,01(–0,05–0,1) s.c. 6–12 h	5,0 i.v./s.c. 24h	1–2 Tropfen p.o. 4–8 h
Chinchilla	nicht zu empfehlen	4,0 i.m./s.c. 24 h	1–2 Tropfen p.o. 4–8 h
Hamster	nicht zu empfehlen	4,0 s.c., p.o. 24 h	1–2 Tropfen p.o. 4–8 h
Gerbil	nicht zu empfehlen	4,0 s.c. 24 h	1–2 Tropfen p.o. 4–8 h
Maus	0,05–0,1 s.c., i.p. 6–8 h	5,0 i.v./s.c. 24 h	1–2 Tropfen p.o. 4–8 h

8.16 Hauptindikationen und Kontraindikationen zum Einsatz von Buprenorphin, Carprofen und Metamizol

	Buprenorphin	Carprofen	Metamizol
Besonders zu empfehlen bei	… mäßigen bis starken Schmerzzuständen jeglicher Art	… jeglichen Entzündungsschmerzen, auch bei Verletzungen und Operationen, dabei präventiv besonders gut wirksam. Zahnproblematik	… nicht entzündlichen Schmerzarten, v.a. bei Krämpfen und Spasmen der Hohlorgane und nach Baucheingriffen
Nicht zu empfehlen bei	… bestehender Obstipation oder Gallestau.	… Vorschädigungen des GIT und der Nieren	… Tieren, die durch die häufige Applikation zu sehr gestresst werden (v.a. i.m.)

9 Notfälle unter Anästhesie beim Vogel

R. Korbel

9.1	Narkosevorbereitung	221
9.2	Narkosemonitoring	222
9.3	Notfälle	223
9.3.1	Koma/Schock	223
9.3.2	Verletzungen	224
9.3.3	Hypovolämie	225
9.3.4	Anämie	226
9.3.5	Dyspnoe/Atemstillstand	227
9.3.6	Herz-Kreislauf-Versagen	229
9.3.7	Hypothermie	229
9.4	Unmittelbare Operations- bzw. Narkosefolgen	230
9.4.1	Schmerz	231
9.5	Übersicht der beim Vogel zu verwendenden Anästhetika	233

9 Notfälle unter Anästhesie beim Vogel

Anästhetische Maßnahmen sind auch beim Vogel eine unabdingbare Voraussetzung zur Durchführung schmerzhafter Eingriffe nach § 1 TSchG, sowie zur Ruhigstellung und Vermeidung aufregungsbedingter Stress- und Schockzustände bei zeitintensiven Untersuchungen.

! Die Erkennung von Notfällen gestaltet sich beim Vogel aufgrund des geringen oder nicht ausgeprägten Schmerzäußerungsvermögen und der hierdurch geradezu sprichwörtlichen Symptomenarmut vergleichsweise schwieriger als beim Säuger.

Hinzu kommt, dass Vögel eine vergleichsweise höhere physiologische Körpertemperatur von 36,5 °C (Strauß, *Struthio camelus*) bis zu 43 °C (z. B. Wellensittich, *Melopsittacus undulatus*) aufweisen und hierdurch bedingt Stoffwechselvorgänge beschleunigt ablaufen. Hervorzuheben ist ferner ein primär reflexgesteuertes Verhalten mit einem übergeordneten Fluchtreflex sowie Pupillar- und Kornealreflexe, die auch noch im Stadium des Atemstillstandes bestehen bleiben.

Es besteht erhöhte Stress- und Schockanfälligkeit einerseits sowie ein vom Säuger abweichendes Verhalten zur Bestimmung der Narkosetiefe.

! In jedem Fall sind apathische, aufgeplusterte Vögel – insbesondere sofern es sich um kleinere Vögel handelt – als Notfallpatienten einzustufen.

Hervorzuheben ist, dass mit allen derzeit bekannten Narkoseregimes ein chirurgisches Toleranzstadium beim Wasservogel kaum erreicht wird, hingegen lediglich eine tiefe Sedation zu erzielen ist.

Die diesem Sachverhalt zugrunde liegenden Mechanismen sind derzeit nicht vollständig bekannt.

9.1 Narkosevorbereitung

Eine Vielzahl von peri- und postanästhetischen Notfällen kann durch eine sorgfältige pränästhetische Vorbereitung des Patienten vermieden werden.

- Fastenperiode bei größeren Vögeln zur prophylaktischen Vermeidung von Kropfinhalt-Aspirationen (z. B. Greifvögel, Psittaziden) bis zu 12 Stunden, bei Greifvögeln möglichst Auswürgen des Gewölles abwarten, bei kleineren Vögeln (z. B. Insektenfressern) und Jungvögeln nicht länger als 2 Stunden fasten (Hypoglykämiegefahr!), Vermeidung einer Aspiration ggf. durch endotracheale Intubation.
- Pränästhetische Ruheperiode von 2 bis 3 Stunden Dauer (Nota bene: artspezifische Ausnahmen!) in einem abgedunkelten Raum; Auslösung des Fluchtreflexes (z. B. direktes Licht aus Operationsleuchten, akustische Reize durch Fallenlassen von Instrumentarium, nicht fachgerechte Zwangsmaßnahmen) unbedingt vermeiden, da ggf. eine Verlängerung der Anästhesieeinleitungsphase verursacht bzw. das Erreichen eines chirurgischen Toleranzstadiums gänzlich unmöglich wird.
- Bei Aufregungszuständen bzw. ausgelöstem Fluchtreflex vor erneutem Narkoseversuch ggf. Ruheperiode von 30–60 Minuten einschieben.
- Applikation von 15–30 ml/kg KG körperwarmer (!) Ringer-Laktat- oder 5%iger Glucoselösung (niedrige Dosierung bei Körpermasse über 1 kg, höhere Dosis bei ca. 30 g KG und darunter) ca. 15 Minuten vor der Anästhesie bzw. Operation bei Vogelpatienten, die geschwächt oder exsikkotisch sind oder bei denen ein operativer Blutverlust zu erwarten ist. Applikation s.c. vorzugsweise in die Kniefalte, ggf. median in die Nackenfalte oder intraossär als Dauertropfinfusion.

9.2 Narkosemonitoring

Bestimmung der **Narkosetiefe** anhand eines standardisierten Schemas mit Ermittlung eines **Reflexscores** aus 12 Reflexen (Lidschluss, Palpebralreflex, Pupillenöffnung, Pupillenreflex, Kornealreflex, Kopflage, Nackentonus, Beintonus, Pectoralisreflex, Propatagiumreflex, Interphalangealreflex, Kloakalreflex). Die Anästhesiestadien des Guedel-Narkoseschemas sind bei Vögeln nicht deutlich voneinander zu trennen.

Zu beachten sind artspezifische Besonderheiten (u.a. Querstreifung der aviären intraokularen Binnenmuskulatur mit willkürlicher Beeinflussung der Pupillenweite; paradoxe Pupillenreaktionen, d. h. initiale Erweiterung der Pupillenöffnung nach Öffnung der Lidspalte und Lichteinfall; Auslösung von Pupillenreaktionen durch Touchieren der Kornea; keine Bulbusrotation aufgrund des Fehlens des M. retractor bulbi).

Routinemäßiges Narkosemonitoring
- Bestimmung einer Reflexsumme
- Beurteilung von Atemfrequenz und -atemtiefe bei Spontanatmung
- Pulsoximetrie (vorzugsweise Befestigung von pädiatrischen Sonden am Unterschenkel, Patagium oder Verwendung von Kloakalsonden)
- Körpertemperaturmonitoring mittels elektronischer kloakaler Temperatursonde
- ggf. ösophageale Stethoskopie
- ggf. Elektrokardiographie
- ggf. Kapnographie.

Der Einsatzbereich der Pulsoximetrie wird u.a. bei kleineren Vögeln durch die hohe Pulsfrequenz limitiert. Moderne Geräte, die u.a. eine gute Unterdrückung von Bewegungsartefakten bieten, verarbeiten jedoch Pulsfrequenzen bis zu 500 min^{-1} (z. B. NONIN Veterinär 8600 V, z. B. der Fa. Medical Innovation, Jena). Ähnliches gilt für die Elektrokardiographie. Kardiale Arrhythmien sind jedoch durch beide Verfahren darstellbar.

Chirurgisches Toleranzstadium
Es ist – bei gleichzeitigem Fehlen aller übrigen Reflexe – gekennzeichnet durch:
- verlangsamtes, jedoch vollständiges Auslösen des Kornealreflexes (Vorziehen der Nickhaut)
- unvollständige Mydriasis
- verzögert auslösbare Pupillenreaktion auf Lichteinfall.

Ein **tiefes Narkosestadium** ist bei Vorliegen einer vollständigen Mydriasis und durch Fehlen von Pupillenreaktionen gekennzeichnet.

Ein **zu tiefes Narkosestadium** (Notfallsituation!) ist bei lediglich partiellem Vorziehen der Nickhaut nach Auslösung des Kornealreflexes oder vollständigem Fehlen des Kornealreflexes gegeben.

9.3 Notfälle

Eine Klassifizierung nach Risikoklassen analog zur Säugetiermedizin ist aufgrund oben genannter Gründe für Vögel kaum möglich.

9.3.1 Koma/Schock

Schocksymptome:
- Apathie
- Somnolenz
- Aufplustern
- geschlossene Augenlider
- fehlender Fluchtreflex (ggf. mit Seitenlage)
- Tachykardie
- Tachypnoe.

Ursachen:
- Schreck
- nicht fachgerecht durchgeführte Zwangsmaßnahmen (Fangstress, fehlerhafte Fixation)
- Abwehr- und Fluchtverhalten

- Operation lediglich unter Lokalanästhesie bei nicht ausgeschaltetem Fluchtreflex.

Diagnostik:
- Aufgrund des klinischen Bildes.

Therapie:
- Ruhe (optische und akustische Abschirmung in Ruhebox), nur unbedingt erforderliche Manipulationen vornehmen
- Flüssigkeits- und Elektolytsubstitution (20–30 ml/kg KGW) körperwarm (!) s.c. oder bei Patienten in Seitenlage per Dauertropf über intraossären Katheter
- Wärmesubstitution (Wärmebox 25°C–30°C, Heizlampe oder Glühbirne).

9.3.2 Verletzungen

Symptome:
- Primäre Verletzungssymptome
- Schocksymptomatik
- Apathie
- Tachypnoe
- Tachykardie

Ursachen:
- Anfliegen gegen Hindernisse (Auto, Scheiben)
- Verbrennungen, Verbrühungen (Anfliegen von Kochtöpfen, Herdplatten)
- Erfrierungen (u.a. durch fehlerhafte Haltung)
- CAVE: Verletzungen als Folge nicht erkannter Primärerkrankungen (z. B. Infektionskrankheiten)!
- CAVE: Bissverletzungen durch Beutegreifer (Katzen, Hunde, Ratten) ⇒ Infektionsinzidenz von *Pasteurella-multocida*-Infektion nach Biss ca. 56%!
- Exzitationsbedingte Verletzungen in der Rekonvaleszenzperiode (insbesondere nach Injektionsanästhesie und durch ungeeignete Aufwachräumlichkeiten).

Diagnose:
- Röntgen
- Ophthalmoskopie (Hämorrhagien ausgehend vom Pecten oculi insb. nach Schädeltrauma)
- Bissmarken, Gefiederverluste
- Blut in der Aufwachbox.

Therapie:
- Symptomatisch (z. B. Wundversorgung, Antibiotika)
- prophylaktisches lockeres Einwickeln des Patienten in Zellstoff oder Baumwolltuch bei protrahierter Rekonvaleszenzperiode (z. B. nach Injektionsanästhesie)
- prophylaktische Auspolsterung der Aufwachbox und gedämpftes Licht.

9.3.3 Hypovolämie

Symptome:
- Blutdrucksenkung
- Schocksymptomatik.

Ursachen:
- Blutverlust nach inneren oder äußeren Verletzungen, durch Hypozytämie nach iatrogenem Blutverlust (übermäßige Blutentnahme, zu flach durchgeführte i.m.-Injektion bei Injektionsanästhesie).
- Wassermangel bzw. -verlust durch Haltungsbedingungen, Transport (Schachtel in heißem Auto, mangelnde Luftzirkulation etc., fehlende Atemgasbefeuchtung insbesondere bei Langzeitanästhesien).
- Vermehrte Ausscheidung durch renale Verluste.
- Hyperzytämie infolge Diarrhö.

Diagnose:
- Röntgen
- Blutstatus (Hämatokrit, Hämoglobin).

Therapie:
- Ursache abstellen
- Blutungen stoppen (Druckverband).
- Flüssigkeits- und Elektrolytsubstitution s.c., intramedullär, ggf. intravenös
- CAVE: Verletzungen als Folge nicht erkannter Grunderkrankungen (z. B. Infektionskrankheiten)!
- CAVE: *Pasteurella-multocida*-Infektionen nach Bissverletzungen durch Beutegreifer, sofortige Antibiose mit Tetrazyklinen (100,0 mg/kg i.m.)!
- ggf. Bluttransfusion
- Ruhe.

9.3.4 Anämie

Symptome:
- s.o.

Ursachen:
- Blutverlust
- Intoxikationen u.a. mit Cumarinen (Rattengift), Zytostatika (z. B. sog. „Taubenpillen"), Schwermetallen (v.a. Blei), Medikamenten (u.a. Sulfonamide, Antibiotika)
- Blutparasiten

Diagnostik:
- Vorbericht, Röntgen, Blutuntersuchung.

Therapie:
- Flüssigkeits- und Elektrolytsubstitution
- ggf. Bluttransfusion (wenig Erfahrungswerte; direkte Übertragung innerhalb einer Spezies!)
- Antioxidanzien (Vitamin E i.m.), Komplexbildner (bei Bleiintoxikation Calcium-EDTA i.m.).
- Antiparasitaria.

9.3.5 Dyspnoe/Atemstillstand

Symptome:
- flache Atmung.
- unregelmäßige Atmung
- Atemstillstand.

Ursachen:
- Hypovolämie
- Anämie, Fieber
- Obstruktionen der Luftwege (Fremdkörper, Trichomonaden oder Pilzgranulome in der Schnabelhöhle, Tracheal- oder Syrinxmykose)
- Aspiration von Kropfinhalt (Röntgenkontrastmittel oder Futterbrei bei fehlender vorheriger Fastenperiode)
- Aspiration von Schleim nach Durchführung einer endotrachealen Intubation, Hämorrhagien bei scharfkantigem Tubus oder Tuben mit Cuff (CAVE: Drucknekrosen!)
- Aspiration von Wasser in der Rekonvaleszenz (bei nicht entferntem Wasserbehälter aus der Aufwachbox)
- Subkutane Emphyseme infolge Luftsackverletzungen (u.a. nach Katzenbiss)
- Raumgreifende Prozesse in der Leibeshöhle (z. B. Tumore, neuropathische Magendilatation)
- Hyperoxämie (bei reiner Sauerstoffapplikation als Trägergas u.a. bei Graupapageien und Aras)
- Reflektor. Atemstillstand (v.a. bei Greifvögeln) durch Auslösen des Larynxreflexes bei endotrachealer Intubation und während der LPA durch Absinken des CO_2- und Anstieg des O_2-Partialdruckes
- Rückenlagerung (insbesondere während der postoperativen Aufwachperiode) und hierdurch bedingte Beeinträchtigung der Atemtätigkeit

Diagnostik:
- Perioperatives Monitoring mit ösophagealem Stethoskop
- Kapnographie
- Adspektion der Schnabelhöhle

- Röntgen
- Endoskopie (ggf. unter Luftsack-Perfusionsanästhesie).

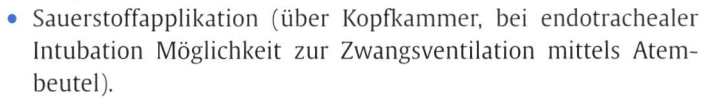

Therapie:
- Sauerstoffapplikation (über Kopfkammer, bei endotrachealer Intubation Möglichkeit zur Zwangsventilation mittels Atembeutel).
- Thorakale rhythmische Druckmassage: Frequenz 20–40/min im Sternalbereich bis zu 5 (!) Minuten.
- Analeptikaapplikation Doxapram (DOPRAM V®) 10 mg/kg i.m.
- Notfallventilation über Luftsackkatheter bzw. -trokar.
- Prophylaktische Lagerung in Brustlage während der Aufwachperiode.
- Bei protrahierter Rekonvaleszenz ⇒ Einwickeln in ein Handtuch (u.a. auch zur Verletzungsprophylaxe).

Endotracheale Intubation

Eine unproblematische Zwangsventilation ist mit Atembeutel bei endotrachealer Intubation möglich. Druckläsionen und -blutungen ausgehend von der Trachealschleimhaut durch Verwendung von **an der Spitze abgerundeten Tuben ohne Cuff** (Frakturgefahr der beim Vogel geschlossenen Trachealspangen) müssen vermieden werden.

Nach Öffnung der Schnabelhöhle ist der Trachealeingang am Zungengrund gut zu erkennen, ggf. Vorverlagerung durch leichten Zug an der Zunge.

Zur Vermeidung eines reflektorischen Atemstillstandes ca. 3 Min. vor Einführen des Endotrachealtubus topische Verabreichung eines Lokalanästhestikums auf den Larynxrand (z.B. Betupfen oder Beträufeln mit Lidocainlösung).

Vor dem Einführen Aufbringen von wenig Gleitmittel auf den Tubus.

Nach Einführen in das Tracheallumen Befestigung des Tubus mittels Klebeband am Unterschnabel. Nach Entfernung des Endotrachealtubus sorgfältige Schleimentfernung aus der Schnabelhöhle und dem Larynxbereich.

9.3.6 Herz-Kreislauf-Versagen

Symptome:
- Blutdrucksenkung
- Anämie und/oder Zyanose von Schleimhäuten
- Kardiale Arrhythmien.

Ursachen:
- Primäre Krankheitsursachen
- Blutverlust
- Anästhetika (dosisabhängige Induktion von Extrasystolen jedoch bei stabilem Blutdruck durch Isofluran).

Diagnose:
- Stethoskopische Untersuchung
- Blutdruckmonitoring (invasiv, experimentell)
- Pulsoximetrie
- Elektrokardiographie.

Therapie / Prophylaxe:
- Strophantinapplikation (10,0 mg/kg i.m.) oder Coffein-Natrium-Salicylat 50%ig tropfenweise per os oder als „Nasenlochtropfmethode", wobei das Präparat über die Choanenspalte in die Schnabelhöhle gelangt.
- Rhythmische Massage des Brustkorbes (Frequenz 60–80/min).

9.3.7 Hypothermie

Symptome:
- Protrahierte Rekonvaleszenzperiode
- Zittern
- kalte Extremitäten
- Aufplustern
- Apathie
- plötzlicher postanästhetischer Exitus ohne erkennbare Ursache.

Ursachen:
- Chronische Krankheitszustände
- fehlerhafte Haltung
- fehlende Atemgasbefeuchtung während der Anästhesie
- fehlende exogene Wärmesubstitution während der Anästhesie.

Diagnose:
- Digitales Kurzzeitthermometer mit kloakaler Temperatursonde
- permanentes perianästhetisches Temperaturmonitoring.

Prophylaxe /Therapie:

> ⓘ Die physiologische Körpertemperatur darf beim Vogel maximal um 1°C–1,5°C unterschritten werden, d. h. bei häufig in der tierärztlichen Praxis vorgestellten Vögeln beträgt die untere tolerierbare Temperaturschwelle 40°C!

- Perianästhetische exogene Wärmezufuhr durch Heizkissen (allein nicht ausreichend aufgrund Isolationswirkung des Gefieders).
- Atemgasbefeuchtung auf 75–85% relative Luftfeuchte (mit beheizter Gassprudlerflasche mit 0,5 l/min Volumen im Niederdrucksystem des Narkosegerätes).
- Permanentes perianästhetisches Temperaturmonitoring durch Kloakalsonde.
- Postoperatives Verbringen des Patienten in eine auf 25°C–30°C vorgewärmte Aufwachbox.
- Ggf. Applikation körperwarmer Elektrolyt- bzw. Ringer-Lösung.

9.4 Unmittelbare Operations- bzw. Narkosefolgen

Analog zum Säuger entstehen postpoperative/postanästhetische Probleme unmittelbar aus chirurgischen Eingriffen, v.a. aus folgenden, bereits abgehandelten Problemkreisen:
- Schmerz
- Hypothermie
- Infektion.

In der Rekonvaleszenzperiode bzw. postoperativen Periode ist daher insbesondere auf die Applikation geeigneter Analgetika, eine ausreichende Wärmesubsitution sowie Infektionsprophylaxe zu achten.

Manipulationen des sich in der Aufwachperiode befindlichen Patienten sind zur Vermeidung von Aufregung mit nachfolgender Stress- und Schocksymptomatik auf ein Minimum zu beschränken und möglichst im Endstadium der Narkoseunterhaltung durchzuführen!

> ❗ Für Risikopatienten bietet sich aufgrund der im Vergleich zu anderen Inhalationsanästhetika sehr kurzen Induktions- und Rekonvaleszenzperiode, der geringen Patientenbelastung und guten Verträglichkeit die Verwendung von Sevofluran an.

9.4.1 Schmerz

Der Kenntnisstand über Schmerzempfindung und Schmerzausschaltung bei Vögeln ist gering.

Vögel zeichnen sich jedoch grundsätzlich durch folgende Eigenarten aus:
- Schwach ausgeprägtes oder fehlendes subjektives Schmerzäußerungsvermögen.
- Sprichwörtliche Symptomenarmut.
- Häufig fehlendes aktives Vermeidungsverhalten (Abwehrbewegungen, Schmerzlaute).
- Zunehmende Passivität bei zunehmend stärkeren Schmerzstimuli.
- Verschleierung von Schmerzsymptomen durch Fluchtreaktionen. CAVE: Fehlinterpretation als fehlendes Schmerzempfindungsvermögen (insbesondere bei sog. „geringfügigen" Eingriffen)!

Neuere Studien belegen das Vorhandensein von drei Nozizeptorentypen bei Vögeln (mechanisch-thermische, reine Mechanorezeptoren und reine Thermorezeptoren). Klinisch gesehen ist mit zunehmender Stärke der Noxe von zunehmendem passiven Verhalten auszugehen, wobei neben einer Steigerung der Pulsfrequenz und Änderungen des Reflexscores sowie pulsoximetrischer Werte experimentell v.a. Blutdruckanstiege als zuverlässige Reaktion auf Schmerzeinwirkungen nachzuweisen sind. Wiederholte Schmerzauslösung führt zur Ableitbarkeit von EEG-Wellenmustern hoher Amplitude und geringer Frequenz (analog zum Schlaf oder zur Katalepsie beim Säugetier) und weist ggf. auf die Induktion einer stressbedingten Analgesie oder Ausschüttung endogener Opioide hin.

Kenntnisse zur Wirkungsweise und Wirksamkeit beschränken sich größtenteils auf klinisch-empirische Erfahrungen. Basierend hierauf können die in 9.1 aufgeführten Analgetika eingesetzt werden.

9.1 Analgesie beim Vogel

Medikament	Dosis mg/kg	Applikation	Indikation	Bemerkungen
Butorphanol	2,0–4,0–6,0	i.m.	Schmerztherapie	Somnolenz bei Überdosierung. Bei Greifvögeln stets postoperative Applikation (Hypothermie), Wirkdauer ca. 2 h
Buprenorphin	0,5	i. m.	Schmerztherapie	leichte Sedation, Wirkdauer ca. 5–7 h
Carprofen	2,0–4,0	i.m.	Schmerztherapie	Applikationsintervall 12 h
Ibuprofen	5,0–10,0	i.m.	Schmerztherapie	
Flurbiprofen	0,03%	topisch	Uveitis, Konjunktivitis	
Metamizol	20–40	i. m.	Schmerztherapie	ggf. Induktion von Hypothermien

9.5 Übersicht der beim Vogel zu verwendenden Anästhetika

9.2 Lokalanästhesie

Medikament	Dosis mg/kg	Applikation	Indikation	Bemerkungen
Lidocain	15,0–30,0	s.c. oder topisch	Lokalanästhesie	Adrenalinzusatz 1:20000; CAVE: individuelle Schwankungsbreite hinsichtlich Dosierung und Wirkungsdauer! geringe Dosierungsbreite (max. 60,0 mg/kg KG). Topisch im Larynxbereich zur Vermeidung reflektorischer Atemstillstände bei endotrachealer Intubation
Procain	15,0–30,0	s. o.	s. o.	s. o., höhere Dosierungsbreite (max. 120,0 mg/kg)
Proxymetacain	1–2 Tropfen	korneal konjunktival	Tonometrie, Schirmer-Tränentest u. a.	Wirkungseintritt nach 5 ± 1 sec., Wirkdauer bis 12 min 40 sec ± 80 sec
Oxybuprocain	Tropfen	korneal konjunktival	s. o.	Wirkungseintritt nach 5 ± 1sec, Wirkdauer bis 13 min ± 74 sec
Tetracain	s. o.	s. o.	s. o.	Wirkungseintritt nach 8 ± 2sec, Wirkdauer bis 22 min 32 sec ± 90 sec

9.3 Injektionsanästhesie

Medikament	Dosis mg/kg KM	Applikation	Indikation	Bemerkungen
Ketamin	20,0–40,0	i. m.	Nur zur Sedation bei schmerzfreien Eingriffen	Keine gesicherte Analgesie, ausgeprägte Exzitationen, Hypothermie; CAVE: Erhöhung von Blut-/Intraokulardruck, kontraindiziert als Ophthalmoanästhesie!
Ketamin + Diazepam	25,0/7,5	i.m.	s. o.	Getrennte Applikation, da Ketamin wässrig, Diazepam ölig. Salivation, kardiale Arrhythmien, Blutdrucksenkung. Teilantagonisierung möglich mit Flumazenil oder Sarmazenil (0,5–1,0 mg/kg).
Ketamin + Climazolam oder Midazolam	25,0/12,5	i.m.	s. o.	In Mischspritze, da Midazolam wasserlöslich. Nebenwirkungen siehe Ketamin/Diazepam. Teilantagonisierung möglich mit Flumazenil oder Sarmazenil (0,5–1,0 mg/kg).
Ketamin + Xylazin	25,0/10,0	i.m.	s. o.	Toleranzstadium ca. 30 min, chir. Toleranz nach 10 min. Bradykardie, kardiale Arrhythmien, Blutdrucksenkung. Teilantagonisierung möglich mit Atipamezol (2,0 mg/kg)
Tiletamin + Zolazepam	20,0–30,0	i. m.	s. o.	s. o., ausgeprägte Hypothermien, Salivation, Vomitus. Teilantagonisierung möglich mit Flumazenil oder Sarmazenil (0,5–1,0 mg/kg)
Medetomidin + Midazolam + Fentanyl *Antagonisierung:* Atipamezol + Sarmazenil oder Flumazenil + Naloxon	0,35 4,5 0,006 2,0 0,6 0,16	i.m. evtl. auf mehrere Stellen i.m. auf mehrere Stellen	Bewirkt tiefe Sedation, evtl. je nach Vogelspezies auch chirurgisch belastbare Narkose. Kann jederzeit mit Propofol i.v. vertieft werden	Speziesspezifisch und individuell sehr unterschiedlich wirksam, hohe therapeutische Breite, Antagonisierung immer voll wirksam Ca. 2 min nach Antagonisierung sind Tiere vollständig wach

9.5 Übersicht der beim Vogel zu verwendenden Anästhetika

9.4 Inhalationsanästhesie

Medikament	Dosis	Applikation	Indikation	Bemerkungen
Isofluran	Einleitung: 4–5 Vol.% Erhaltung: wirkungsbezogen 0,8–1,5 Vol.%	Kopfkammer, Endotrachealtubus, Luftsack-Perfusion	Allgemeinanästhesie	Nota bene: Nur Endotrachealtuben ohne Cuff verwenden (ggf. Risiko für Fraktur von Trachealspangen und Druckhämatome). Kein freier chirurgischer Zugang zum Kopfbereich bzw. Auge. Alle Inhalationsverfahren: Bei Kopfkammerverwendung (halboffenes System) zur Entlastung des OP-Personals von Anästhesieabgasen („waste gases") Absaugung verwenden!
Sevofluran	Einleitung: 5–8 Vol.% Erhaltung: 3–4 Vol.%	s. o.	s. o. sowie insbesondere Risikopatienten	Vergleichsweise sehr kurze An- und Abflutungsperiode
Sauerstoff	33–50 Vol.%	s. o.	Universelles Trägergas	Nota bene: O_2-Gehalt im Trägergas mindestens 33%, keine Pressluft verwenden. Selten auftretende O_2-induzierte Apnoe durch 1%ige CO_2-Applikation beherrschbar
Stickoxydul (Lachgas)	50–66 Vol.%	s. o.	Potenzierung volatiler Anästhetika (Zweitgaseffekt)	Bei Alleinverwendung kein klinischer Effekt; durch Potenzierung Einsparung von Iso- und Sevofluran bei Haustauben und Mäusebussarden ca. 11%.

Luftsack-Perfusionsanästhesie (LPA)

Eine spezielle Form der Anästhesie mit volatilen Anästhetika (mit oder ohne Stickoxidul) stellt die Luftsack-Perfusionsanästhesie dar. Die LPA eignet sich besonders für Operationen am Auge. Sie gewährleistet absolute Relaxation des gesamten Körpers, da die Atemtätigkeit durch die retrograde Perfusion der Luftsäcke mit Sauerstoff/Isofluran (evtl. plus N_2O) aussetzt, weil der CO_2-Partialdruck in hyperventilatorische Bereiche abgesenkt wird. Alle Reflexe werden bei bestehendem Sauerstoffangebot ausgeschaltet.

Voraussetzungen für ein Narkosegerät:
Low-flow-Messsäulen (0,01–0,5 l/min) im Niederdrucksystem.

Prinzip der LPA:
- Retrograde Perfusion des Lungen-Luftsacksystemes mit einem Isofluran-Sauerstoff-Stickoxydul-Gemisch über speziellen Luftsack-Katheter.
- Punktion des linken oder auch rechten Thorakalluftsackes im letzten Interkostalraum oder hinter der letzten Rippe auf halber Höhe des Femur einerseits und vor der kranialen Oberschenkelmuskulaturkontur (M. sartorius) (◉ 9.1) andererseits.
- Eröffnung des kaudalen Thorakalluftsackes mit stumpfer anatomischer gebogener Pinzette.
- Einführen eines sterilisierbaren Polyurethan-Katheters mit frontalen und seitlichen (sog. Korbel-Katheter) Auslassöffnungen und Durchmesser von 2 mm.
- Abdichten an der Punktionsstelle durch Zusammenziehen einer zuvor angelegten Tabaksbeutelnaht.
- Trägergas-Perfusionsvolumen (Sauerstoff-Lachgas-Gemisch 1:1) von 0,3 l/min/kg KG zur Gewährleistung physiologischer Blut-pH-Werte. Höhere Perfusionsvolumina beinhalten das Risiko einer Alkalose und nachfolgender kardialer Arrhythmien durch zu hohen „CO_2-wash out".
- Induktion einer reversiblen Apnoe nach ca. 8 bis 15 Sekunden infolge perfusionsbedingt reduziertem, subphysiologischem arteriellen CO_2-Partialdruck und hierdurch fehlender Stimulation des Atemzentrums.

9.5 Übersicht der beim Vogel zu verwendenden Anästhetika

- Blutgasanalytisch nachweisbarer $PaCO_2$-Minimalwert zur Stimulation des Atemzentrums bei Haustauben 38 mmHg.
- Beendigung der LPA durch Unterbrechen der Isofluran- und Stickoxydulzufuhr und Perfusion des Lungen-Luftsack-Systems für weitere 4 Minuten mit reinem Sauerstoff.
- Einsetzen der Spontanatmung durchschnittlich 3–3,5 Minuten nach Beendigung der O_2-Perfusion mit Erreichen des physiologischen $PaCO_2$-Schwellenwertes und Stimulation des Atemzentrums.
- Ggf. Erreichen des Wachzustandes ohne Atemtätigkeit.
- Sofortige Induktion der Spontanatmung nach Beendigung der LPA durch Zumischen von 1% CO_2 zum Atemgas, d. h. Erhöhung des $PaCO_2$-Wertes, möglich.

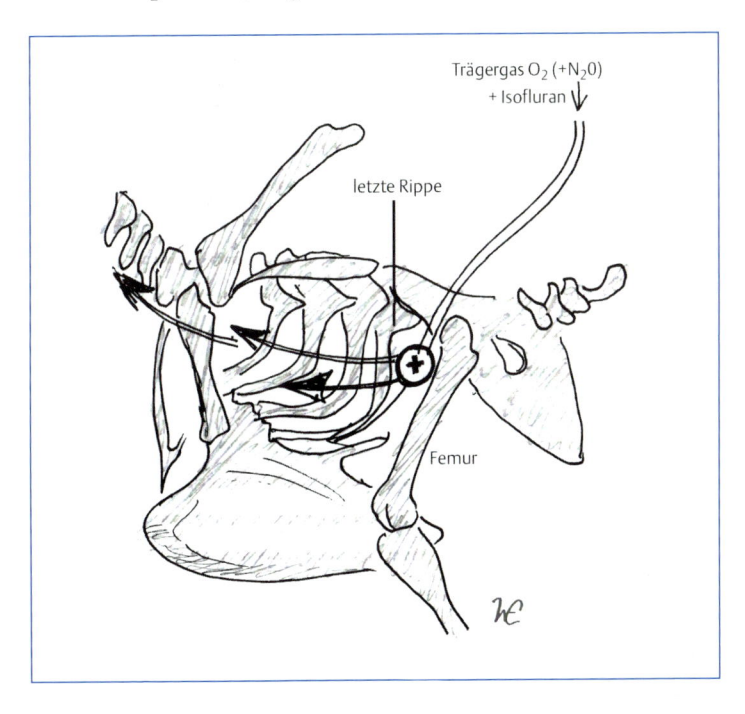

9.1 Punktionsstelle zur Luftsack-Perfusionsanästhesie (⊕)

9.5 Luftsack-Perfusionsanästhesie (LPA)

Medikament	Dosis	Applikation	Indikation	Bemerkungen
Sauerstoff Stickoxydul (Trägergase)	Mindest. 33% O_2 Perfusionsvolumen 0,3 l/min/kg	Luftsackkatheter	s. u., auch als Notfallmaßnahme bei Obturationen im oberen Atmungstrakt anwendbar	Induktion einer reversiblen Apnoe, Nota bene: Perfusionsvolumina über 0,3 l/min/kg verursachen Hypokapnie und respiratorische Alkalose mit konsekutiven kardialen Arrhythmien; optimales O_2:N_2O-Verhältnis 1:1
Isofluran bzw. Sevofluran	Einleitung: 5 bzw. 8 Vol.% Erhaltung: 1–3 Vol.% bzw. 3,5–5 Vol. %	Luftsackkatheter	Ophthalmoskopie; Elektroretinographie; Operationen im Kopf- und Augenbereich; Langzeitnarkosen; Sevofluranverwendung bei Risikopatienten!	Freier chirurgischer Zugang zum Kopf- und Augenbereich, ophthalmoskopisch nutzbare Mydriasis (Alternativmethode zur Muskelrelaxansapplikation), vorteilhafte Senkung des Intraokulardruckes. Eignung als Langzeitanästhesie bis ca. 7 h. Nota bene: Induktion reversibler Apnoe! Nur mit Pulsoximetrie durchführen

10 Notfälle unter Anästhesie bei Reptilien

C. Lendl, J. Henke

10.1	Systematik, Anatomie und Physiologie	240
10.2	Präanästhetische Phase	242
10.3	Anästhesie	244
10.3.1	Überwachung der Narkose	245
10.3.2	Lokalanästhesie	249
10.3.3	Injektionsanästhesie	249
10.3.4	Inhalationsanästhesie	252
10.4	Postanästhetische Phase	254
10.5	Analgesie	256

10 Notfälle unter Anästhesie bei Reptilien

Die Artenvielfalt dieser Wirbeltierklasse lässt es nicht zu, umfassend alle speziesspezifischen Besonderheiten abzudecken, die zu Zwischenfällen beim Anästhesieren von Reptilien führen können. Es liegen zahlreiche Veröffentlichungen vor, die über Dosierungen und Applikationsmethoden informieren (weiterführende Literatur). Genauere Angaben lassen sich durch allometrische Berechnungen, die Stoffwechselraten berücksichtigen, ermitteln. Im Folgenden sollen ein paar Grundsätze dargestellt werden, um Notfälle erst gar nicht entstehen zu lassen bzw. entsprechend reagieren zu können.

10.1 Systematik, Anatomie und Physiologie

Klasse der Reptilien mit über 6500 rezenten Arten in vier Ordnungen:

- Crocodylia (Panzerechsen, Krokodile)
- Chelonia (Schildkröten, 200 terrestrische und aquatile Arten)
- Squamata (Schuppenkriechtiere)
  Schlangen mit ca. 3400 Arten
  Echsen mit ca. 2700 Arten
- Rhynchocephalida (Schnabelköpfe).

Anästhesierelevante physiologische und anatomische Besonderheiten

- **Haltungsansprüche:** Artenvielfalt und die allen Reptilien gemeinsame Poikilothermie (Ektothermie) führen zu ganz unterschiedlichen Anforderungen an die Umgebung, die perioperativ immer optimal erfüllt sein sollten: Entsprechende

Temperaturen gewährleisten unter anderem einen funktionstüchtigen Stoffwechsel.
- Die **Stoffwechselrate** der Reptilien beträgt circa ein Siebtel der von Säugetieren.
- Das **Reptilienherz** besitzt zwei Vorkammern und eine unvollständig getrennte Hauptkammer (nur bei Panzerechsen ist das Herz bereits vierkammerig).
- Die **Herzfrequenz** ist von der Körpertemperatur abhängig. Normwerte werden für unterschiedlich schwere Reptilien bei optimaler Umgebungstemperatur angegeben (10.1).
Normwerte können auch anhand allometrischer Berechnungen ermittelt werden:
Herzfrequenz = $34 \times KGW[kg]^{-0,25}$
Ist die Körperkerntemperatur zu niedrig, wird die gemessene Herzfrequenz unter der rechnerisch bestimmten liegen.

10.1 Herzfrequenzen von Reptilien bei jeweiliger Optimaltemperatur nach Gewichtsklassen (Sedgwick et al. 1992)

Körpergewicht	Herzfrequenzen (min^{-1})
< 50 g	70–90
50 g–1 kg	35–70
1–5 kg	23–35
5–10 kg	19–23
10–20 kg	16–19
20–50 kg	12–16
50–100 kg	10–12

- **Blutvolumen:** Etwa 10% der Körpermasse; 10% davon können bei gesunden Patienten gewonnen werden, ohne das Tier zu gefährden.
- **Gefäße:** Ventral verläuft median die V. abdominalis. Schildkröten: Zwei, jeweils paramedian gelegene Abdominalvenen.
- **Nieren-Pfortader-Kreislauf:** Bei vielen Arten vorhanden. Im Zweifelsfall sollten daher Substanzen, die über die Nieren aus-

geschieden werden, in die vordere Körperhälfte appliziert werden.
- **Atmung:** Die Atemmechanik hängt ausschließlich von der Atemmuskulatur ab (Squamata: Interkostalmuskulatur; Schildkröten: Gliedmaßenbewegung), da das Zwerchfell fehlt (Leibeshöhle = Pleuroperitoneum oder Zölom, das durch Serosablätter septiert wird).
- **Atemfrequenz** der meisten Spezies: 10–20 Atemzüge pro Minute.
- **Aufbau der Lunge:** sehr variabel, z.T. sehr primitiv (Gänge mit Alveolarepithel).
  - Krokodile: septierte, säugerähnliche Lungen.
  - Schlangen (exkl. Boidae): linke Lunge rudimentär, die rechte Lunge bildet einen Luftsack.
- **Nervensystem:** ZNS = Gehirn mit Cortex, Cerebellum und Rückenmark.
  Verdickungen des Rückenmarks im Bereich von Hals und Becken.
  Schmerzreaktion an Haut, Schwanz und auch Panzer besonders ausgeprägt.

10.2 Präanästhetische Phase

Präanästhetisch sollten – soweit möglich – beurteilt werden:
- Ernährungs- und Hydratationszustand (Gewicht, letzte Futteraufnahme)
- Alter
- Geschlecht/Reproduktionsstadium (falls bestimmbar)
- Verhalten (Reflexe und Körperhaltung)
- Herz-Kreislauf-Zustand (Herzfrequenz, Schleimhäute)
- Atemfrequenz und -tiefe
- Krankheitssymptome (Vorbehandlung):
  - Entzündliche oder fibrinöse Veränderungen von Maulhöhle und Pharynx ausschließen (Verschleimung kann Atemwege verlegen; bei Intubation ist darauf zu achten, kein keimhalti-

ges Material in tiefere Teile des Respirationstraktes zu bringen).
- Bei Hinweisen auf eine Infektion Patient antibiotisch abdecken.

Blutuntersuchung:
- Hämatokrit, Elektrolyte, Harnstoff, Harnsäure, Kreatinin, Leberwerte sind hilfreich, sofern entsprechende Referenzwerte vorliegen.
- Nieren- und Leberwerte sind von besonderer Bedeutung: bei Landschildkröten häufig Nephropathien.
- Blutentnahme:
  - Schlangen und Echsen: V. coccygealis ventralis
  - Schildkröten: V. coccygealis dorsalis, V. jugularis oder V. axillaris.

Röntgen- und Ultraschalldiagnostik:
- Können wertvolle Informationen geben, um den Gesundheitszustand des Reptils präanästhetisch besser abschätzen zu können.

Präanästhetisches Fasten:
- Zur Narkosevorbereitung sind die Tiere artabhängig zu fasten.
- Faustregel: je kleiner, desto kürzere Fastenperiode.
- Reptilien mit täglicher Futteraufnahme sollten 12–24 Stunden hungern.
- Schlangen sollten mindestens 3–5 Tage vor der Anästhesie nichts fressen.
- Nicht gefastete Tiere sind auf jeden Fall zu intubieren und zumindest assistiert zu beatmen, da der Magen-Darm-Trakt lagerungsabhängig auf die Lunge drückt.
- Kommt es zum Erbrechen, ist der Kopf tief zu lagern und das Erbrochene abzusaugen.

Flüssigkeitshaushalt:
- Bei geschwächten und kranken Reptilien durch Infusionen von kristalloiden Lösungen Defizite präoperativ ausgleichen, Dosis 10,0–20,0 ml/kg.
- Infusionen unterstützen die Elimination von Anästhetika.

Perioperative Temperatur:
- Speziesabhängig 22°C bis 28°C, oft höher.
- Geht der Anästhesie eine falsche Haltung voraus, Aufschub der Narkose um bis zu mehrere Tage (bei größeren Arten), damit die Reptilien auf ihre Vorzugstemperatur aufgewärmt werden können.
- Kontrolle über die Kloakentemperatur nur bedingt möglich:
    - Messung muss tief in der Kloake erfolgen.
    - Falsch niedrige Werte, wenn Thermometerspitze in Gasblase liegt.
    - Normwerte: Reptilien < 5 kg KGW: > 20°C
      Reptilien > 5 kg KGW: > 18°C

> [!] Es ist in jedem Fall günstig, die Tiere einen Tag vor dem geplanten Eingriff einzustellen. Dies erfordert entsprechende Untersuchungs- und Unterbringungsmöglichkeiten in der Praxis, die unverzichtbar sind, möchte man Reptilien erfolgreich behandeln.

10.3 Anästhesie

Die Indikationen zur Anästhesie von Reptilien sind sehr vielfältig (🗎 10.2).

Häufig handelt es sich um ein geplantes Vorgehen, aber auch Notfallpatienten sind nicht selten (Trauma, Legenot u.a.).

Unabhängig von der Wahl der Anästhesiemethode sollten die Reptilien auf Wärmematten bzw. -kissen oder besser auf Warmwasserbetten gelagert werden und perioperativ zum Ausgleich von Volumendefiziten und bei Eingriffen, die länger als eine Stunde dauern, infundiert werden:
- Vollelektrolytlösung 10–20 ml/kg/h i.v. oder s.c.
- Die intrazölomiale Infusion ist unvorteilhaft, da der tatsächliche Applikationsort unklar ist.

10.2 Indikationen zur Anästhesie von Reptilien

Patient per se	Körpergröße und Gewicht Gefährlichkeit (alle Krokodile, Großwarane, Tejus, Riesenschlangen, Schnapp- und Geierschildkröten) Giftigkeit (Giftschlangen, Krustenechsen) Eingenommene Schutzhaltung (Schildkröten)
Fang und Transport	Verbunden mit Stress und Immunsuppression sowie Gefahr der Traumatisierung, erfordern vor allem bei größeren Reptilien eine Immobilisation
Markierung mit Transpondern	Erfolgt speziesabhängig zumindest unter Lokalanästhesie und wird selbst dann nur für Reptilien über 500 g, besser 1000g Körpergewicht empfohlen
Diagnostik	Röntgen, Ultraschall, Tomographie, Endoskopie, Blutabnahme
Invasive Eingriffe	Sind nur unter Anästhesie mit ausreichender Analgesie durchzuführen!

Die Abkühlung auf 4°C–6°C für 2 Stunden oder das Tauchen von Reptilien in Eiswasser bis zur Starre wurde verschiedentlich als Sedation oder Anästhesie bezeichnet.

> Diese Methode ist allerdings nicht nur infolge der sekundären Gewebeschädigung sondern insbesondere wegen der fraglichen Analgesie aus Tierschutzgründen als Kunstfehler zu bezeichnen!

10.3.1 Überwachung der Narkose

Um Notfällen vorzubeugen, sind die Reptilien entsprechend zu überwachen. Probleme kündigen sich häufig vorher durch ein Absinken der Herzfrequenz an. Das Narkoseprotokoll ist entsprechend den im Folgenden beschriebenen Kriterien zu modifizieren:

Beurteilungskriterien für die Narkoseüberwachung von Reptilien

! Die **Reflexprüfung** bei Reptilien dient hauptsächlich dazu, den Grad der Reflexdämpfung zu ermitteln, da die meisten Reflexe erst am Übergang von Anästhesiestadium III zu IV völlig verschwinden. Bei gefährlichen oder giftigen Arten sollten die Reflexe zunächst aus sicherer Entfernung mit entsprechenden Hilfsmitteln wie z. B. Haken getestet werden. Das Tragen von Schutzkleidung (entsprechende Handschuhe; Gesichtsmasken, die die Augen schützen) ist dabei zu empfehlen.

Die Reflexe variieren mit der Spezies und der Anästhesiemethode. Dementsprechend muss die Beurteilung vorgenommen werden.

Zu prüfende Reflexe:
- **Umkehrreflex**: Verbringen des Tieres in Rückenlage führt zu Korrekturbewegungen, um in die Brustlage zurückzukommen.
- **Bauchstreichreflex** (Echsen, Schlangen): Entlangstreichen am ventralen Thorakoabdomen führt zu Muskelkontraktion der Brust- und Bauchwand.
- **Schmerzreflex**: Kneifen in Zehen oder Schwanz führt zu Zurückziehen des jeweiligen Körperteiles oder zu Schlängelbewegungen; bei vielen Echsen ist davon am Schwanz aufgrund der Autotomie (Abwerfen des Schwanzendes) abzuraten.
- **Muskeltonus**: Nimmt mit zunehmender Narkosetiefe ab; die Beurteilung der Kieferspannung ist eines der wertvollsten Kriterien!
- **Kornealreflex** (nicht anzuwenden bei Tieren mit Brille über der Hornhaut): Vorsichtiges Berühren der Hornhaut mit angefeuchtetem Wattetupfer führt zur Bewegung der Augenlider.
- **Zungenrückziehreflex** (Warane, Schlangen): Die vorsichtig mit einer anatomischen Pinzette herausgezogene Zunge wird in die Mundhöhle zurückgezogen.
- **Analreflex**: Analschluss nach Berühren oder Kneifen der Kloakenöffnung.

- **Kopfanhebereflex** (Echsen, Schlangen): Die Tiere versuchen den Kopf-Hals-Bereich aufzurichten, wenn die hintere Körperhälfte senkrecht nach oben gehalten wird.

Narkosemonitoring bei Reptilien

Herzfrequenz:
- Visuell, v.a. bei Schlangen im ersten Körperdrittel
- palpatorisch
- schwierig auszukultieren!
- EKG sehr wertvoll, QRS-Komplexe nicht mit Säugetier vergleichbar, meist umgekehrt, geringere Amplituden
- Doppler-Ultraschallmessung über Herz bzw. Jugularvene.

Atemfrequenz und -parameter:
- Visuell
- Kapnographie bei intubierten Tieren.

Pulsfrequenz und arterielle Sauerstoffsättigung mittels Pulsoximetrie (Sensorklips oder Rektalsonden, die vor allem auch für ösophageales Messen geeignet sind), funktioniert nicht immer.

Kloakale/ösophageale Temperatur

Narkosestadien bei Reptilien (modifiziert nach Bonath, 1985)

Stadium I = Oberflächliche Sedation
- Schildkröten:
  - unphysiologische Gliedmaßenhaltung
  - in Rückenlage noch Korrekturbewegung
- Echsen, Schlangen:
  - unkoordinierte Kriechbewegungen
  - leichte Muskelrelaxierung; mit zunehmender Narkosetiefe relaxieren Schlangen vom Kopf zum Schwanz, postanästhetisch kommt der Muskeltonus umgekehrt wieder zurück
  - Umkehrreflex noch positiv.

Stadium II = Tiefe Sedation
- Schildkröten:
  - Schmerz- und Rückziehreflex stark verzögert
  - zunehmende Muskelrelaxierung
  - in Rückenlage kaum noch Korrekturbewegung.
- Echsen, Schlangen:
  - kaum mehr Spontanbewegung
  - Umkehrreflex stark verzögert
  - bei Schlangen Zungenrückziehreflex gering bis mittelgradig verzögert.

Stadium III = Toleranz- oder chirurgisches Stadium
- Kornealreflex stark verzögert
- Schmerz- und Umkehrreflex negativ
- Muskulatur relaxiert, geringgradige Kieferspannung sollte erhalten bleiben
- Schildkröten:
  - Rückziehreflex negativ
  - Kopf und Gliedmaßen vorgefallen
- Schlangen:
  - Zungenrückziehreflex verzögert. Anästhesie wird zu tief, wenn dieser verschwindet

Stadium IV = Irreversible Herz-Kreislauf- und Atemdepression
- Reflexe erloschen.

Mit dem Erreichen des chirurgischen Toleranzstadiums kann es oft zu einer Apnoe kommen, dies bedeutet nicht unbedingt einen Zwischenfall!

> **!** Bei allen Reptiliennarkosen sollte die Möglichkeit zur Intubation und Beatmung vorhanden sein, da eine behandlungspflichtige Atemdepression (Relaxierung der Muskulatur, Druck der Abdominalorgane in Rückenlage) im chirurgischen Toleranzstadium nie auszuschließen ist.

Durch die Beatmung wird einerseits eine Verschiebung im Säure-Basen-Haushalt und die Umstellung auf anaeroben Stoffwechsel vermieden (siehe Inhalationsanästhesie), und andererseits das Inhalationsanästhetikum gezielt zugeführt.

10.3.2 Lokalanästhesie

- Erfordert die manuelle Fixierung des Reptils ⇒ nicht unerheblicher Stress für den Patienten und gegebenenfalls Gefahr für das Personal (z. B. peitschende Schwänze einiger Echsen wie Grüner Leguan)!
- Verschiedentlich empfohlen zur Wundversorgung, Tumorexstirpation, Gliedmaßenamputation, Zölioskopie.
- Sinnvoll: Einsatz von Lidocain 2% oder Procain 1% als Ergänzung einer Allgemeinanästhesie, um eine bessere lokale Analgesie zu erzielen (CAVE: Es wird von Todesfällen bei Boiden berichtet!).

10.3.3 Injektionsanästhesie

Vorteile:
- Geringer apparativer Aufwand
- auch aus der Distanz zu applizieren
- gut geeignet als Basis für die Inhalationsanästhesie
- ggf. Antagonisierbarkeit.

Nachteile:
- Enorme speziesspezifische Unterschiede
- temperaturabhängige Verstoffwechselung
- schlechte Steuerbarkeit
- sehr lange Einleitungs-, Narkose- und Aufwachzeiten (bis zu mehrere Tage), außer bei antagonisierbarer Anästhesie
- häufig schlechte Muskelrelaxierung
- manche Anästhetika nur i.v. oder intraossär zu applizieren (z. B. Propofol).

Applikationsmethoden:
- Intramuskulär: Bevorzugt in die Muskulatur der Vorderglied-

maßen (um bei renal ausgeschiedenen Medikamenten eine verminderte Anflutung zu vermeiden), bei Krokodilen auch in die Kaumuskulatur, bei Schlangen in die dorsale Rückenmuskulatur.
- Subkutan: Bei Schildkröten in eine angehobene Hautfalte im Hals- oder Kniebereich, bei Krokodilen, Echsen und Schlangen an die Rumpfwand.
- Intraperitoneal: Bei Schildkröten im Bereich der Kniebucht, bei Krokodilen, Echsen und Schlangen ventral paramedian.
- Intravenös: s. Blutentnahme

Als **Injektionsanästhetika** werden verschiedene Substanzen eingesetzt, die hier vor allem hinsichtlich ihrer Notfalltauglichkeit besprochen werden. Die folgenden Angaben sind nur eine kleine Auswahl, im Einzelfall sollte immer auf Literaturangaben für die jeweilige Spezies zurückgegriffen werden (siehe Literaturverzeichnis).

Phenothiazine zur Sedation
- Empfohlen wird die Applikation ca. 1 Stunde vor Narkoseeinleitung in Dosierungen von 0,1–0,5 mg/kg (Acepromazin) bzw. 10,0 mg/kg (Chlorpromazin, bei Schildkröten) i.m.
- Wirkung und Nebenwirkung (Hypotonie, Hypothermie?) fraglich, für Notfall- und Risikopatienten nicht zu empfehlen.

Benzodiazepine zur Sedation
- Diazepam 0,2–0,6 mg/kg beim Mississippi-Alligator
- Midazolam 1,5–2,0 mg/kg bei Schildkröten mit variablem Effekt.

Barbiturate

> ! Lange und nicht abzuschätzende Einleitungszeit, sehr lange Aufwachzeiten.
> Einsatz erscheint deshalb sehr fragwürdig.

Ketamin
- Am häufigsten verwendetes Injektionsanästhetikum bei Reptilien mit sehr langen Einschlaf- und Aufwachzeiten.

- Analgetische Wirkung nicht hinreichend untersucht.
- Als Monoanästhetikum daher nicht zu empfehlen.
- In reduzierter Dosierung zur alleinigen Sedation (20,0–40,0 mg/kg i.m., s.c.) oder als Methode der Wahl zur Prämedikation (relativ speziesunabhängig 10,0–20,0 mg/kg i.m., bei geschwächten Risikopatienten 5,0 mg/kg ausreichend) vor Inhalationsnarkosen (nach der Prämedikationsdosis lassen sich die Reptilien leichter mit Maske einleiten, da das sonst auftretende Anhalten der Atmung meist unterdrückt wird; bei vielen Arten ist auch eine Intubation möglich, was die Vertiefung der Narkose durch Beatmung erlaubt.)
- 25,0–200,0 mg/kg i.m. speziesabhängig zur Erzielung einer „chirurgischen Toleranz", dabei ist die Analgesie unzulänglich! Nicht zu empfehlen!
- Anflutungszeit 10–30 Minuten.
- Aufwachzeiten von 24–96 Stunden. Geschwächte oder kranke Tiere können riskant lange Aufwachzeiten von bis zu 6 Tagen haben.
- Große therapeutische Breite, selten letale Nebenwirkungen.
- Mäßige Muskelrelaxierung, evtl. Atemdepression.

Tiletamin/Zolazepam
- Sehr widersprüchliche Angaben in der Literatur.
- Große speziesspezifische Variationen in der Wirkung.
- In reduzierter Dosis von 2,0–5,0 (–10) mg/kg i.m. ausreichende Sedierung für diagnostische Untersuchungen und Intubation.
- Allein zum Erreichen einer Anästhesie nicht zu empfehlen.

$α_2$-Agonisten
- Verwendung in Kombination mit Ketamin (Nachteile siehe dort).
- Xylazin: 1,0–2,0 mg/kg + 20,0–60,0 mg/kg Ketamin (verschiedene Spezies)
  1,0 mg/kg + nach 35 Minuten 20,0 mg/kg Ketamin (Nilkrokodil)
- Medetomidin: 0,04 mg/kg + 19,0 mg/kg Ketamin (Mississippi-Alligatoren)

Propofol
- Nachteilig, da nur i.v. oder evtl. intraossäre Applikation möglich, die relativ viel Erfahrung benötigt.

- Bei Schildkröten 5,0–10,0 mg/kg i.v. zur Einleitung (bis zum Wirkungseintritt können bis zu 5 Minuten vergehen); Erhaltung mit 1,0 mg/kg/min.

10.3.4 Inhalationsanästhesie

! Die Inhalationsanästhesie ist die Anästhesiemethode der Wahl bei Reptilien.

Vorteile:
- Gute Steuerbarkeit
- kurze Einleitungs- und Aufwachzeiten
- Speziesunabhängige Wirkung.

Nachteile:
- Größerer apparativer Aufwand
- höhere Kosten.

Einleitung der Inhalationsanästhesie bei Reptilien

Einleitung in der Narkosekammer: Vor allem Schlangen können den am Boden höheren Anästhesiegaskonzentrationen durch Aufrichten ausweichen, es wird somit keine ausreichende Narkosetiefe erreicht. Es sollte daher wie bei der Heimtieranästhesie die Narkosekammer in das Kreissystem integriert sein, da dort eine gleichmäßige Verteilung des Inhalationsanästhetikums herrscht.

Einleitung mit Narkosemaske oder durch endotracheale Intubation ohne vorherige Sedation: In vielen Fällen zwar möglich, die Narkoseeinleitung ist aber auch bei diesem Vorgehen oft ungenügend, da die Patienten den Atem anhalten (z. B. bei Wasserschildkröten über mehrere Stunden möglich).

Einleitung mit Narkosemaske oder durch endotracheale Intubation nach vorheriger Sedation: Konstantere Ergebnisse, bevorzugt Prämedikation mit Ketamin (siehe dort).

Intubation von Reptilien
- Die endotracheale Intubation erlaubt eine Narkoseaufrechterhaltung bei assistierter Beatmung und niedrigerer Anästhesiegaskonzentration mit geringer Umweltbelastung.
- Die Intubation durch die weit kranial liegende und sich atemsynchron öffnende Glottis ist einfach und sollte mit Tuben ohne Manschette erfolgen (Silikon-, Cole-Tuben, auch Venenverweilkatheter o.ä.).
- Für die üblicherweise in der Kleintierpraxis vorgestellten Reptilien benötigt man „Tubengrößen" von blauen Venenverweilkanülen (Innendurchmesser 0,8 mm) bis hin zu größeren Katzenendotrachealtuben (Innendurchmesser 5 bis 6 mm).
- Die Anwendung von Lokalanästhetika ist nicht notwendig.
- Schildkröten: Sehr kurze Trachea, d. h. die Tuben müssen meist gekürzt werden, um eine Intubation in einen Hauptbronchus zu vermeiden.
- Alle Reptilien: Tubus sehr vorsichtig einführen, um die empfindliche Trachealschleimhaut nicht zu verletzen.
- Panzerechsen und Schildkröten: Geschlossene Trachealringe ⇒ müssen daher vorsichtig mit hinreichend kleinen Tuben intubiert werden.
- Um ein Abbeißen der Tuben bei ungenügender Narkosetiefe zu vermeiden, sollten Maulkeile eingesetzt werden.

❗ Narkoseapparatur (Patienteneinheit)
- Für kleinere Arten (< 5 kg KGW):
  - Nicht-Rückatmungssysteme (Ayre-T-Stück)
  - O_2-Flowrate: 300–500 ml/kg/min
- Große Individuen:
  - Pädiatrisches (ab 20 kg KGW adultes) Kreissystem
  - O_2-Flowrate: 2–4 l/min zur Einleitung, 1–2 l/min zur Aufrechterhaltung

- Beatmungsdruck: < 12 cmH$_2$O
- Beatmungsfrequenz: 2–6/min.

Anästhesiegase

Trägergas = Sauerstoff oder ein Sauerstoff-/Luft-Gemisch.

Isofluran = Mittel der Wahl

- Schnelle Einleitungs- (6–20 min) und Aufwachphase (30–60 min)
- Einleitung mit 4–5 Vol% Isofluran in Sauerstoff
- Aufrechterhaltung 1–2,5 (-4%) Vol% Isofluran.

Halothan

- Einleitung mit 2,0–5,5 Vol% in Sauerstoff, dabei graduelle Erhöhung der Anästhesiegaskonzentration, um die Irritation zu minimieren
- kurz vor der Relaxierung i.d.R. kurze Exzitationsphase
- Aufrechterhaltung mit 1,5–2,5 Vol%
- Erholung 10 Minuten nach Absetzen des Halothans
- Nachteil ist die Hepatotoxizität (v.a. für das Personal).

10.4 Postanästhetische Phase

Die Aufwachphase ist oft sehr lang und bei mangelhafter Versorgung und Überwachung der Reptilien kommt es schnell zu Zwischenfällen.

> Die Patienten sollten kontinuierlich überwacht werden und in artspezifisch optimaler Umgebung gehalten werden.

- Aufwachtemperatur = Vorzugstemperatur, mindestens 22°C–28°C (überhöhte Temperaturen beschleunigen die Aufwachphase nicht, da damit nur der Sauerstoffverbrauch erhöht, die Atemdepression aber nicht schneller beendet wird).
- Intubierte Patienten: Nach Absetzen des Inhalationsanästhetikums 5–10 Minuten mit reinem Sauerstoff, danach mit Raumluft beatmen.
- Extubation: Erst bei stabiler Spontanatmung.
- Ruhige Umgebung mit entsprechender Luftfeuchtigkeit.

- Wertvoller Parameter ist die Rückkehr des Umkehrreflexes.
- Aquatile Arten erst nach vollständiger Erholung zurück ins Wasser setzen; ist die Aufwachphase verzögert, kann einem Austrocknen durch wiederholtes Besprühen des Reptils mit temperiertem Wasser entgegengewirkt werden.

> **!** Da Reptilien auf anaeroben Stoffwechsel umstellen können, ist auch nach einer bereits länger andauernden Notfallsituation ein Wiederbelebungsversuch noch sinnvoll!

- Intubation und Beatmung mit reinem Sauerstoff.
- Bei Schildkröten kann die Atmung im Notfall durch Drücken der Vorderextremitäten in den Axillarraum stimuliert werden bis intubiert wird (**CAVE:** Kurze Trachea!).
- Durch Auslösen des Schmerzreflexes können Patienten dazu stimuliert werden, sich zu bewegen und zu atmen.
- 5,0 mg/kg Doxapram i.v., i.m. (0,2–0,6 ml/kg DOPRAM-V®) sind zur Atemstimulierung verwendet worden.
- Eventuell Unterstützung der Herzfunktion durch externe Massage.
- Optimale Umgebungstemperatur.
- Kontinuierliches Monitoring.
- Flüssigkeitszufuhr, um die Elimination injizierter Anästhetika zu beschleunigen (20 ml/kg warme kristalloide Lösung wie Ringer- oder Vollelektrolytlösung; gegebenenfalls Antagonisierung).

> **!** Berücksichtigt man die besondere Anatomie und Physiologie der Reptilien sowie ihre Ansprüche an Haltung und Umgang, und wendet man Anästhetika vergleichbar zum Prinzip der „Balanced Anaesthesia" an, so sind Reptilien meist ohne Zwischenfälle zu narkotisieren. Der dafür erforderliche apparative und zeitliche Aufwand darf dabei nicht unterschätzt werden!

10.5 Analgesie

Auch Reptilien empfinden Schmerzen. Das Fehlen typischer Schmerzäußerungen bedeutet nicht, dass die Tiere schmerzfrei sind.

Eine unzureichende Analgesie äußert sich intraoperativ durch einen Anstieg der Herzfrequenz und stärker werdende Reflexe.

Bennett (1996) empfiehlt empirisch 1,0 mg/kg **Flunixin-Meglumin** i.m. alle 24 Stunden.

Andere Autoren arbeiten mit dem Opiat-Agonisten-Antagonisten **Butorphanol**:
- Schildkröten 0,5–1,5 mg/kg i.m. (zusammen mit 10,0–30,0 mg/kg Ketamin zur Allgemeinanästhesie).
- Echsen 1,0–1,5 mg/kg (30 Minuten vor Narkoseeinleitung mit Isofluran).
- Schlangen bis zu 1,5 mg/kg.

11 Notfälle unter Anästhesie bei Amphibien

C. Lendl, J. Henke

11.1	Systematik, Anatomie und Physiologie	258
11.2	Präanästhetische Phase	259
11.3	Anästhesie	260
11.3.1	Überwachung der Narkose	261
11.3.2	Lokalanästhesie	262
11.3.3	Injektionsanästhesie	263
11.3.4	Tauchbadnarkose	264
11.3.5	Narkose durch perkutane Resorption	265
11.3.6	Inhalationsanästhesie	265
11.4	Postanästhetische Phase	266
11.5	Analgesie	267

11 Notfälle unter Anästhesie bei Amphibien

Probleme beim Anästhesieren von Amphibien entstehen aufgrund
- anatomischer und physiologischer Besonderheiten
- geringer Körpergröße
- bestehender, aber unentdeckt gebliebener Erkrankungen oder
- inadäquater Techniken.

Amphibien können nach verschiedenen Methoden anästhesiert werden, wobei – infolge zum Teil enormer Speziesunterschiede – im Einzelfall auf Veröffentlichungen über die jeweilige Spezies zurückzugreifen ist (siehe Literaturverzeichnis).

Im Folgenden sollen – ohne einen Anspruch auf Vollständigkeit erheben zu wollen – weitgehendst speziesunabhängig Hinweise gegeben werden, um Fehler zu vermeiden bzw. in Notfällen besser reagieren zu können.

11.1 Systematik, Anatomie und Physiologie

Klasse der Amphibien mit über 4500 rezenten Arten in drei Ordnungen:
- Gymnophiona = Blindwühlen (wurmähnliche Lurche, kaum in menschlicher Obhut)
- Caudata = Schwanzlurche (eidechsenähnliche Gestalt; Molche, Salamander)
- Anura = Froschlurche (rundlicher, schwanzloser Körper; Kröten, Frösche).

Anästhesierelevante physiologische und anatomische Besonderheiten

Haltungsansprüche:
- Amphibien reagieren sehr empfindlich auf Veränderungen des Biotops:

Abhängigkeit von der Umgebungstemperatur (ekto- bzw. poikilotherm) und speziell von der sie umgebenden Luft- und Substratfeuchtigkeit!
- Das **Amphibienherz** besitzt zwei fast vollständig getrennte Vorkammern und eine Hauptkammer ohne durchgehende Scheidewand. Ein Aortenbogen führt in die Lunge, drei Aortenbögen in die Kiemen, so lange diese noch funktionstüchtig sind.
- **Atmung** über Kiemen, Lunge und Haut: Die sehr kapillarreiche Haut ist an verschiedenen Körperstellen unterschiedlich atmungsaktiv, bei einigen Arten kommt es sogar zu ausschließlicher Hautatmung.
- **Spezielle Hautdrüsen**:
    - Verhindern mit ihrer Sekretion die Austrocknung
    - schützen vor Mikroorganismen
    - abschreckende Wirkung auf Feinde.
- Patienten mit nassen Händen bzw. in feuchte Tücher gehüllt untersuchen um die Zerstörung des für Amphibien so wichtigen Schleimmantels zu verhindern (Prävention iatrogener Infektionen).
- Sekretfilm enthält auch mehr oder weniger toxische Substanzen ⇒ Das Tragen von Handschuhen ist immer angezeigt!

11.2 Präanästhetische Phase

Präanästhetisch sollten beurteilt werden:
- Ernährungszustand, Gewicht
- Haut: Farbe, Ulzerationen, Schleimmantel
- Atmung
- Herzschlag (an der ventralen Körperoberfläche oder am Pulsieren der dorsalen Lymphsäcke)
- Reflexe und Körperhaltung
- Anzeichen von Infektionen (z. B. Aszites)
- Parasitologische Kotuntersuchung
- Blutuntersuchung: Die Blutzusammensetzung von Amphibien schwankt stark, Vergleichswerte fehlen oft (⊞ 11.1).

- Blutentnahme durch Punktion des Herzens oder der zentralen ventralen Abdominalvene.

11.1 Referenzwerte für den Leopardfrosch, *R. pipiens* (Green 1982)

Parameter	Einheit	Referenzwert
Herzfrequenz	[min^{-1}]	36–60 (Mittelwert 50)
Arterieller Blutdruck	[mmHg]	31/21
Hämatokrit	[%]	14
Hämoglobin	[g/dl]	8
Eythrozyten	[10^6/mm^3]	0,44
Blutvolumen	[ml/kg KGW]	80

Präanästhetisches Fasten: Nicht erforderlich (kann bei Endoskopien aber hilfreich sein).

Perioperative Haltung: Bei optimaler Temperatur und Feuchtigkeit (siehe speziesspezifische Literatur).

Haltung unter suboptimalen Bedingungen oder längere Transporte können es erforderlich machen, die Narkose aufzuschieben, damit sich der Stoffwechsel auf die angebotenen, optimalen Bedingungen einstellen kann.

! Es sollte jede erdenkliche Anstrengung unternommen werden, um den Gesundheitszustand von Amphibien vor der Narkose zu verbessern.

11.3 Anästhesie

Auch bei Amphibien müssen die Kriterien der Allgemeinanästhesie „Hypnose, Analgesie, Muskelrelaxierung/Immobilisation" bei invasiven und schmerzhaften Eingriffen erfüllt sein!

Unabhängig von der Wahl der Anästhesiemethode sollten Amphibien auf Wärmematten bzw. -kissen oder besser auf Warmwasserbetten gelagert werden, die von feuchten Tüchern umhüllt sind.

Lässt der Eingriff es zu, sind die Tiere wiederholt mit warmem Wasser zu besprühen.

> **!** Ein Abkühlen (Hypothermie) als „Anästhesie" für operative Eingriffe ist als Kunstfehler einzustufen!

- Durch die Abkühlung kommt es zu sekundärer Gewebeschädigung.
- Analgetischer Effekt mehr als fraglich: An kühlere Temperaturen (4°C) adaptierte Frösche haben eine höhere Empfindlichkeit gegenüber Schmerz als Artgenossen bei Raumtemperatur!

11.3.1 Überwachung der Narkose

Auch die Narkose von Amphibien erfordert eine adäquate Überwachung:
- Narkosetiefe: Beurteilung anhand der Reflexdämpfung.
- Atmung (Frequenz, Tiefe): Überwachung adspektorisch.
- Herzschlag: Beobachtung des Herzstoßes am ventralen Abdomen oder des rhythmisch pulsierenden Lymphsackes auf dem Rücken.
- Apparatives Monitoring: Einsatz, Funktion und Aussagekraft speziesabhängig und im Einzelfall auszuprobieren.
- Ultraschall-Doppler hat sich bewährt.

Beurteilungskriterien für die Narkoseüberwachung von Amphibien (nach Bonath 1977)
- Umkehrreflex: Reaktion auf Verbringen des Tieres in Rückenlage.
- Schmerzreflex: Nadelstiche oder Kneifen in Zehen, Zwischenzehenhaut, Schwanz.
- Kornealreflex: Betupfen der Kornea.

Narkosestadien bei Amphibien (nach Bonath 1977):
Stadium I = Oberflächliche Sedation: Frühe Einleitungs-/späte Aufwachphase
- Verzögerter bis stark verzögerter Umkehrreflex

- starke bis gedämpfte Schmerzreflexe
- Ataxie
- ungleichmäßige, unregelmäßige Mundbodenatmung, z.T. mit Atempausen.

Stadium II = Tiefe Sedation (für kleine Eingriffe ausreichend): Späte Einleitungs-/frühe Aufwachphase
- Umkehrreflex verzögert/erloschen
- stark gedämpfte Schmerzreflexe
- Kornealreflex selten gedämpft
- unregelmäßige Mundbodenatmung, Atempausen länger und häufiger.

Stadium III = Toleranz- oder chirurgisches Stadium: Aber keine vollständige Muskelrelaxierung!
- Schmerz- und Umkehrreflex erloschen
- Kornealreflex gedämpft oder erloschen
- Stagnation der Mundbodenatmung, keine Spontanbewegungen.

Stadium IV: Irreversibel
- Herz- und Atemstillstand.

> ! Die während des chirurgischen Toleranzstadiums hochgradige Atemdepression wird bei Amphibien durch die Hautatmung derart kompensiert, dass zunächst eine ausreichende Oxygenierung gewährleistet ist! In Zweifelsfällen ist eine Intubation und assistierte bzw. kontrollierte Beatmung durchzuführen. Gut einzusetzen sind Cole-Tuben.

11.3.2 Lokalanästhesie

> ! Allein nicht zu empfehlen.

- Zusätzliche manuelle Fixation des Patienten erforderlich.
- Stresst die Amphibien und führt zu einer Schädigung des Schleimmantels (erhöht die Infektionsgefahr).
- Tricain-Methansulfonat und Lokalanästhetika können zur Ver-

besserung der Analgesie bei operativen Eingriffen verwendet werden.

11.3.3 Injektionsanästhesie

Vorteil:
Geringer apparativer Aufwand.

Nachteil:
Bei Amphibien noch schlechter steuerbar als bei anderen Tierarten.

Applikationsmethoden:
- subkutan
- intramuskulär (kaudale Oberschenkelmuskulatur)
- intravenös (z. B. vordere Bauchwandvene bei Fröschen)
- intrapleuroperitoneal
- in die dorsal beidseits der letzten Wirbel unter der Haut gelegenen Lymphsäcke (sie sind an ihrem rhythmischen Pulsieren zu erkennen).

Da für die meisten Arten – wenn überhaupt – nur wenig Narkosetechniken beschrieben sind, hat man in der Regel keine Wahl eine „notfalltaugliche" auszusuchen. Man muss also das perioperative Management derart gestalten, dass es nicht zu Notfallsituationen kommt.

Anästhetika

Ketamin, Tiletamin/Zolazepam, Barbiturat
- Selten verwendet, da sie zu inkonsistenten Ergebnissen und meist erheblichem Nachschlaf führen.

Tricain Methansulfonat (MS-222®)
- Injektionsanästhetikum mit stark speziesabhängigen Dosierungen:
    - i.d.R. 50,0–150,0 mg/kg s.c., i.m.
    - Leopardfrosch *(R. pipiensis)* 100,0–250,0 mg/kg i.p.
    - Ochsenfrosch *(R. catesbeiana)* 250,0–400,0 mg/kg i.p.

- Nicht bei unbekannten Arten verwenden.
- Einleitung 3–5 Minuten.
- Erholung in 30 Minuten.
- Bei Überdosierung oder verzögerter Ausscheidung: Amphibien unverzüglich unter fließendem Leitungswasser abwaschen, auf ein Tuch setzen und in Frischwasser schwenken, um Stoffwechsel und Atmung anzuregen.

11.3.4 Tauchbadnarkose

- Entspricht der Inhalationsanästhesie lungenatmender Tiere.
- Es kommt zu einem Konzentrationsausgleich zwischen Lösung und Körperflüssigkeit.
- Kiemenatmende Amphibien brauchen eine geringere Dosierung (gute Durchblutung führt zu schnellerer Aufnahme als allein durch die Haut).
- Anästhetische Substanz in Wasser aus dem Aquarium oder gleichwertigem Wasser lösen.
- Optimale Wirkstoffresorption erfolgt bei einer Wassertemperatur von 21 °C.

Tricain Methansulfonat (MS-222®)
- Konzentrationen von 0,02–0,5 % (11.2).
- Wirkungsmechanismus vergleichbar zu Lokalanästhetika.
- Verlängerte Einleitung bei Lösungen mit über 1000 mg MS-222® pro Liter Wasser (d. h. > 0,1 %), da Tricain Methansulfonat dann in der nicht resorbierbaren, ionisierten Form vorliegt. Crawshaw (1992) empfiehlt Natriumbicarbonat (10–25 mEq/l, 420–1050 mg/l) zuzugeben.
- Aufrechterhaltung der Narkose: Tiere auf ein mit der Lösung getränktes Baumwolltuch setzen.
- Aufwachphase: Verzögert, je länger das Tauchbad andauert (Bäder über 6 Stunden sind in der Regel tödlich). Kann durch Schwenken in Frischwasser erheblich verkürzt werden.

11.2 Tauchbadnarkose von Amphibien mit Tricain Methansulfonat, MS-222® (nach Bonath und Zschege 1977 und Zwart 1995)

Spezies	MS-222® [%]	Einleitung [min]	Nachschlaf [min]
Kröten	0,1–0,3	5–20	ca. 25
Frösche	0,1–0,15	5–20	ca. 25
Salamander, adult	0,05–0,1	bis 19	15–30
Salamander, Larve	0,02–0,03	bis 10	15–30

11.3.5 Narkose durch perkutane Resorption

- Durch das Aufträufeln von Anästhetika auf die Haut.
- Hautpermeabilität speziesabhängig und an verschiedenen Körperregionen unterschiedlich.
- Bei Erreichen des gewünschten Narkosestadiums ⇒ Haut abspülen, um eine weitere Anästhetikaaufnahme zu verhindern.

11.3 Isofluran-Anästhesie bei Amphibien durch perkutane Resorption (nach Stetter et al. 1996)

Spezies	100%iges Isofluran auf den Rücken geträufelt
Kleine Anuren	0,007 ml/g KGW
Große Anuren	0,015 ml/g KGW

11.3.6 Inhalationsanästhesie

- Nur bei terrestrischen Amphibien durchführbar.
- Umgebungstemperatur sollte > 21 °C betragen.
- Das Narkosegas kann von einem getränkten Wattebausch/Zellstoff stammen oder kontrolliert über Narkosekasten, Maske oder endotrachealen Tubus zugeführt werden.
- Hautirritationen nach Verwendung von Narkosekasten oder -masken können durch reizende Anästhetika wie z. B. Äther ausgelöst werden.
- Intubation erlaubt das Aufrechterhalten der Narkose bei niedrigerer Anästhesiegaskonzentration.

- Kommt es nach Intubation nicht zu einer ausreichenden Anästhesietiefe, kann eine einseitige Intubation vorliegen, da die Amphibien eine sehr kurze Trachea besitzen.
- Ein zu tiefes Narkosestadium wird erreicht, wenn die Haut zusätzlich zur Inhalation mit dem Narkosegas in Berührung kommt, da dann auch noch eine Aufnahme über die Haut erfolgt ⇒ Amphibien unverzüglich abwaschen!

Halothan
- Führt häufig zu starkem Schleimaustritt über die gesamte Hautoberfläche.
- Die Amphibien sind mit Frischwasser abzuspülen und in ihre gewohnte Umgebung mit optimaler Temperatur, Luft- und Substratfeuchtigkeit zurückzusetzen.

Isofluran
- Mittel der Wahl
- Einleitungs- sowie Aufwachphase auch bei Amphibien stressarm und relativ schnell (Einleitungsdauer bis zu 30 Minuten)
- Einleitung: 3–5 Vol.% im Narkosekasten
- Aufrechterhaltung: Bevorzugt nach Intubation bei 1–2 Vol.%

11.4 Postanästhetische Phase

Um postanästhetische Notfälle zu vermeiden, muss die (oft sehr lange) Aufwachphase kontinuierlich überwacht und der Patient in optimaler Umgebung gehalten werden:
- Aufwachzeit: kann an der Luft um ein Vielfaches länger sein als in feuchtem Milieu.
- Amphibien unter temperiertem Leitungswasser spülen oder in lauwarmem Frischwasser (dieses nach einiger Zeit wechseln) hin- und herschwenken; damit wird die weitere Anästhetikaresorption verhindert und die Aufnahme von Sauerstoff über die Haut unterstützt.
- Nach Inhalationsanästhesien mit Methoxyfluran schlafen die Amphibien trotz Abspülen mit lauwarmem Wasser bis zu 7 Stunden nach (Green 1982).

- Auf feuchte Tücher setzen oder evtl. Warmwasserbäder (Ertrinken der Tiere verhindern).
- Doxapram kann die Atmung stimulieren (Raphael 1993); Dosierungsrichtlinien liegen weder für dieses noch für andere Antidota und Stimulantien vor.
- Zugfreie, O_2-angereicherte Umgebung bei ca. 24°C–26°C.
- Axolotl oder andere Kiemenatmer können direkt ins Wasser zurückgesetzt werden.
- Sind die Tiere zurück im Wasser, kann ein Sauerstoffsprudler dessen Oxygenierung deutlich verbessern und somit postanästhetischen, hypoxischen Phasen des Patienten vorbeugen.

11.5 Analgesie

Eine nicht ausreichende Analgesie ist auch bei Amphibien als Notfall anzusehen. Anzeichen von Schmerz sind schwieriger zu erkennen als bei den uns vertrauteren Tierarten, aber das Schmerzempfinden von Amphibien ist dem von Säugetieren vergleichbar.

Die Wirkung schmerzlindernder Substanzen ist bei dieser Wirbeltierklasse weitaus besser erforscht als bei den Reptilien. Amphibien besitzen verschiedene endogene Opiate sowie unterschiedliche Opiat-Rezeptoren, die allerdings anders verteilt sind als bei Säugetieren. Nozizeptive Bahnen konnten anatomisch und histochemisch nachgewiesen werden. α_2-Agonisten wie Clonidin oder Dexmedetomidin zeigten analgetische Eigenschaften, die für Xylazin bei Amphibien noch nicht nachgewiesen wurden. Auch Ketamin kann analgetisch wirken (vermutlich über Opiatrezeptoren).

Intraoperative Abwehrbewegungen infolge mangelhafter Analgesie: Wattebausch mit 1–2%igem **Lidocain** (mit oder ohne Sperrkörper) tränken und auf die entsprechende Hautstelle pressen. Um eine systemische Toxizität zu vermeiden, ist das Lokalanästhetikum gegebenenfalls zu verdünnen.

Perioperative Phase: Klinisch wurden mit 0,2–0,4 mg/kg **Butorphanol** i.m. zur Analgesie gute Erfahrungen gemacht (Schumacher 1996). Es musste bei Amphibien viel höher dosiert werden als bei Nagern. Der maximale Effekt trat nach 60 bis 90 Minuten ein, die Analgesie dauerte zumindest 4 Stunden an.

Anhang

A1 Verzeichnis der im Buch vorkommenden beispielhaften Handelsnamen und Generika

Handelsname	Generikum
AGOPTON	Lausoprazol
AKRINOR	Theophyllin/Theodrenalin
ALUDRIN	Isoproterenol
AMINOPHYLLIN	Theophyllin
ANEXATE	Flumazenil
ANTISEDAN	Atipamezol
ANTRA-MUPS	Omeprazol
APOMORPHINHYDRO-CHLORID-LSG. 0,5%	Apomorphin
ARTERENOL	Noradrenalin = Norepinephrin
ATRACURIUM ABBOTT TRACRIUM	Atracuriumbesilat
ATROPINUM SULFURICUM SOLUTUM 1%	Atropin
BENADRYL	Diphenhydramin
BUCAIN	Bupivacain
BRUFEN	Ibuprofen
CARBOSTESIN	Bupivacain
CHIBRO-KERAKAIN	Proxymetacain
CYTOTEC	Misoprostol
DANTROLEN	Dantamacrin
DEHYDROBENZPERIDOL	Droperidol
DIMAZON	Furosemid
DEXADRESON	Dexamethason
DOBUTREX	Dobutamin

(Fortsetzung nächste Seite)

A1 (Fortsetzung)

Handelsname	Generikum
DOCITON	Propanolol
DOLANTIN	Pethidin
DOMITOR	Medetomidin
DOPAMIN-NATTERMANN	Dopamin
DOPRAM-V	Doxapram
DORMICUM	Midazolam
DURACRALFAT	Sucralfat
EPHEDRIN-KNOLL, auch in PENTACOR, INOCOR	Ephedrin
ETHRANE	Enfluran
EUPHYLONG	Theophyllin
FENISTIL	Dimetindenmaleat
FENTANYL-JANSSEN	Fentanyl
FINADYNE	Flunixin-Meglumin
FLUOTHANE	Halothan
FORENE	Isofluran
FORTECORTIN-INJECT	Dexamethason
GASTROLOC	Omeprazol
GELUSIL	Antacidum
HAES	Hydroxyäthylstärke
HALDOL-JANSSEN	Haloperidol
HEPTADON (A)	Levomethadon
HEXADRESON	Dexamethason
HYPNOMIDATE	Etomidat
HYPNORM	Fluanison + Fentanyl
ISOCAIN	Procain
ISOFLO (V.M.)	Isofluran
ISOPTIN	Verapamil
KETANEST-S	(S)-Ketamin
KOMBETIN	k-Strophanthin

(Fortsetzung nächste Seite)

A1 (Fortsetzung)

Handelsname	Generikum
KONSTIGMIN	Neostigmin
LASIX	Furosemid
LUMINAL	Phenobarbital
MAALOXAN	Antacidum
MACRODEX	Dextran
MANNIT-LÖSUNG 10%	Mannitol
MEDRATE Solubile	Hydrocortison
MEFLOSYL	Flunixin-Meglumin
METOFANE (V.M)	Methoxyfluran
MINOCAIN (V.M.)	Procain
MORPHASOL (CH)	Butorphanol
MORPHIN THILO	Morphin
MS-222	Tricainmethansulfonat
NARCANTI	Naloxon
NARCOREN	Pentobarbital
NATRIUMBICARBONAT	$NaHCO_3$
NEMBUTAL	Pentobarbital
NOVALGIN	Metamizol
NOVAMINSULFON	Metamizol
NOVESINE	Oxybuprocain
NOVOCAIN (H.M.)	Procain
NOVOCAMID	Procainamid
NUTRI-TWINFORTE	Aminosäurelösung
OPHTOCAIN	Tetracain
PANTOZOL	Pantoprazol
PASPERTIN, MCP	Metoclopramid
PENTHRANE (H.M.)	Methoxyflurann
PERIPLASMAL	Aminosäurelösung
PHYSOSTIGMIN	Neostigmin
POLAMIVET	Levomethadon + Fenpipramid

(Fortsetzung nächste Seite)

A1 (Fortsetzung)

Handelsname	Generikum
QUADRISOL	Vedaprofen
RAPIFEN	Alfentanil
RAPINOVET	Propofol
RENNIE	Antacidum
RHEOMACRODEX	Dextran
RIMADYL	Carprofen
RINGER-LAKTAT-LÖSUNG DAB 7	Ringer-Laktat
ROBINUL	Glycopyrrolat
ROMPUN	Xylazin
SAFFAN (GB)	Alphaxolon/Alphadolon
SARMASOL (CH)	Sarmazenil
SEDALIN	Acepromazin
SEVORANE	Sevofluran
SOSTRIL	Ranitidin
STRESNIL	Azaperon
SUCRABEST	Sucralfat
SUCRALFAT-RATIOPHARM	Sucralfat
SUCRAPHIL	Sucralfat
SUPRANE	Desfluran
SUPRARENIN	Adrenalin = Epinephrin
SUPRATONIN	Ameziniummetylsulfat
SURITAL	Thiamylal
TAGAMET	Cimetidin
TEMGESIC	Buprenorphin
THALAMONAL	Fentanyl + Droperidol
TILEST	Tiletamin/Zolazepam
TRAPANAL	Thiopentalnatrium
ULCOGANT	Sucralfat
URBASON	Methylprednisolon

(Fortsetzung nächste Seite)

A1 (Fortsetzung)

Handelsname	Generikum
VALIUM	Diazepam
VETALGIN	Metamizol
VETRANQUIL	Acepromazin
VISKEN	Pindolol
VITAMIN E AQUOSUM	Vitamin E
VOREN	Dexamethason
XYLAPAN	Xylazin
XYLOCAIN	Lidocain
YOHIMBIN-PULVER	Yohimbin
ZANTIC	Ranitidin

A2 Verzeichnis der im Buch vorkommenden Generika und beispielhafter Handelsnamen

Generikum	Handelsname (Beispiele)
Acepromazin	SEDALIN, VETRANQUIL
Adrenalin = Epinephrin	SUPRARENIN
Alfentanil	RAPIFEN
Alphaxolon/Alphadolon	SAFFAN (GB)
Ameziniummethylsulfat	SUPRATONIN
Aminosäurelösung	PERIPLASMAL, NUTRI TWINFORTE
Antacida	RENNIE, GELUSIL LAC, MAALOXAN
Apomorphin	APOMORPHINHYDROCHLORID-LSG. 0,5%
Atipamezol	ANTISEDAN
Atracuriumbesilat	ATRACURIUM ABBOTT TRACRIUM
Atropin	ATROPINUM SULFURICUM SOLUTUM 1%
Azaperon	STRESNIL
Bupivacain	BUCAIN, CARBOSTESIN
Buprenorphin	TEMGESIC
Butorphanol	MORPHASOL (CH)
Carprofen	RIMADYL
Chlorpromazin	MEGAPHEN, CHLORPROMAZIN-FORTE
Cimetidin	TAGAMET
Coffein-Natrium-Salicylat	TRIMETHYLXANTIN
Dantrolen	DANTAMACRIN
Desfluran	SUPRANE
Dexamethason	VOREN, FORTECORTIN-INJECT, HEXADRESON, DEXADRESON
Dextran	MACRODEX, RHEOMACRODEX
Diazepam	VALIUM
Dimetindenmaleat	FENISTIL
Diphenhydramin	BENADRYL
Dobutamin	DOBUTREX
Dopamin	DOPAMIN-NATTERMANN

(Fortsetzung nächste Seite)

A2 (Fortsetzung)

Generikum	Handelsname (Beispiele)
Doxapram	DOPRAM-V
Droperidol	DEHYDROBENZPERIDOL
Enfluran	ETHRANE
Ephedrin	EPHEDRIN-KNOLL, auch in PENTACOR, INOCOR
Epinephrin = Adrenalin	SUPRARENIN
Etomidat	HYPNOMIDATE
Fentanyl	FENTANYL-JANSSEN
Fentanyl + Droperidol	THALAMONAL
Flurbiprofen	OCUFLUR AUGENTROPFEN
Fluanison + Fentanyl	HYPNORM
Flumazenil	ANEXATE
Flunixin-Meglumin	FINADYNE, MEFLOSYL
Furosemid	LASIX
g-Strophanthin	STROPHANEKTAN-G
Glycopyrrolat	ROBINUL
Haloperidol	HALDOL-JANSSEN
Halothan	FLUOTHANE
Hydrocortison	MEDRATE
Hydroxyäthylstärke	HAES
Ibuprofen	BRUFEN
Isofluran	FORENE, ISOFLO (V.M.)
Isoproterenol	ALUDRIN
k-Strophantin	STROPHANTISEL
(S)-Ketamin	KETANEST−S
Lausoprazol	AGOPTON−SOLUBILE
Lidocain	XYLOCAIN
Levomethadon	POLAMIVET, HEPTADON (A)
Mannitol	MANNIT-LÖSUNG 10%
Medetomidin	DOMITOR
Metamizol	NOVALGIN, NOVAMINSULFON, VETALGIN

(Fortsetzung nächste Seite)

A2 (Fortsetzung)

Generikum	Handelsname (Beispiele)
Methoxyfluran	METOFANE (V.M), PENTHRANE (H.M.)
Methylprednisolon	URBASON, MEDRATE SOLUBILE
Metoclopramid	PASPERTIN, MCP
Midazolam	DORMICUM
Misoprostol	Cytotec
Morphin	MORPHIN THILO
$NaHCO_3$	Natriumbicarbonat
Naloxon	NARCANTI/-NEONATAL
Neostigmin	KONSTIGMIN, PHYSOSTIGMIN
Noradrenalin = Norepinephrin	ARTERENOL
Omeprazol	GASTROLOC, ANTRA MUPS
Oxybuprocain	NOVESINE
Pantoprazol	PANTOZOL
Pentobarbital	NARCOREN, NEMBUTAL
Pethidin	DOLANTIN
Phenobarbital	LUMINAL
Pindolol	VISKEN
Procain	ISOCAIN, MINOCAIN (V.M.), NOVOCAIN (H.M.)
Procainamid	NOVOCAMID
Propanolol	DOCITON
Propofol	RAPINOVET
Proxymetacain	CHIBRO-KERAKAIN
Ranitidin	SOSTRIL, ZANTIC
Ringer-Laktat	RINGER-LAKTAT-LÖSUNG DAB 7
Sarmazenil	SARMASOL (CH)
Sevofluran	SEVORANE
Sucralfat	DURACRALFAT, SUCRABEST, SUCRAFATRATI-OPHARM, SUCRAPHIL, ULCOGANT
Tetracain	OPHTOCAIN

(Fortsetzung nächste Seite)

A2 (Fortsetzung)

Generikum	Handelsname (Beispiele)
Theophyllin	AMINOPHYLLIN, EUPHYLONG
Theophyllin/Theodrenalin	AKRINOR
Thiamylal	SURITAL
Thiopental	TRAPANAL
Tiletamin/Zolazepam	TILEST
Tricainmethansulfonat	MS-222
Vedaprofen	QUADRISOL
Verapamil	ISOPTIN
Vitamin E	VITAMIN E AQUOSUM
Xylazin	ROMPUN
Yohimbin	YOHIMBIN-PULVER

Literatur

Weiterführende Literatur zu Kap. 1–9: Hund, Katze, Kleinsäuger, Vögel

Abood SK, Mauterer JV, McLoughlin MA, Buffington CAT: Nutritional support of hospitalized patients. In: Slatter D: Textbook of small animal surgery. WB Saunders, Philadelphia, pp 63–83 (1993)
Alef M, Oechtering G.: Anästhesie bei Thoraxoperationen. Prakt Tierarzt 9, 796–798 (1995)
Alef M, Oechtering G: Ein „Handy", die Alternative zu herkömmlichen Überwachungsgeräten. Kleintierpraxis 40, 827–841 (1995)
Anderson RS, Edney ATB: Handling bei Nutz- und Heimtieren. Gustav Fischer, Stuttgart, Jena (1994)
Becker K, Oechering G: Die Anästhesie mit Medetomidin und Ketamin bei der Katze. Kleintierpraxis 41, 249–258 (1996)
Böhmer E: Nasenschlundsonde. T.P.
Bonath KH: Kleintierkrankheiten, Band 2, Chirurgie der Weichteile. E. Ulmer, Stuttgart (1991)
Bonath KH, Erhardt W: Zur Anästhesie bei Hund und Katze als Notfallpatienten. Kleintierpraxis 35, 535–538 (1990)
Dabies A, Dallak M, Moores C: Oral endotracheal intubation of rabbits. Lab Anim 30, 182–183 (1992)
Deinert M: Enterale Sondenernährung von Kleintieren in der Praxis: Nasenschlundsonde und perkutane Magensonde. Tierärztl Prax 25, 627–36 (1997)
Diener HC, Maier C: Das Schmerztherapie-Buch. Urban und Schwarzenberg, München, Wien, Baltimore (1997)
Ebert U, Frey HH, Schulz R: Pharmakologie des zentralen Nervensystems. In: Frey HH, Löscher W (Hrsg.): Lehrbuch der Pharmakologie und Toxikologie für die Veterinärmedizin. 2. Auflage Enke Verlag Stuttgart 87–138 (2002)
Egner B: Zur Torsio ventriculi des Hundes – kardiale Veränderungen und Rezidivprophylaxe mit Antropexie. Vet. med. Diss, München (1993)
Egner B: Blutdruck auf den Punkt gebracht. Blackwell, Berlin, 2001
Erhardt W, Haberstroh J, Schindele M, Niehaus B, Vick KP, Blümel G: Das Prinzip der „Balanced Anaesthesia" bei risikobelasteten Hundepatienten. Tierärztl Prax 16, 179–185 (1988)
Erhardt W, Haberstroh J, Schindele M, Blümel G: Anästhesie bei Hund und Katze. Wien Tierärztl Mschr 75, 394–403 (1988)
Erhardt W, Haberstroh J, Henke J: Anästhesie und Analgesie bei Klein- und Heimtieren. Schattauer, Stuttgart, New York (im Druck)

Erhardt W, Henke J: Blutdruckprobleme während der Anästhesie beim Hund. Prakt. Tierarzt 5, 379–388 (1996)

Erhardt W, Post C, Koch M, Janczewski M, Vogl E, Brill T, Henke J: Zur Kammer-Masken-Inhalationsnarkose bei der Ratte im (fast)-geschlossenen Kreissystem. 33. GV-SOLAS Tagung, Aachen, Abstr. S. 37 (1995)

Flecknell P: Laboratory animal anaesthesia. Academic Press, London (1996)

Forth W, Rummel K: Pharmaka zur Beeinflussung der Funktion von Magen-, Dünn- und Dickdarm. In: Forth W, Henschler D, Rummel W, Starke K: Pharmakologie und Toxikologie. 7. Auflage Spektrum Akademischer Verlag Heidelberg, Berlin, 512–530 (1998)

Fox JG, Cohen BJ, Loew FM: Laboratory animal medicine. Academic Press, Orlando (1995)

Gaggermeier B, Henke J, Erhardt W, Korbel R: Untersuchungen zur Schmerzlinderung mit Buprenorphin bei Haustauben (*Columba livia* Gmel., 1789, var. domestica). 12. DVG-Tagung Fachgruppe Geflügel (WVPA), München (2000)

Hall LW, Clarke KW, Trim CM: Veterinary Anaesthesia. Baillière Tindall London 10th ed. (2001)

Hall LW, Taylor PM: Anaesthesie of the cat. Baillière Tindall London (1994)

Hartmann H: Flüssigkeitstherapie bei Tieren. Gustav Fischer, Stuttgart, Jena (1995)

Haskins SC, Klide AM: The veterinary clinics of North America. Small animal practice. Opinions in small animal anesthesia. W.B. Saunders, Philadelphia (1992)

Henke J: Meerschweinchen: Risikopatient bei der Anästhesie. Kleintier-Konkret 1, 36–39 (1998)

Henke J: Meerschweinchen: Rund um die Anästhesie 2. Tips und Tricks. Kleintier-Konkret 2, 24–27 (1998)

Henke J, Brill T, Haberstroh J, Bernatzky G, Erhardt W: General anesthesia in several mammal species. Der Tierschutzbeauftragte 2, 171–187 (1995)

Henke J, Brill T, Schäfer B, Korbel R, Erhardt W: Modernes Schmerzmanagement beim Versuchstier. Der Tierschutzbeauftragte 1, 14–20 (1999)

Henke J, Erhardt W: Die Hyperkapnie als Narkosekomplikation im Rahmen einer Hypoventilation. Prakt Tierarzt 5, 390–396 (1996)

Henke J, Erhardt W: Schmerzmanagement beim Klein- und Heimtier. Enke, Stuttgart (2001)

Henke J, Koch M, Brill T, Bolkart B, Janczewski M, Erhardt W: Zur Isoflurannarkose beim Kaninchen im geschlossenen Narkosesystem. Tierärztl Prax 24, 604–609 (1996)

Henke J, Pragst J, Zahn P, Egner D, Erhardt W: Vergleich der oszillometrischen (Memprint S+B Med Vet) mit der intra-arteriellen (Siemens Sirecast) Blutdruckmessung am anästhesierten Hund. Kleintierpraxis 45, 661–666 (2000)

Henke J, Roberts U, Otto K, Lendl C, Matis U, Brill T, Erhardt W: Klinische Untersuchungen zur i.m. Kombinationsanästhesie mit Fentanyl/Climazolam/Xylazin und postoperativer i.v. Antagonisierung mit Naloxon/Sarmazenil/Yohimbin beim Meerschweinchen. Tierärztl Praxis 24, 85–87 (1996)

Henke J, Schurian F, Pragst I, Ginder M, Erhardt W: Ein neues „high speed" Pulsoximeter zur nicht invasiven Bestimmung der peripheren Sauerstoffsättigung bei Pulsfrequenzen bis 450 Schläge/min – vorläufige Ergebnisse. Veterinärspiegel, 25–27 (1999)

Kirk RW, Bistner SI: Handbook of veterinary procedures and emergency treatment. 3nd ed, WB Saunders, Philadelphia, London, Toronto (1981)

Kohn DF, Wixson SK, White WJ, Benson GJ: Anesthesia and analgesia in laboratory animals. Academic Press, San Diego, London (1997)

Korbel R: Vergleichende Untersuchungen zur Inhalationsanästhesie mit Isofluran (Forene) und Sevofluran (SEVOrane) bei Haustauben (*Columba livia* Gmel., 1789, var. domestica) und Vorstellung eines Referenz-Narkoseprotokolls für Vögel. Tierärztl Prax (K), 26 (3): 71 – 83 (1998)

Korbel R: Anästhesie. In: Kaleta EF, Krautwald-Junghanns ME (Hrsg): Kompendium der Ziervogelkrankheiten. Schlütersche Verlagsanstalt Hannover (1999).

Kraft W, Dürr VM: Kompendium der Klinischen Laboratoriumsdiagnostik bei Hund, Katze und Pferd. Schaper, Hannover (1981)

Larsen R: Anästhesie. Urban & Schwarzenberg. München, Wien, Baltimore 6. Auflage (1999)

Löscher W: Pharmaka mit Wirkung auf das Zentralnervensystem. In: Löscher W, Ungemach FR, Kroker R (Hrsg): Pharmakologie bei Haus- und Nutztieren. 5. Aufl. Parey Berlin (2002)

Lawrence RS: Textbook of veterinary anesthesia. Wiliams & Wilkins, Baltimore (1971)

Moens YPS: The Reliablity of modern monitoring in veterinary anaesthesia. VetAnesth 21, 94–98 (1994)

Morgan RV: Manual der Kleintiernotfälle. Ferdinand Enke Verlag, Stuttgart (1989)

Muir WW, Hubbel JAE, Skarda RT: Handbook of veterinary anesthesia. The C.V. Mosby Company, St. Louis, Washington D.C., Toronto (1989)

Muir WW, Hubbel LAE, Skarda RT: Veterinäranästhesie. Schattauer, Stuttgart, New York (1993)

Nordberg C: Nutrition in the hospitalized patient. In: Taylor R, McGehee R: Manual of small animal postoperative care, Williams & Wilkins, Baltimore, pp 217 – 222 (1995)

Paddleford RR, Erhardt W: Anästhesie bei Kleintieren. Schattauer, Stuttgart, New York (1992)

Plunket SJ: Emergency procedures for small animal veterinarians. W.B. Saunders, Philadelphia (1993)

Sander C, Kolb S, Hörauf A, Reusch C: Indirekte Blutdruckmessung bei gesunden Hunden und Katzen. Kleintierpraxis 41, 5–17 (1996)

Sawyer DC: The practice of small animal anaesthesia. WB Saunders, Philadelphia (1983)

Schmidt-Oechtering G, Alef M: Neue Aspekte der Veterinäranästhesie und Intensivtherapie. Paul Parey Berlin, Hamburg (1993)

Short CHE: Veterinary Anesthesia. Williams & Wilkins, Philadelphia (1987)

Smith AC, Swindle MM: Research animal anesthesia, analgesia and surgery, Scientists Center for Animal Welfare Greenbelt/ML (1994)

Smith NT: Arzneimittelwechselwirkungen und deren Ursachen. In: Smith NT, Miller RD, Corbascio AN (Hrsg.): Arzneimittelwechselwirkungen in der Anästhesie und Intensivtherapie. Fischer, Stuttgart-New York (1985)
Steidl T: Notfallpraktikum Kleintiere. Schlütersche Verlagsanstalt, Hannover (1998)
Tacke S, Schmicke E, Alef M, Oechtering G: Die Überwachung der peripheren Durchblutung mit Pulsplethysmographie. Teil 2: Semiquantitative Auswertung und Einfluss der Sensorenlokalisation. Kleintierpraxis 41, 541–551 (1996)
Taylor R, Mc Gehee R: Manual of animal postoperative care. Williams & Wilkins Philadelphia (1995)
Thurmon JC, Tranquilli WJ, Benson DJ: Essentials of small animal anesthesia and analgesia. Williams und Wilkins, Philadelphia (1999)
Weiske A, Henke J, Korbel R, Erhardt W: Zur vollständig antagonisierbaren Anästhesie bei der Haustaube (*Columba livia* Gmel., 1789, var. domestica). 12. DVG-Tagung Fachgruppe Geflügel (WVPA), München (2000)
Werthern von CJ, Wess G: A new technique for insertion of esophagosomy tubes in cats. J Am Anim Hosp Assoc 37, 140–144 (2001)

Weiterführende Literatur zu Kap. 10: Reptilien

Apelt HJ: Die Anwendung von Tiletamin-Zolazepam zur Injektionsanästhesie und Prämedikation einer Isoflurannarkose bei der Schildkröte. Vet med Diss Hannover (1993)
Bennett RA: Reptile Anesthesia. In: Bonagura J.D. (Hrsg.): Kirk's Current Veterinary Therapy XII: Small Animal Practice. W.B. Saunders, Philadelphia (1995)
Bennett RA: Anesthesia. In: Mader DR (Hrsg.): Reptile Medicine and Surgery. W.B. Saunders, Philadelphia (1996)
Beynon PH, Lawton MPC, Cooper JE: Kompendium der Reptilienkrankheiten: Haltung, Diagnostik, Therapie. Schlütersche Verlagsanstalt, Hannover (1997)
Burke TJ: Reptile Anesthesia. In: Fowler ME (Hrsg.): Zoo and Wild Animal Medicine. WB Saunders, Philadelphia (1986)
Bonath K: Narkose der Reptilien, Amphibien und Fische. Paul Parey Berlin, Hamburg (1977)
Gabrisch K, Zwart P: Schildkröten. In: Gabrisch K., Zwart P: Krankheiten der Heimtiere. S. 663–750. Schlütersche Verlagsanstalt, Hannover (1995)
Green CJ: Animal Anaesthesia. Laboratory Animals Ltd., London (1982)
Heard DJ: Principles and Techniques of Anesthesia and Analgesia for Exotic Practice. Vet Clin North Am: Small Anim Pract, Exotic Pet Med, 23 (6), 1301–1327 (1993)
Hochleithner M: Isofluran (Forane®) Narkose bei Vögeln und Reptilien. Wien Tierärztl Mschr 80, 100–105 (1993)
Holz R.M., Holz P: Electrocardiography in anaesthetised red-eared sliders (*Trachemys scripta elegans*). Research in Veterinary Science 58, 67–69 (1995)
Jarofke D, Lange J: Reptilien: Krankheiten und Haltung. Paul Parey, Berlin (1993)

Korbel R, Henke J, Göbel T, Lendl C: Anästhesiologie bei Vögeln, Heimtieren und Reptilien. Spezialtagung, 42. Jahrestagung der DVG Fachgruppe Kleintierkrankheiten, Dortmund (1996)

Moon PF, Stabenau EK: Anesthetic and postanesthetic management of sea turtels. J Am Vet Med Assoc 208 (5), 720–726 (1996)

Muir WW, Hubbell JAE: Handbook of Veterinary Anesthesia. Mosby, St. Louis, (1989)

Oppenheim YC, Moon PF: Sedative Effects of Midazolam in Red-eared Slider Turtels (*Trachemys scripta elegans*). Journal of Zoo and Wildlife Medicine 26 (3), 409 – 413 (1995)

Page CD: Current Reptilian Anesthesia Procedures. In: Fowler ME (Hrsg.): Zoo and Wild Animal Medicine. WB Saunders, Philadelphia (1993)

Schaeffer DO: Anesthesia and Analgesia in Nontraditional Laboratory Animal Species. In: Kohn DF, Wixson SK, White WJ, Benson GJ (Hrsg.): Anesthesia and Analgesia in Laboratory Animals. Academic Press, San Diego (1997)

Schildger BJ., Wicker R: Endoskopie bei Reptilien und Amphibien – Indikationen, Methoden, Befunde. Prakt. Tierarzt 6, 516–526 (1992)

Schildger BJ, Baumgartner R, Häfeli W, Rübel A, Isenbügel E: Narkose und Immobilisation bei Reptilien. Tierärztl. Prax 21, 361 (1993)

Schildger BJ, Wicker R: Reptilien und Amphibien. In: Sambraus HH, Steiger A: Das Buch vom Tierschutz. Enke, Stuttgart (1997)

Schumacher J: Anesthesia and immobilization of specific species. Reptiles and amphibians. In: Thurmon JC, Tranquilli WJ, Benson GJ (Hrsg.): Lumb and Jones' Veterinary Anesthesia, Williams & Wilkins, Baltimore 670–685 (1996)

Sedgwick CJ, Borkowski R: Allometric Scaling: Extrapolating Treatment Regimes for Reptiles. In: Mader DR (Hrsg.): Reptile Medicine and Surgery. WB Saunders, Philadelphia (1996)

Sedgwick CJ, Erhardt W, Korbel R, Lendl C: Anästhesie bei Reptilien, Vögeln, Primaten, Kaninchen und kleinen Nagern. In: Paddleford RR, Erhardt W (Hrsg.): Anästhesie bei Kleintieren. Schattauer, Stuttgart, New York (1992)

Stirl R, Krug P, Bonath K: Tiletamin/zolazepam sedation in Boa constrictors and its influence on respiration, circulation and metabolism. Proceeding EAZWV, First scientific meeting, Rostock (1996)

Zwart P: Schlangen. In: Gabrisch K, Zwart P: Krankheiten der Heimtiere. S. 751–807. Schlütersche Verlagsanstalt, Hannover (1995)

Zwart P: Echsen. In: Gabrisch K, Zwart P: Krankheiten der Heimtiere. S. 809–858. Schlütersche Verlagsanstalt, Hannover (1995)

Weiterführende Literatur zu Kap. 11: Amphibien

Bonath K: Narkose der Reptilien, Amphibien und Fische. Paul Parey Verlag, Berlin, Hamburg (1977)

Bonath K, Zschege C: Tauchbadnarkose mit MS-222® und Möglichkeiten der klinischen Überwachung bei Amphibien. Verbandber. Inter. Symp. Erkrank. Zootiere 19, 131–139 (1977)

Crawshaw GJ: Medical care of amphibians. Proceed Am Assoc Zoo Vet, 155–165 (1989)

Crawshaw GJ: Amphibian medicine. In: Kirk RW., Bonagura JD (Hrsg.): Current Veterinary Therapy. XI. Small Animal Practice. S. 1219–1230. W.B. Saunders, Philadelphia (1992)

Crawshaw GJ: Amphibian medicine. In: Fowler ME (Hrsg.): Zoo and wild animal medicine. WB Saunders, Philadelphia, 131–139 (1993)

Green, CJ: Animal Anaesthesia. Laboratory Animals Ltd., London (1982)

Jarofke D, Herrmann HJ: Amphibien. Enke Verlag, Stuttgart (1997)

Letcher J, Durante R: Evaluation of use of tiletamine/zolazepam for anesthesia of bullfrogs and leopard frogs. J Am Vet Med Assoc 207, 80–82 (1995)

Machin KL: Amphibian Pain and Analgesia. J. Zoo Wildlife Med 30 (1): 2–10 (1999)

Muir WW, Hubbell JAE: Handbook of Veterinary Anesthesia. Mosby, St. Louis, (1989).

Mutschmann F: Amphibien in der Kleintierpraxis. Prakt. Tierarzt 75, 128–139 (1994)

Raphael BL: Amphibians. Vet Clin North Am: Small Anim. Pract., Exotic Pet Med, 23 (6), 1271–1286 (1993)

Schaeffer DO: Anesthesia and Analgesia in Nontraditional Laboratory Animal Species. In: Kohn DF, Wixson SK, White WJ, Benson GJ (Hrsg.): Anesthesia and Analgesia in Laboratory Animals. Academic Press, San Diego (1997)

Schildger BJ, Wicker R: Endoskopie bei Reptilien und Amphibien – Indikationen, Methoden, Befunde. Prakt. Tierarzt 6, 516–526 (1992)

Schildger BJ, Wicker R: Reptilien und Amphibien. In: Sambraus HH, Steiger A: Das Buch vom Tierschutz. Enke, Stuttgart (1997)

Schumacher J: Anesthesia and immobilization of specific species. Reptiles and amphibians. In: Thurmon JC, Tranquilli WJ, Benson GJ (Hrsg.): Lumb and Jones' Veterinary Anesthesia. Williams & Wilkins, Baltimore 670–685 (1996)

Stetter MD, Raphael B, Indiviglio F, Cook CA: Isoflurane anesthesia in amphibians. Comparison of five application methods. Proceed Am Assoc Zoo Vet 255–257 (1996)

Stevens CW, Klopp AJ, Facello JA: Analgesic potency of Mu and Kappa opioids after systemic administration in amphibians. J Pharmacol. Exp. Ther. 269, 1089–1093 (1994)

Wallach JD, Boever WJ: Reptiles and Amphibians. In: Wallach JD, Boever WJ: Diseases of Exotic Animals. WB Saunders, Philadelphia (1983)

Wright KM: Amphibian husbandry and medicine. In: Mader DR (Hrsg.): Reptile medicine and surgery. WB Saunders, Philadelphia, 436–459 (1996)

Zwart P: Amphibien. In: Gabrisch K, Zwart P (Hrsg.): Krankheiten der Heimtiere. Schlütersche Verlagsanstalt, Hannover, 1995.

Sachregister

A

Acepromazin **37f**, 105f, 109, 151, 205, 209
– s. auch Phenothiazine
Acetylcholin, Notfalldosierung 28
Acid-Citrat-Dextrose 63
ADH-Ausschüttung 148
Adrenalin 148
–, Asystolie 96
–, Notfalldosierung 28
Äther 7, 265
α_2-Agonisten 7f, 38, 105, 120, 177, 267, 250
Alphaxolon/Alphadolon **8**, **41**, 106, 152
– s. auch Steroidanästhetika
Ameziniummethylsulfat 112, 159
Amphibien, anästhesierelevante Besonderheiten 258
–, parenterale Applikation 261f
–, physiologische Daten 258, 260
–, präanästhetisches Handling 259f
Anästhesie, alter Patient 104, 106
–, dissoziative 106
–, Notfallmaßnahmen 4
–, Notfallsymptome 3
–, sehr junger Patient 100
–, Wasservogel 220
Anästhesiehilfsmittel 7
Anästhesiestadien 16, 247f
–, Amphibien 261f
–, Vogel 223
Anästhetika, adulter Patient 98, 99f
–, Amphibien 263f
–, blutdrucksenkende 149
–, Herz-Kreislauf-Wirkungen 8
–, junger Patient 98, 99f
–, Krampfbereitschaft 165
–, Nachschlaf 176, 262
–, Nierenperfusion 180
–, volatile s. Inhalationsanästhetika
–, Wirkeigenschaften 7
Analeptika 120
–, zentrale 168
Analgesie 7
–, intraoperative 54
–, Kleinsäuger 218
–, postoperative 184
–, präemptive 54
Analgesiestadium 16
Analgetika 7, 40
–, alter Patient 105
–, sehr junger Patient 100
Analreflex 246
Anaphylaxie 151f
Anfälle 150f
Anorexie, postoperative 191, 193
Antacida 189
Antagonisierung 55, 120, 177, 201, 205, 207, 210, 212, 214, 216, 234
–, Reboundphänomen 177
Anticholinergika 104, 125, 134
Antihistaminika 152
Antiphlogistika, nichtsteroidale 40, 164, 186, 190
Antipyretika 40, 155
Anura 258
Anurie 148f
Apnoe 107, 118, 248
–, reflektorische 166
–, Therapie 119
–, Überdosierung 119f
Apnoealarm 22
Apomorphin, Notfalldosierung 28
Arrhythmie 68, 132ff, 141f, 144f, 147, 158, 163

–, Therapie 143
–, Vogel 236
ASA-Klassifizierung 32, 72, **73**
Asphyxiestadium 16
Aspiration 126, 221
–, Verhütung 126
Asystolie 20, 145
–, **Therapie 96**
Ataraktika 7, 39
Atelektase 53, 127
Atemanregung, Kleinsäuger 199
Atembeutel 50
Atemdepression 41, 52, 107, 248
–, **Kleinsäuger 197, 199, 211**
Atemfrequenz 19, 52
Atemfrequenz-Monitor 22
Atemgasmonitoring 69
Atemminutenvolumen 52
Atemstillstand 117, 118
–, reflektorischer 166, 227f, 233
Atemstimulanzien 168
Atemwege, Verlegung 121
Atemzugvolumen 19, 22, 52
Atipamezol 39, 120, 177, 201, 205, 207f, 210, 212, 214ff, 234
–, Notfalldosierung 28
Atracurium 177
Atrioventrikulärer Block s. AV-Block
Atropin **40**
– s. a. Anticholinergika
–, Notfalldosierung 28
Aufwachphase, Amphibien 266
–, Reptilien 254
AV-Block 1. Grades 139, 143f
– 2. Grades 140, 143f
– 3. Grades 141, 143f
Ayres-T-Stück 10, 50, 250
Azaperon 38
– s. a. Butylphenonderviate

B

Bain-System 50
Balanced Anaesthesia 32, 39, 46f, 107, 110, 255
Ballondilatierung 69
Barbiturate 7f, 41, 97, 250, 263
–, kurzwirksame 164, 195

–, ultrakurzwirksame 41f
Barotrauma 167
Barthaar-Vibrieren 206, 210
Basenüberschuss 22, 24
Bauchstreichreflex 246
Beatmung, assistierte 53
–, kontrollierte 53, 127, 129f
–, künstliche 119
Beatmungsdruck, Reptilien 250
Benzodiazepine 8, 39, 97, 100, 105f, 108, 110, 120, 159, 177, 250
Betablocker 133, 155, 173
Bicarbonat 22, 24, 121
–, Notfalldosierung 29
Blutdruck, arterieller 8
–, diastolischer 21
–, mittlerer arterieller 21
–, rechter Vorhof 21
–, systolischer 21
Blutdruckabfall 65
Blutdruckmessgerät 21
–, Manschettensysteme 21
Blutdruckmessung 14
–, blutige, arterielle 14
–, Doppler-Ultraschall 14, 21, 68
–, Manschettenmethode 68f
–, Oszillometrie 14, 2168
Blutdrucksteigerung, initiale systemische 83
Blutgasanalyse 24
Blutgasmessung, arterielle 22
Blutgerinnung 189
Blutgruppen, Hund 62
–, Katze 62
Bluttransfusion 62ff
–, Berechnung der Menge 63, 64
Blutung, intraoperative 64
Blutvolumen, Hund 57
–, Katze 57
–, Kleinsäuger 198
Bradykardie 133f
Bradypnoe 128
Brillenauge 206, 217
Bronchosekretion 211
Bronchospasmus 124f
Bulbusrotation 15
Bupivacain 54, 158
Buprenorphin 54, 109, 164

–, Notfalldosierung 28
Butorphanol 268
Butyrophenonderivate 38

C

Calcium 24
Calciumantagonisten 133
Calciumchlorid, Notfalldosierung 29
Carprofen 54
–, Notfalldosierung 28
– s. auch Antiphlogistika, nichtsteroidale
Caudata 258
Chelonia 240
Chinchilla, physiologische Daten 215
Chlorid 24
Chlorpromazin 250
Cimetidin 111, 188
Citrat-Phosphat-Dextrose 63
Climazolam 234
Clonidin 267
Coffein-Natrium-Salicylat 229
Cole-Tubus 48f, 261
Corticosteroide 152
COX1/COX2-Inhibitionsverhältnis 186
Cremophor EL 152
Crocodylia 240
Cross-matching 62
Cuff 49
Cuffhernie 122

D

Dantrolen-Natrium 173
Dauerkatheter, epiduraler 159
Defibrillation, elektrische 148
Dehydrierung, Gradeinteilung 60
Desfluran 7, **8**, **51**
Dexamethason 110, 148
–, Notfalldosierung 28
Dexmedetomidin 267
Dextran 40 **61**, 65, 70, 88, 131, 152
Diazepam **39**, 76, 80, 94, 108f, 151, 165, 207f, 210, 212, 214, 216, 234
–, Notfalldosierung 28
– s. a. Benzodiazepine
Digoxin 92

Dimetindenmaleat, Notfalldosierung 28
Dissoziation, elektromechanische 20, 145
Diurese, überschießende 150
Dobutamin 80, 88, 92, 104, 134
–, Dauertropfinfusion 79, 85
–, Notfalldosierung 28
Dopamin 80, 88, 92, 104, 120, 134, 148, 181
–, Dauertropfinfusion 79, 85, 94, 104, 149
–, Notfalldosierung 28
Doxapram 120, 228, 255, 266
–, Notfalldosierung 28
Droperidol 38
– s. a. Butylphenonderviate
Druck, intrathorakaler 18
–, pulmonalvenöser 129
Druckdiruese 149
Druckerhöhung, intrakranielle 151
Druckmassage, thorakale rhythmische 228, 229
Druckwandler, elektronischer 21
Durchblutung, periphere 19, 68

E

Echokardiographie 14
Echsen 240
EKG 14, 20, 68, 132, 134
–, AV-Block 143
–, Kammerextrasystole 142
–, ventrikuläre Tachykardie 143
–, Vorhofextrasystole 142
–, Vorhoftachykardie 143
Ektopischer Kammerherd 136
– Vorhofherd 135, 137, 142
Ektothermie 240
Elektrolytgehalt, Plasma 58
Endexspiratorischer CO2-Partialdruck 53
Endotrachealtubus 48f
–, Vogel 228, 235
Energiebedarf, postoperativer 190
Enfluran 7, **51**
Ephedrin 134
Epiduralanästhesie 40, 54

Epilepsie 151
Epinephrin 92, 153
–, Notfalldosierung 28
Ernährung, parenterale 194
–, postoperative 191f
Erythrozytenzahl 25
ETCO$_2$ 22, 53
–, erhöhter 22, 69, 154
–, erniedrigter 22, 70, 144
–, Normalwert 69
Etomidat 106
Exzesstachykardie 104
Exzitationen 150f, 208ff, 214
Exzitationsstadium 16

F

Femoralispuls 149
Fentanyl s. auch Opioide
Fentanyl 38, 106ff, 164, 205, 207f, 210, 212, 214, 216, 234
–, Dauertropfinfusion 54, 75, 80
–, TIVA 45
Fentanyl/Droperidol 100
Fentanyl-Pflaster 186
Filtrationsdruck 148
Fischauge 199, 204
Fluanison 38
– s. auch Butylphenonderviate
Fluchtreflex 221
Flumazenil 177, 201, 205, 207f, 210, 212, 214, 216
–, Notfalldosierung 29
Flunixin-Meglumin 256
– s. a. Antiphlogistika, nichtsteroidale
Fremdblut 152
Fremdblutverträglichkeit 62
Frösche 258
Froschlurche 258
Füllungszeit, kapilläre 17
Furosemid 59, 149, 181
–, Notfalldosierung 28

G

Gefäßwiderstand, peripherer 8
Gehirnschäden, irreversible 179

Gelatinelösung 61
Gerbil, Inhalationsanästhesie 210
–, Injektionsanästhesie 210
–, physiologische Daten 209
Gerinnungsstatus 25
Gesamtkörperwasser 98
Gewebeoxygenierung 119
Gewebshypoxie 116
Glycopyrrolat **40**
– s. a. Antichilinergika
Greifvögel 221
Gymnophiona 258

H

Hämatokrit 25
Hämoglobinkonzentration 25
HAES = Hydroxyäthylstärke
Haloperidol 38
– s. a. Butylphenonderviate
Halothan 7, **8**, **51**, 107, 125, 250, 264
Hamster, Inhalationsanästhesie 215
–, Injektionsanästhesie 214
–, physiologische Daten 213
Harder'sche Drüsen 206
Harnosmolalität 26
Harnproduktion 149f
–, Normalwert 17
Harnstoff 24
Hautturgor 60
Heimlich-Leo-Ventil 77, 96
Heparin 156
Herzfrequenz 8
Herzfrequenz-Monitor 19
Herzkontraktilität 9
Herzmassage, externe 95, 148, 255
–, interne 95, 148
Herzminutenvolumen 8
Herzschrittmacher 144
Herzstillstand 144, 146, 148
Herzversagen 144
Histaminausschüttung 152
Histamin-(H2)-Rezeptorblocker 187
Humidifier 171
Hyaluronidase 156
Hydrocortison 125
Hydroxyäthylstärke 61, 65, 88, 91, 131

Hyperglykämie 110
Hyperkaliämie 143
Hyperkapnie 17
Hyperoxide 167
Hypertension 21
Hyperthermie 154f, **172f**
–, maligne 22, 154, 172, **173**
Hyperventilation 97, 127ff
Hypnoanalgesie 106
Hypnose 7
Hypnosestadium 16
Hypnotika 7, 41, 106
–, Apnoe 117
–, sehr junger Patient 100
Hypoglykämie 151
Hypotension 21
–, warme 89
Hypothermie 65, 68, 99, 153, 169, 170ff, **177ff**
– , Kleinsäuger 199f
Hypotonie 68, 130
Hypoventilation 127
Hypovolämie 65, 131
Hypoxämie 37, 120

I
Imidazole 7
Infusion, intraossäre 101
Infusionslösung, Glucose 5% 58, 151
–, Elektrolytgehalt 58
–, kolloidale 61
–, kristalloide 131
Infusionstherapie, Anämie 62
–, Basisinfusion 131
–, Blutgerinnungsstörung 62
–, Blutverlust 132
–, dehydrierter Patient 59
–, disseminierte intravasale Koagulopathie 62
–, Erhaltungsbedarf 65, 149
–, erniedrigtes Gesamteiweiß 61
–, Herzpatient 59
–, intraoperative 57
–, Kleinsäuger 201
–, metabolische Azidose 61
–, Nierenpatient 59
–, pädiatrischer Patient 58

–, perioperative 56
–, – Überwachung 65
–, postoperative 57, 65
–, präanästhetische 57
–, Risikopatienten 58
–, Schock 60, 85, 91
–, sehr junger Patient 101
Inhalationsanästhesie 46
–, altes Tier 107
–, sehr junger Patient 100
Inhalationsanästhetika 50f
–, Amphibien 265f
–, Eigenschaften 51
–, Kleinsäuger 203
–, Reptilien 254
–, Wirkeigenschaften 7
Injektion, paravenöse 155
Injektionsanästhesie, Reptilien 250
Injektionsanästhetika, Wirkeigenschaften 7
Inspiratorischer positiver Druck 53
Interkostalnerven, Blockade 54
Intubation, endobronchiale 125
–, Reptilien 253
Isofluran 7, **8**, **43**, **51**, 100, 108ff, 125, 207, 209f, 213, 215f, 235, 238, 250, 265
Isoprenalin = Isoproterenol
Isoproterenol 134, 144
–, Notfalldosierung 28

K
Kaiserschnitt, Anästhesie, Hund 112
–, – , Katze 112
–, Antagonisierung 112
–, Blutverlust 111
–, Epiduralanästhesie 111
Kaliumchlorid, Notfalldosierung 28
Kammerextrasystole 136, 142f
Kammerflattern 145, 146
Kammerflimmern 20, **96**, 145, 147
Kaninchen, Inhalationsanästhesie 206
–, Injektionsanästhesie 205
–, physiologische Daten 203
Kapnographie 22, 69

Kapnometrie 15, 22, 52
Katecholaminausschüttung 53
Ketamin **8**, 125, 151, 165, 205, 207f, 210, 215f, 234, 250, 263, 267
–, alter Patient 106
–, Katalepsie 164
Kleinsäuger, präoperatives Handling 196
Kleintropfeninfusion 101
Kloakentemperatur 244
Kochsalz, Infusionslösung, 0,9% 58
–, –, hypertone 60
Körperflüssigkeit, extrazelluläre 57
–, Gesamtwasser 57
–, interstitielle 57
–, intrazelluläre 57
–, Verteilung 57
Körpertemperatur, Reptilien 244
–, Vogel 220, 230
Kohlendioxidpartialdruck, arterieller 22, 24
–, venöser 24
Konzentration, minimale alveoläre 50
Kopfanhebereflex 247
Kornealreflex 246, 261
Krallenfalzreflex 209
Kreatinin 24
Kreislaufdepression 52
Kreislaufversagen 121
–, Kleinsäuger 198
Kreissystem mit Kopfkammer 202
Kreuzprobe 62
Kreuzreaktion 63
Krokodile 240
Kröten 258

L

Laborparameter, narkoserelevante 24
–, Normwerte 24f
Lachgas 7, 50, 235, 238
Lack-System 50
Laryngospasmus 124, 125
–, reflektorischer 124
Larynxödem 168f
Lausoprazol 188
Lavage 127

L-Carnitin 191
Leukozytenzahl 25
Lidocain 111, 125, 233, 249, 267
–, Dauertherapie, Notfalldosierung 29
–, initiale Gabe, Notfalldosierung 29
Lidreflex 15
Lokalanästhesie, Amphibien 262f
–, Rachenbereich 169
–, Vogel 233
Lokalanästhetika, Nebenwirkungen 157ff
Low-flow-System 11
LPA s. Luftsack-Perfusions-Anästhesie
Luftembolie 156, 157
Luftsack-Perfusions-Anästhesie (LPA) 227, 236, 238
–, Punktionsstelle 237
Lungenödem 129, **130**
Lurche 258

M

MAC 50f
Magen-Darm-Ulkus 186
Magenpunktionstrokar 78
Magensonde 193, 194
Magill-System 50
Magnesium 24
Mannitol 59
Maus, Inhalationsanästhesie 209
–, Injektionsanästhesie 208
–, physiologische Daten 208
Medetomidin **8**, **38ff**, 105, 205, 207f, 210, 212, 214ff
– s. auch α_2-Agonisten
–, kapilläre Füllungszeit 17
Meerschweinchen, Inhalationsanästhesie 213
–, Injektionsanästhesie 212
–, physiologische Daten 211
Meloxicam, Notfalldosierung 29
– s. auch Antiphlogistika, nichtsteroidale
Metamizol 173, 186, 189
–, Notfalldosierung 29
– s. auch Antipyretika
Methadon 54

Methoxyfluran 7, **51**
Methylprednisolon 125
–, Notfalldosierung 29
Metoclopramid 111
Midazolam **39**, 75, 79f, 165, 205, 207f, 210, 212, 214, 216, 234
–, Notfalldosierung 28
– s. auch Benzodiazepine
Minimal-flow-System 11
minor tranquillizer 39
Misoprostol 188, 189
Molche 258
Monitoring 116, 247
Morphin 54, 105, 110
– s. auch Opioide
MS 222® s. Tricain Methansulfonat
Muskelrelaxantien 46, 128
–, nichtdepolarisierende 177
–, periphere 7
–, zentrale 7
Muskel-Tic 150
Muskeltonus 246
Myelographie 107, 151
–, Krämpfe 166
Myokardhypoxie 20

N

Nachschlaf 176, 262
Naloxon 55, 92 120, 160, 177, 201, 205, 207f, 210, 212, 214, 216, 234
Narcobarbital 159
– s. auch Barbiturate, kurzwirksame
Narkoseapparat, Nichtrückatemsystem 11, 50, 250
–, Reptilien 253f
–, Rückatemsystem 10 f., 50
Narkoseaufrechterhaltung, Inhalationsanästhesie 55
–, Injektionsanästhesie 54
Narkosebasisregime 35
Narkoseeinleitung, Inhalationsanästhetika 43
–, Injektionsanästhetika 41
Narkosetiefe, Reflexe 15
Narkoseüberwachung, Amphibien 261
–, Atmung 15

–, Dauer 66
–, Hauttemperatur 19
–, Körpertemperatur 23
–, Kreislauf 14, 19ff
–, Reptilien 246
–, Schleimhautfarbe 15, 17
–, Vogel 222
Narkoseutensilien 33
Narkosezwischenfall, anästhesiebedingt 114
–, apparatebedingt 114
–, Lokalanästhetika 157
–, patientenbedingt 114
–, präformierter 1
–, unvorhersehbarer 1
–, vorhersehbarer 3
Nasenlochtropfmethode 229
Nasenschlundsonde 193
Nasensonde 178
Nebennierenrindenblockade 106
Neostigmin 177
–, Notfalldosierung 29
Neuroleptika 7f
Nierenperfusion 148f, 190
Nitroglyzerin 92
Nitroprussit 92
Noradrenalin 91
Norman-Elbow-System 10
Notfallmedikamente 9, 28f
Notfallset 6, 26
–, Pharmaka 9
–, Zusammenstellung 26f
NSAID s. Antiphlogistika, nichtsteroidale

O

Ösophagostoma 193
Ösophagussonde 69, 193f
Ösophagusstethoskop 19, 67
Oligurie 148f
Omeprazol 188
Open-drop-Verdampfer 202
Opioide 7f, 40, 105, 125, 165, 177, 189
Oszillometrie 14, 21, 68
Oxybuprocain 233
Oxygenierung, adäquate 17

P

Pancuronicum 177
Pantoprazol 188
Panzerechsen 240
Pentobarbital 9, 108, 151, 165
–, Notfalldosierung 29
– s. auch Barbiturate
Pethidin 186
Phenobarbital 165
– s. auch Barbiturate
Phenothiazine 37, 165, 250
Phenzyklidine 7
Plasmaexpander 65
–, synthetische 61
Plazentarschranke 111
Pleuroperitoneum 242
Pneumothorax 119
Poikilothermie 240, 259
Poliurie 150
Prämedikation, sedative, alter Patient 104
–, –, sehr junger Patient 100
Präoxygenisierung 37, 45, 76, 81, 104, 109f, 121
Präzisionsverdampfer 49
Prednisolon 110, 148
Preload s. Vorlast
Procain 233, 249
Procainamid, Notfalldosierung 29
Propionylpromazin 37
– s. auch Phenothiazine
Propofol 7f, 39, 41, **42**, 75f, 79f, 94, 97, 105, **106**, 107ff, 155, 163f, 205, 252
–, Dauertropfinfusion 94
– s. auch Thiobarbiturate
–, TIVA 45
Propranolol 133, 144
–, Notfalldosierung 29
Proxymetacain 233
Psittaziden 221
Pulmonalisstenose 69
Pulsfrequenz 20
Pulslosigkeit 20
Pulsoximetrie 14, **20**, 68, 96, 130, 134, 145, 247
Pulspalpation 17
Pupillarreflex 15

R

Ranitidin 187f
Rassen, brachyzephale 41, 121
Ratte, Inhalationsanästhesie 207
–, Injektionsanästhesie 207
–, physiologische Daten 206
Reaktion, allergische 151f
–, anaphylaktische 151f
Reanimation 26
–, kardiopulmonale 146
–, mechanische 146
Reflexe, Amphibien 261
–, Kleinsäuger 199
–, Reptilien 246
Relaxation 7
Reptilien, anästhesierelevante Besonderheiten 240f
–, parenterale Applikation 249f
–, physiologische Daten 240ff
–, präanästhetisches Fasten 243
Resorption, perkutane 265
Respirometer s. Volumeter
Rhynchocephalida 240
Ringer, Infusionslösung 58
Ringer-Laktat, Infusionslösung 58f
Risikopatienten 39, 41, 43, 48, 213
–, Untersuchung 32
Röntgenkontrastmittel 151f

S

Säure-Basen-Status 22
Safe and Warm-Infusionsbehälter 171
Salicylatpräparation 156
Sarmazenil 120, 177, 201, 234
–, Notfalldosierung 29
Sauerstoff **50**, 235, 238
Sauerstoffpartialdruck, arterieller 22, 24
–, venöser 24
Sauerstoffsättigung, arterielle 20, 68
Sauerstofftoxizität 167
Sauerstoffzelt 37, 75f, 81, 104, 109f
Sauerstoffzufuhr 37, 125, 151, 177
Schildkröten 240
Schmerz, Auswirkung 184
–, Immunsuppression 184

Schmerzbehandlung, Amphibien 267f
–, Methoden 40
–, postoperative 6
–, Reptilien 256
–, Vogel 232
Schmerzreaktionen, intraoperative 53
Schmerzreflex 246, 261
Schmerzsymptome, Kleinsäuger 217
Schnabelköpfe 240
Schnappatmung 123
Schock, anaphylaktischer 92f, 151f
–, hyperdyname Phase 89
–, hypodyname Phase 89
–, hypoglykämischer 110
–, hypovolämischer 87
–, irreversibler 86
–, kardiogener 18, 91
–, Monitoring 83, 86
–, protrahierter 82, 84f
–, septischer 89
–, Symptome 83
–, traumatischer 93f
–, Vogel 223f
Schockformen 81ff
Schockindex 82, 84, 85, 86
Schockphasen 82
Schuhlöffelsonde 193
Schuppenkriechtiere 240
Schutzreflexe 127
Schwanzlurche 258
Sedation 7
Sedativa 7
Sensorkonstruktionen 20
Seufzer-Beatmung 53
Sevofluran 7, **8**, **51**, 207, 210, 213, 215f, 231, 235, 238
Sinustachykardie 137
S-Ketamin 205, 215
Slow-reacting-substances of anaphylaxis 93
Sondenernährung 191, 193
Spannungspneumothorax 75
Spezifisches Gewicht, Harn 26
Sphygmomanometrie 21
Spontanatmung 52f
Sprudler 201, 230, 267

Squamata 240
SRSA s. Slow-reacting-substances of anaphylaxis
Stadium der Depression 16
Steigrohr 14
Stellreflex 15
Steroidanästhetika 7f, 41
Stickoxydul s. Lachgas
Stimmritze, Nichtöffnen 169
Störungen, zentralvenöse 150f
Stridor, exspiratorischer 123
–, inspiratorischer 123
Strophantin 92, 229
Sucralfat oral 186
Swan-Ganz-Einschwemmkatheter 14, 21

T

Tachykardie 132, 133
–, supraventrikuläre (paroxysmale) 137
–, ventrikuläre 138, 143f
Tachypnoe 127f
–, Anästhetika 127
Tauchbadnarkose 264
Teilantagonisierung 39, 205, 207, 215, 234
Tetracain 233
Tetracyclin 152
Theophyllin 125, 153
–, Notfalldosierung 29
Theophyllin-Theodrenalin 88
Thiamylal **42**, 159
– s. auch Barbiturate, kurzwirksame
Thiobarbiturate 41, 108, 155
Thiopental **42**
– s. auch Barbiturate, ultrakurzwirksame
Thorakotomie 54
Thorakozentese 76
Thoraxdrainage 77f
Thrombinzeit 25
Thromboplastinzeit, partielle 25
Thrombozytenaggregation 189
Thrombozytenzahl 25
Tidalvolumen 19
Tiletamin 234, 250, 263

TIVA 9, 44
–, Hund 45
–, Katze 46
Tötung, schmerzlose 9
Toleranzstadium, chirurgisches 16
Total Intravenöse Anästhesie s. TIVA
Tourniquet-Schock 87
Tricain Methansulfonat 263f
Tubus, Manschette 49
Tubusverlegung, mechanische 125
TV = Tidalvolumen

U
Ulkusprophylaxe 186, 189
Ulkustherapie 187f
Ulmer Kinderbesteck 50
Umkehrreflex 246, 261

V
Vasokonstriktion, periphere 17, 20
Vecuronium 177
Venenwinkel, jugularer 211, 212, 214
Venöser Zugang 35
–, Amphibien 260
–, Hamster 214
–, Kleinsäuger 202
–, Meerschwein 211f
–, Reptilien 243
Ventilpneu 75
Veränderungen, physiologische, altersbedingte 102
Verapamil 133
Verschlussdruck, pulmonalarterieller 21
Vitalparameter 13
Vogel, Infusion 221
–, Inhalationsanästhesie 235
–, Injektionsanästhesie 234
–, präanästhetische Ruheperiode 221
–, präanästhetisches Handling 221
–, Pupillenreaktion 222
Vollelektrolytlösung, bilanzierte 58
Volumeter 19
Vorhofextrasystole 135, 142f
Vorhofflimmern 142ff
Vorhoftachykardie 143f
Vorlast 18, 85

W
Wiederbelebung 146
–, Reptilien 255
Woodbridge-Tubus 48f, 107

X
Xylazin **8**, 105, 205, 207, 212
– s. auch α_2-Agonisten
Xylocain-Gel 169

Z
Zentraler Venendruck 14, 18, 36, 67, 88, 130f
Zölom 242
Zolazepam 234, 250, 263
Zungenrückziehreflex 246
Zungenspiel, unkoordiniertes 150
ZVD s. zentraler Venendruck
Zwinkern 150
Zwischenzehenreflex 15
–, Chinchilla 216
Zyanose 181f, 229